原田正純・花田昌宣 編

水俣学研究序説

大野哲夫・小野達也・小林直毅・酒巻政章・霜田求・
土井文博・富樫貞夫・萩原修子・羽江忠彦

藤原書店

水俣学研究序説　目次

第Ⅱ部　現代的課題としての水俣学

第Ⅲ部　水俣学の展望

水俣学研究序説

序章　水俣の教訓から新しい学問への模索

原田正純

水俣病の四〇余年にわたる経過と現在の問題点を概略述べることで本書刊行の意味を考えていただければ幸いである。

一　公害の原点とは

「水俣病は公害の原点」、「水俣病の教訓を活かす」などと官民挙げていっているが、何が「公害の原点」なのか意外と曖昧で、吟味する必要がある。（文献1・2・3）それは、

・第一に、工場の環境汚染によって食物連鎖を通じて起ったこと。

・第二に、胎盤を通じて胎児性水俣病が発生したことである。

これは二つとも数十万年以上といわれる人類史のなかで初めて経験された、画期的な事件だったのである。とくに、後者は「胎盤は毒物を通さない」という生物の進化の過程で獲得した機能が破綻した時であった。それは、二十世紀を象徴する象徴的、黙示的な事件であったのである。（文献2・3）

一九七二（昭和四十七）年ころ、水俣市では町の有力者たちが水俣病病名変更のための署名運動を起した。その趣意書には「水俣病は、あたかも水俣地方特有の疫病のように広く誤解されており、全国的に水俣の風土と地域住民に対する偏見がひどく、水俣市及び水俣市民は、日常生活上は勿論のこと、社会的、経済的にいろいろな差別を受けて、深刻な痛手を被っています」、「水俣病を適切な病名に改称してください」とあった。確かに、水俣市民が水俣病事件によっていわれなき差別を受けてきたことは事実である。（文献4）水俣病は有機水銀中毒だから「有機水銀中毒とすべき」という意見もあった。それもまた、事実ではあるが、重要な事実を見落としているともい

える。それは、水俣病が環境汚染によって、食物連鎖を通じて起った有機水銀中毒であるという点である。それ以前に、あるいは水俣以外で経験された有機水銀中毒は農薬工場や実験室での中毒（職業病）、農民の誤食（事故）、自殺のための服用、医薬品としてなど直接の中毒であった（文献5・6）。したがって、水俣病を有機水銀中毒としてしまうと、その発病メカニズムの特徴が消えてしまう。水俣病が公害の原点といわれるのは規模の大きさや事件の悲惨さもあるが、その発生のメカニズムの特異さにある。そして、病名を変更することで差別をなくそうという姑息的なことでは絶対差別はなくならない。「過去にこのような不幸な事件を起したが、このように見事に解決して新しい町づくりをしたと胸を張って言えるようにならなくては差別がなくならない」と私たちは主張してきた。病名変更運動は「自分たちが差別されている」と言いながら、さらに患者を差別し、患者を傷つけていることに気付くべきであった。現実から逃げてはいけないのであって、真正面から向き合うことによって初めて解決へ向かうのである。今、水俣市民はやっとそのことに気付きはじめてきた。それでも、患者差別がなくなったわけではない。行政が差別にどのように効果的に取り組むかは、日頃の行政の姿勢と意識が、政策や運動などにどのように活かされていたかにかかっている。

二　人類史上初の事件

水俣病は人類史上初の事件であったから、ある意味では企業も行政もあらゆる分野の学問も戸惑い、無策となったことも否めない。とくに、学問こそは先進的であるべきであったが、戸惑い、困惑し、ついには無関心、無策とさえなって行った。しかも、この巨大な政治的・社会的事件を初期は止むを得なかったとしても、医学の中に閉じ込めてしまったことが水俣病にとって不幸であった。それも医学の中の、さらに狭い症候学に閉じ込めてしまった。すなわち、症状がいくつあったら水俣病と言うかなどという次元の低い問題に閉じ込めてしまった。水俣病事件史の中では、魚貝類が極度に獲れなくなった時、原因が明らかになった時、漁民が工場に押しかけた時、メチル水銀が工場内で副生していることが分った時など何回も問題を医学から解き放し、他の学問が参加する機会があった。[文献3・7] もちろん、医学にも問題があったが、社会科学系の無関心さは裁判の提起まで続いた。わずかに宇井純（当時東京大学助手）[文献8]、石牟礼道子（作家）[文献9]、桑原史成（写真家）[文献10]らが現地で仕事をしていた。その結果は富田八郎（宇井）の「水俣病」（『月刊合化』）、石牟礼道子の「海と空のあいだに」（『熊本風土記』）、桑原史成の『水俣病』などが一九六四（昭和三十九）年十二月から一九六五年にかけて発表された。また、一九六四年には庄司光・宮本憲一が『恐るべき公害』[文献11]で水俣病を取り上げ、一九六七（昭和四十二）年には武谷三男も『安全性の考え方』[文献12]で水俣病をとりあげている。しかし、本格的な学際的・社会科学的研究が始まったのは一次訴訟の提訴（一九六九年六月十四日）以後であった。その最初は有馬澄雄、石牟礼道子、富樫貞夫、原田正純、二塚信、本田啓吉、丸山定巳、宮沢信雄ら水俣病研究会が学際的な研究として一九七〇年八月に出版した『水俣病にたいする企業の責任』である。この時、参加したチッソの労働者は仮名で参加したことからも当時の状況を垣間見ることができる。[文献13] その後、宮本憲一（大阪市立大学）らの学際的調査が一九七二（昭和四十七）年から始まり『公害都市の再生・水俣』[文献14]が出版され、一九七六（昭和五十一）年からは色川大吉を団長とする不知火海総合調査団が結成され、『水俣の啓示』[文献15]がまとめられて、それぞれの成果を挙げた。

　人類が初めて経験した事件であったから、さまざまな対応が遅れたと言うことは免罪にはならない。同様に、研究・調査の怠慢、遅延についても同じことが言える。一九九七（平成九）年にできた「水俣病に関する社会化学研究班」（橋本道夫座長[文献1]）も「今ごろなぜ」と、その対応の遅さ故の批判を受けた。しかし、「やっと、始まった」というある種の期待もあった。和解によって行政責任追及が関西訴訟以外になくなったために過剰な期待がこの研究班に寄せられた。しかし、この報告書は「当時としては止むを得なかった部分もある」として行政、医学の責任を曖昧にしたことが強い批判の対象となった。残念ながら、それに応えるには余りにも事件が巨大で時間的にも力量的にも不足していた。言い訳や弁解、さらにきれいごとでは何の教訓にもならない。何をしなければならなかったか、何をしてはいけなかったか、その失敗を鋭く抉り出すときに教訓になる。

三　現場から学ぶ

確かに、ごく初期の現場に足繁く通った時の熊本大学、新潟大学の業績は優れたものがあった。[文献16]しかし、現地から研究者が離れるようになっておかしくなって行く。それは本人の意識にかかわらず行政（権力）に学者が取り込まれる時でもあり、実態を見失う時でもあった。

川本輝夫さん（故人）の「脳卒中の患者が水銀に汚染された魚を食べたらどうなりますか」、「水俣病が三十五年（昭和）に終ったという根拠は何ですか」などの一つ一つの質問が斬新で、水俣病の新しい扉を開けるキーワードとなっていった。水俣病の本質と事件としての全貌を鋭く突く質問であった。[文献3・17]

胎児性患者Kさんのお母さんは「同じ魚を食べた夫と長男は水俣病になった。私も食べたがこの子がお腹の中にいて、私の水銀を吸い取ってくれたからこの子は病気になって、私はほとんど症状がないのではなかですか」と胎児性水俣病の存在がまだ不明の時に語ってくれた。それが私の胎児性水俣病研究の出発点となった。[文献3]

また、Yさん（七十二歳）は「同じ魚を食べて、同じ症状があるのに、どうして爺さん（夫）は神経痛で、私が水俣病ですか」と問いかけてきた。

「毒物は胎盤を通過しないのが医学の定説です」、「あなたの言う症状は自覚症状です。症状というのは検査の結果ですから素人には解らないのです」と言ったところで説得力はなかった。患者にとって病気とは自覚症状であり体験そのものである。検査データは直接は患者には関係ない。「先生たちが専門家ならどうして素人に解るように説明できないのですか」とYさんは真剣に問う。彼・彼女らの現場からの質問に専門家は謙虚に何か学びとろうとする姿勢が必要であった。

科学的・客観的であると言うが、それは所詮、ある時期、集めた事実によって組み立てられた一つの仮説にすぎない。「水俣病が三十五年に終焉した」ということも、「水俣病の症状はハンター・ラッセル症候群である」ことも一つの仮説でしかなかった。したがって、新しく事実が明らかになった時、その仮説は変革されていかなくてはならない。ところが、仮説がいつのまにか定説になって権威化する。そして権威を守るために目の前の新しい事実を切り捨てる役割を果たしてくる。（文献3・18）こうなればもう、科学でもなんでもなく、妄想である。これは水俣病に限らず、いわゆる専門家が陥りやすい落し穴である。そうならないためには、常に現場に軸足を置き、当事者の声に耳を傾け、風通しを良くして、現場から学ばなければならなかった。仮説を打ち破っていく新しい事実は現場には豊富にあったのであった。

四　病像論と言われるものは

関西訴訟を除く各地の裁判は一九九六（平成八）年五月、二千人を上回る原告が行政、チッソと和解することによって幕を閉じた。(文献19) この三十年間争われたものは企業の責任論の他に主として行政責任と病像論と言われるものであった。

裁判で争われた病像論とは、「どのような症状のとき水俣病と診断できるか」、「水俣病の診断基準は何か」ということであって、メチル水銀が人体に及ぼす影響の全てを明らかにするという真の医学的な病像論ではなかった。

和解の取り決めによって大量の未認定患者が健康手帳、保健手帳、棄却の三ランクに選別された。その結果、熊本・鹿児島両県で健康手帳取得者は八五六五人、保健手帳が一一八七人、棄却一七八一人となった。(文献2)

健康手帳取得者の条件は疫学条件があって（メチル水銀ばく露の証拠がある）、四肢末端に優位の感覚障害（以下感覚障害）が存在することであった。該当者には二六〇万円の一時金と医療費と医療手当てが支給されるのである。いわゆる、「感覚障害だけ」とされる患者たちであったが、当然、この中には「昭和五十二年の判断条件」でも認定される者も含まれていた筈である。しかし、誤解のないように言えば、水俣病の症状を「感覚障害、運動失調、視野狭窄」の三つに限るから「感覚障害だけ」になるのであって、実際はさまざまな症状がみられて、程度も軽症から重症までさまざまであるのである。(文献18)

環境庁はこれらの患者を「水俣病ではない」として切り捨ててきたから、それを争って二千人を上回る原告の訴訟が起ったのである。和解にあたって、これらの患者は一まとめで「水俣病とは言えないが原因不明の神経疾患」とされてしまったのである。

保健手帳取得者は疫学条件があり、何らかの症状をもっている者である。小児や胎児性患者は感覚障害がみられないことが多いのでこれに入ってしまった。

いずれにしても、この不知火海沿岸に存在するこの大量のこの患者たちを一体何だと言うのか。四肢末端の感覚障害を認めた者だけでも八千人を超えるのであるから、これをどう説明すると言うのだろうか。これらの患者の大部分は「認定（判断）基準に該当しなかった水俣病」に他ならない。それは判断条件が第一次訴訟判決後の補償協定を意識して恣意的に操作されたものであって医学的な問題では全くなかったのである。

それは二次訴訟の控訴審判決（一九八五年八月十六日）をみれば明らかである。判決では感覚障害を「極めて特徴的な症状であるので、このような知覚障害の診断所見しか得られない場合も、当該患者の家族に水俣病症状が集積し疫学条件が極めて高度と認められれば、右症状が他の疾患に基づくことの反証がない限り水俣病と認定できる」とし、さらに、判決は「環境庁が示した〝後天性水俣病の判断条件〟は、一九七三（昭和四十八）年十二月二十五日の補償協定書による補償金を受給するに適する患者を選択するためのものであるから、軽症の患者を網羅的に認定するための要件としては厳密すぎる。さらに、認定審査会の認定審査が公害病救済のための医学判断に徹していないのは補償金の大きさにとらわれているから、軽症の認定ができないでいる」とまで指摘している。それまでにも、すでにいくつもの裁判所は認定審査会から水俣病でないとして棄却された患者を最低六五・五％から一〇〇％認定相当と判断してきた。（文献18・20）

この二次訴訟控訴審の判決に慌てた環境庁は急遽「水俣病の判断条件に関する医学専門委員会」をつくり、判断条件が妥当か否かを諮問した。しかし、委員は神経内科の医師だけで、しかも、当事者（審査委員）が八人中五人も含まれていた。したがって、結論は最初から決まっていた。何の実証も無いまま、十月十五日、「四肢の感覚障害は極めて多くの原因で生じる多発神経炎の症候であり」、「感覚障害のみが単独で出現することは現時点では実証されていない」と答申した。十月十八日、環境庁は「医学専門委員の意見を尊重して判断条件は変更しない」と発表した。これは全くの茶番劇であった。（文献7・18・21）

これに対して、津田敏秀（岡山大学）は疫学的手法で四肢末端の感覚障害は九九％の確率においてメチル水銀の影響によるものであることを実証した。（文献2・22）さらに、二宮ら（熊本大学）は厳密に非汚染地区（対照）と比較することによって、汚染地区に明らかに四肢末端の感覚障害が多いことを実証した。（文献23）また、宮井正弥らは判断基準を満たしているものさえ水俣病と認定されていないことも明らかにした。（文献22・24）こうなると医学的な論争ではなく症状を認めず「ニセ患者」としての扱いとしか言いようがない。症状を客観的と認めない根拠にしたものに固有反射の亢進があった。末梢神経障害なら固有反射は消失するか極度に減弱する。さらに、感覚障害の程度の強さや範囲が変動することも挙げられていた。これに対して、水俣病での感覚障害は末梢神経でなくて、中枢性の症状であることが明らかになってきて、従来の末梢神経障害説は誤りである証拠が明らかになってきた。（文献23）

日本精神神経学会の「研究と人権問題委員会水俣病問題小委員会」は大量な未認定患者の長期にわたる放置（認定申請から一〇年以上）は人権侵害の疑いがあると調査を始め、その結果、「環境庁環境保健部長通知（五十二年通知）」（文献22）が誤りであること、「昭和六十年医学専門家会議に関する調査資料」（文献25）において専門家会議が非専門的、非科学的で実証性のないものであることを報告書としてまとめ、関係学会に送付した。しかし、環境省も日本神経学会、公衆衛生学会、衛生学会など学会も沈黙している。これに対して、岡島透、衛藤光明は『精神経誌』で反論しているが、（文献26）先の委員会の論争とかみ合っていない。症状でも、病理所見でも最初に水俣病の基準があるのではない。あくまでも初期の事実によって作られた仮説なのであるから、そこから始まっているという事実認識の間違いに相変わらず、気付かないのであろうか。初めに基準ありきではないはずである。

五　水俣病はまだ終っていない

和解後の二〇〇〇（平成十二）年三月になってから、新しい胎児性患者が認定された。（文献2・27・28）

Mさんは一九六三（昭和三十八）年九月二十四日生まれ、男子。父は漁師。一九七七（昭和五十二）年に水俣病の認定申請をした。検診を受けたが結論がでないまま、翌年五十歳で海に落ちて死亡した。その後、十年位して認定の通知がきた。

母は一九八一（昭和五十六）年に水俣病に認定。

本人は満期産、体重も普通。母乳育児。発育遅滞があった。歩行が二歳、言葉がなかなか出なかった。知的障害のため複式学級。現在も斜視、言語障害、知的障害、運動の拙劣さがみられる。本人も水俣病の認定申請をしたが、保留。和解後の解決案では、保健手帳に認定。しかし、手帳を返上して再度認定申請をしたら今回は認定された。

Kさんは一九六一（昭和三十六）年五月一日生まれ。女子。父は一九三二（昭和七）年生まれ、漁師。一九八〇（昭和五十五）年に水俣病に認定。母（一九二八年生まれ）は健康手帳の交付を受けた（感覚障害は確認）が、一九九八（平成十）年四月十四日死亡した。

生下時は四キロ。精神・運動遅滞がみられた。歩行は一年一〇ヶ月め、言葉も遅れた。複式学校。小学四年生のときリウマチ（?）で心臓障害となった。卒業後、名古屋にある障害者のための紡績工場に行ったが三ヶ月で帰ってきた。その後、授産施設に通っていたが、二一歳の時に興奮、不機嫌、不眠がみられ、夜中に徘徊し大声でわめき、精神病院に入院させられた。二〇年近く入院していた。現在、知能障害、言語障害、斜視、運動失調、流涎、夜尿がみられる。歩くのが今でも不安定で自転車にも乗れない。視野狭窄がある（?）。保存臍帯のメチル水銀値は〇・七二五ｐｐｍ（対照では〇・〇ｐｐｍ以下である）と高い。未申請であったために二〇〇〇（平成十二）年五月に申請し、十二月に認定された。（文献28）

田中実子さん、一九五六（昭和三十一）年四月二十三日、二歳一一ヶ月で発病した。突然、足がふらふらして、手の運動がまずく、箸を落とし、使えなくなる。さらに、言葉が不明瞭になり、膝、手指に痛みを訴えた。症状はさらに進行して五月七日には起立可能だが歩行不能になり、発語不能となった。五歳一一ヶ月で発病した姉は遷延性昏睡になって一九五九（昭和三十四）年一月二日に死亡した。実子さんは、その日以来、四六年間、言葉も意思も失ったままである。現在も全面介助の状態である。両親もすでに亡くなり、姉が介護しているが見るに忍びないように大変である。しかし、実子さんには長生きしてもらいたいと願う。実子さんの存在は水俣病事件が終っていないという証だからである。（文献３）

最近の調査では、小児・胎児性患者の症状は明らかに悪化している。痛み、めまい、耳鳴りなどの自覚症状も激化している。初期には驚くほど自覚症状がなく、一部は症状の改善さえみられていた。年齢とともに自覚症状は増強してきたがそれだけでなく、明らかに客観的にも症状の悪化が見られる。メチル水銀の直接の影響か二次的なものかは問題があるが、事実として筋萎縮、四肢の変形が増悪し、筋力低下などが顕著になっている。効果

的な治療がない以上はさらなる介護・援助、対症療法が必要であるが、特別の対策はたてられていない。(文献27)

現在は濃厚汚染を胎児期から小児期に受けたと思われる比較的若い世代に問題が残っている。この四十歳台、五十歳台は中学、高校を卒業すると、二十歳台までに逃げるようにして、あるいは水俣を嫌って都会へ出て行った。高度経済成長期はそれでも仕事があった。若さで体の不調をカバーしてきた。それがここへ来て、耐えられなくなり、不況はハンディキャップを背負っている者をはじき出してきた。そのためにUターンする者がでてきた。帰ってくると問題はすでに無かったかのように終焉させられていた。

さらに、このような身体的ハンディキャップに加えて地域のかかえる経済的、政治的、社会的な複雑な問題が絡み合って精神医学的な問題も深刻化している。すなわち、閉じこもり状態、うつ状態、情意喪失などがみられる。(文献27)彼らは現在の判断基準に合わないどころか、完全に福祉制度も含めた現在の救済の枠外にある。

六　世界の水銀汚染

なぜ、私たちが三〇年間も水俣病の判断条件にこだわり続けたのかを述べなくてはならない。しかし、日本でこの問題の決着を着けないと、その論争を国際的な舞台に移さなければならなくなる。すでに、北欧、カナダでは日本の厳しすぎる判断基準のために、軽症の水俣病の発生が否定された歴史がある。(文献29・30)

一九九二（平成四）年二月以来、私たちはアマゾン川一帯の水銀汚染の調査をおこなってきた。主として金鉱山の労働者、その下流域の漁民の頭髪水銀と臨床チェックをおこなってきた。それによると、金鉱労働者は頭髪水銀（この場合無機水銀が主）が高く、無機水銀中毒患者がすでに認められていた。現に働いている者の中にも軽い中毒症状をもつ者がいることも明らかになった。これは、労働衛生上の問題として重要ではあるが、これは水俣病ではない。水銀汚染は下流域にまで拡がり、漁民の頭髪水銀は一九八八年頃から高値を示していることが明らかになってきているが、私たちの調査でも明らかであった。（文献29）

共同研究者の中西準子らはタパジョス川流域の三漁村の頭髪水銀を五年間分析してきた。この三漁村で頭髪水銀値が、一九九四年三月から一九九八年十一月までに二〇ｐｐｍを超える者が対象者の二人に一人から四人に一人認められた。最高値は一五一・二ｐｐｍであったし、平均でも一四ｐｐｍから二〇ｐｐｍであった。しかも、その八四・九％から九六・〇％はメチル水銀であった。そこで、一九九八（平成十）年十一月、私たちはこの五年間で頭髪水銀値が二〇ｐｐｍ以上を示した漁民の臨床診察をおこなった。該当者の内五〇人が協力して受診してくれた。

対象者にはさまざまな自覚症状と神経症状がみられた。その内、五十六歳、十八歳、二十三歳の三人には軽症ではあるが四肢末端の感覚障害と振戦、共同運動障害、二点識別障害が認められた。四肢末端の感覚障害はすでに述べてきたようにメチル水銀の影響である確率がきわめて高いこと、しかも、頭髪水銀値が高く汚染が実証されていること、他に原因になる疾患を認めなかったことから軽症水俣病と考えた。その他に三人にも四肢末端の感覚鈍麻がみられた。これらの例も他の原因が考えられなかったためにメチル水銀の影響（水俣病）と考えられる。その一人は脳性小児麻痺児を産んでいた。しかし、その子が胎児性水俣病であるとする実証はできなかった。（文献31）

水俣市、新潟市、吉林市（中国）で起った有機水銀中毒はアセトアルデヒド工場の工程でメチル水銀が副生したものであった。これに対して、一九七〇年代に北欧で起った水銀汚染事件は有機水銀農薬を散布し、それが環境汚染、食物連鎖に蓄積されたのであったし、カナダ、ベネズエラ、ニカラグアの水銀汚染事件は苛性ソーダ工場から流失した無機水銀が自然界でメチル化したものであった。アマゾン川、ビクトリア湖、フイリッピン・ミンダナオ島の水銀汚染は金の精製に使用した無機水銀が自然界でメチル化したものである。最終的に水俣病がこれらの地域で起っているかどうかは、わが国における病像論と深く関わっている。わが国で長いこと論争してきた「水俣病とは何か」という論争は即、国際的な論争であった。すなわち、ローカルな問題と考えられてきたことが、実はきわめてグローバルな問題であったことがわかる。(文献29)

七　胎児性の問題

一九九〇(平成二)年、IPCS(国際化学物質安全に関するプログラム)はイラク、カナダ、ニュージランドからの三つのレポートを提出して問題を提起した。それは胎児に関しての安全基準は成人頭髪水銀値の五〇ppmでいいのかという問題指摘であった。イラクの場合は母親の頭髪水銀が一四~一八ppmで胎児に一定の影響が認められたというものであった。ニュージランドの例では一三~一五ppm(最高二五ppm)で、カナダの例でも一三・〇~二三・九ppmで胎児に何らかの影響が認められていると言う。(文献17・32・33)

さらに、最近、ファロー島(デンマーク)では母親の頭髪水銀値とその子を綿密に追跡調査しており、その結果、運動機能には影響がないが記憶、注意力、言語能力に差が出るのは一五ppm前後であると報告した。(文献34)もちろん、異論もあるが研究のレベルはここまできているのである。それに対して、私たちが胎児性水俣病としてきたものは余りにも重症者ばかりであった。むしろ、今まで無視された若者の症状を追跡すべきであった。

初期の頃、私たちは汚染地区にさまざまな微細な症状をもつ者がいることを報告してはいるが、その後の調査を怠ってしまった。その他の問題にしても原点でありながら補償問題や裁判に振り回されて、世界から遅れてしまった。（文献2・33）すでに、世界では有機水銀の免疫や内分泌に関する研究がすすめられている。水俣が世界に発信するものがあるとすれば、それは「過ちの教訓」であろう。

最近の環境研究は地球環境についてのものが多い、グローバルな問題はもちろん必要で重要である。しかし、足元（ローカル）の問題を棚上げしての地球環境問題の解決はあり得ない。理論も必要であるが、抽象的な机上の理論だけでは問題は解決しない。足元の具体的な問題の研究は時としてやけどすることがある。「地球環境を守ろう」ということには誰も反対しないし、抽象的な問題だけを研究していればやけどすることはないかもしれない。しかし、それを恐れて当り障りのないことをしていては環境問題の解決には近づけない。ローカルな問題を懸命に取り組んでいるとそれは自然とグローバルな問題へと昇華されている。換言すればローカルな問題のないグローバルな問題など存在しないということかもしれない。

八　水俣学の模索

足尾鉱毒事件は百年経っても、未だに多くの研究者によって研究されている。そのことによって日本の近代化が炙り出されている。それを考えるなら、水俣病事件は今後、百年も二百年も研究されていくだろう。（文献4・5・28・35）水俣病が公害の原点であり、人類史上初めての経験であるならば、そこに新しい学問のあり方が生まれるかもしれない。すでに述べた水俣の経験の問題点から考察すると水俣病事件に対する研究の方向が少しは見えてくるような気がする。同時に、それはきわめて普遍性のある問題を提起していることが分かる。

（a）いのちを大切にする学問、弱者のための学問であることを明確にすべきである。たとえば、新潟では胎児性水俣病の患者を出さないために妊婦に産まないように指導した。水俣病はいのちを抹殺するための研究ではなかったはずである。

（b）狭い医学に閉じ込めてしまった教訓や「素人」の指摘がしばしば正しかったことから考えれば、バリアフリーの学問、専門の枠組みを超える学問、そして「素人」「専門家」の枠組みを越えた市民参加の開かれた学問であるべきだろう。

（c）水俣病事件は単にチッソの企業体質から起ったという単純なものではないことは明らかである。現代のシステム（装置）が引き起した構造的な事件である。したがって、そういった装置を変革、破壊する学問でなければならない。

（d）研究者が現場を離れることがいかに事実を見失うかを経験した。現場は豊富な真実がある宝の山である。足元の現実に根ざした学問を大切にしなければならない。

私はかって、「水俣病は鏡である。この鏡は、みる人によって深くも、浅くも、平板にも立体的にもみえる。そこに、社会のしくみや政治のありよう、そして、みずからの生きざままで、あらゆるものが残酷なまでに映しだされてしまう」（『水俣が映す世界』）と述べた[文献7]。魅力的であり恐ろしい対象である。

「水俣学」模索の契機として二〇〇二（平成十四）年度から熊本学園大学において正式に「水俣学」の講座が開講された[文献36]。わが国初であるからもちろん、世界でも例がないのだからきちんと枠組みなり、構成が出来上がったものではない。本書は水俣病事件を鏡に広範な学問を模索している過程を記録として残すことと、同時に多くの研究分野に「水俣学」を開放し、参加を呼びかけるものでもある。

参考文献

（1）橋本道夫編『水俣病の悲劇を繰り返さないために――水俣病の経験から学ぶもの』、中央法規、二〇〇〇年。庄司光・宮本憲一『恐るべき公害』、岩波新書、一九六四年。
（2）原田正純「公害の原点としての水俣病」舩橋晴敏編『環境社会学』、放送大学教育振興会、二〇〇三年、六六～九〇頁。桑原史成『水俣病』、三一書房、一九六五年。
（3）原田正純『水俣病』、岩波新書、一九七二年。
（4）原田正純『いのちの旅――「水俣学」への軌跡』、東京新聞出版部、二〇〇二年。
（5）原田正純『金と水銀――私の水俣学ノート』、講談社、二〇〇二年。
（6）Hunter, D. & Russell, D. S.: Focal Cerebral and Cerebellar Atrophy in Human Subjects Due to Organic Mercury Compounds, *J Neurol. Neurosurg. & Psychiat.*, vol. 17, 235-241, 1954.
（7）原田正純『水俣が映す世界』、日本評論社、一九八九年。
（8）宇井純『公害の政治学』、三省堂、一九六四年。
（9）石牟礼道子『苦海浄土――わが水俣病』、講談社、一九六九年。
（10）桑原史成『写真集・水俣病』、三一書房、一九六五年。
（11）庄司光・宮本憲一『恐るべき公害』、岩波新書、一九六四年。
（12）武谷三男編『安全性の考え方』、岩波新書、一九六七年。
（13）水俣病研究会『水俣病にたいする企業の責任――チッソの不法行為』、一九七〇年。
（14）宮本憲一編『公害都市の再生・水俣』、筑摩書房、一九七七年。
（15）色川大吉編『新編　水俣の啓示――不知火海総合調査報告』、筑摩書房、一九九五年。

(16) 熊本大学医学部水俣病研究班編『水俣病――有機水銀中毒に関する研究』、熊本大学医学部、一九六六年。
(17) 原田正純『裁かれるのは誰か』、世織書房、一九九五年。
(18) 原田正純『慢性水俣病――何が病像論なのか』、実教出版、一九九四年。
(19) 原田正純「水俣病関西高裁判決」『環境と公害』、三一巻二号、六八～七〇頁、二〇〇一年。
(20) 原田正純「水俣病第二次訴訟控訴審判決と補償問題」『公害研究』、一五巻三号、四五～五五頁、一九八六年。
(21) 原田正純「水俣病事件における和解勧告」『公害研究』、二〇巻三号、二一～二六頁、一九九一年。
(22) 研究と人権問題委員会〈環境庁環境保健部長通知〉（昭和五十二年環保業第二六二号）「後天性水俣病の判断条件について」に対する見解、『日本精神神経学会誌』、一〇〇巻、七六五～七九〇頁、一九九八年。
(23) 浴野成生「メチル水銀中毒症に関する意見書」『水俣病研究』、二号、五九～七四頁、二〇〇〇年。
(24) 宮井正彌「熊本水俣病における認定審査会の判断についての評価」『日本衛生学会誌』、五一巻、七一一～七二一頁、一九七七年。
(25) 研究と人権問題委員会、昭和六十年十月十五日付『水俣病の判断条件に関する医学専門家会議の意見』に対する見解」『日本精神神経学会雑誌』、一〇一号、五三九～五五八頁、一九九九年。
(26) 岡島透・衛藤光明「水俣病の感覚障害に関する研究について――津田論文および中島見解に対する反論」『日本精神神経学会雑誌』、一〇一巻、五〇九～五一三頁、一九九九年。
(27) 原田正純「水俣からの報告」『日本環境年鑑二〇〇一』、創士社、五三～五六頁、二〇〇一年。「水俣からの報告２」、『日本環境年鑑二〇〇二』、創士社、五三～五六頁、二〇〇二年。
(28) 原田正純「水俣の教訓から新しい学問の模索」『環境と公害』、三三巻三号、二七～三二頁、二〇〇一年。
(29) 原田正純『水俣病と世界の水銀汚染』、実教出版、一九九五年。
(30) 原田正純「水俣からの報告３」『日本年鑑二〇〇三』、創士社、五三～五五頁、二〇〇三年。
(31) Harada M. et al: Mercury Pollution in the Tapajos Riverbasin, Amazon Mercury Level of Head Hair and Health Effects, *Environment International*, 27; 285-290, 2001.

（32）原田正純「有機水銀研究の最近の動向――ＩＰＣＳの報告書をめぐって」『公害研究』、一九巻二号、一二～一四頁、一九八九年。
（33）原田正純『胎児からのメッセージ――水俣、ヒロシマ、ベトナム』、実教出版、一九九六年。
（34）Grandjean P. et al.: Methylmercury Exposure Biomarkers as Indicators of Neurotoxicity in Children Aged 7 Years, *American J. Epidemiology*, 150 ; 301-305, 1999.
（35）原田正純「水俣病事件史研究のはじまり」『環境と公害』、二六巻三号、五六～六〇頁、一九九七年。
（36）熊本学園大学編『水俣学講義』、日本評論社、二〇〇四年三月刊行予定。

第Ⅰ部　水俣学へのアプローチ

第一章　水俣学へ向けて

――水俣病事件におけるライフヒストリー研究の再評価――

萩原修子

「水俣病は鏡である。この鏡は、みる人によって深くも、浅くも、平板にも立体的にもみえる。そこに、社会のしくみや政治のありよう、そしてみずからの生きざままで、あらゆるものが残酷なまでに映しだされてしまう。そのことは、見た人たちにとっては強烈な衝撃となり、忘れ得ないものとなる。」(原田正純『水俣が映す世界』、日本評論社、一九八九年、三～四頁)

一　はじめに

「水俣学」研究は「水俣病」をめぐる諸問題にそれぞれの研究分野から総合的に研究をすすめていくことが目指されている。私は、この研究に参加するに際して、実はかなりのとまどいがあった。私の場合、文化人類学という分野からのアプローチとなるのだが、この学問分野から「水俣病事件」をはたして、どのように取り扱うべきなのか。研究対象や研究方法の問題である。(1)

私が関心をもっていたのは、水俣病事件の社会運動としての側面である。開発や進歩が至上命題となった近代という「大きな物語」(2)となって、高度経済成長を遂げたのち、公害闘争や平和運動などの「新しい社会運動」が顕在化してきた。反公害運動の象徴的事件である水俣病事件も、この新しい社会運動の一つであると考えられる。私の問題関心は、こうした近代化の過程において、人々の社会への関与や生活への関心、人間関係の作り方などの個々の生活の形は、いかなる変化を遂げてきたか、さらに、それは日本の後期資本主義時代のいかなる変化を意味しているかということである。これらの問いは、社会学などの隣接学問と共有するものであるが、どのような形でアプローチすることが、人類学として妥当なのか。人類学の方法としての主なアイデンティティは、一九二〇年代以降からフィールドワークによるところが大きかった。しかし、以下で詳述するが、今日、このフィールドワークにも多くの問題や危機が生じている。その方法論にも疑義がなされている現在、人類学的研究という際に、どのような方法と視点をもつべきか。[3]

そもそも、こうしたアプローチの問題を疑義すること自体に意義があるのか否かも問われるべきかもしれない。しかし、ことに「水俣学」という新しい学問の構想にあたっていることが私を逡巡させたのである。自分自身、未熟ながらも属する学問領域において、どのような形でそれに寄与できるか、これは考察するに足るものだと思われる。言い訳めいているが、こうした逡巡の中で、水俣病事件についての文化人類学的研究としての成果はいまだ出せていない。本稿では、当該学問からのアプローチの問題そのものを取り扱うことに焦点をあてている。その意味で、「水俣病事件についての文化人類学的研究」の前段階にとどまった議論となっているが、こうした議論こそが、これからの水俣病の研究の議論の土台となるのではないかと思い至ったのである。[4]

本稿において目指すところは二つある。一つは、水俣病事件への多くの人々によるさまざまなアプローチの成果から、当該学問のフィールドワークという方法論の見直しを行なうことである。具体的にいうと、水俣病事件に対峙した多くの研究者や運動家、表現者や患者たちによって記述された作品（出版物）を通観することで、フィールドワークと民族誌の問題を再考する。もう一つは、構想されている「水俣学」の可能性について、文化人類学の分野から考察できることをいくつか提起することである。

二　フィールドワークと民族誌

方法としてのフィールドワークと成果としての民族誌

人類学とはそもそも何か。ここでは概説的な入門書にしたがって、まとめてみよう。「文化人類学はわれわれとは異なったロジックにしたがって生きている「他者」を理解することを通じて、われわれ自身についてよりよく知ることをめざしている。」（菅原和孝「対象としての人間社会」米山俊直・谷泰編『文化人類学を学ぶ人のために』、世界思想社、一九九一年、一八頁）もちろん、いろいろな定義があるが、このように異文化研究をとおして、それを鏡として自文化を見直すことと捉えておく。

方法としての現地調査がはじまったのは、一九二〇年代からである。いわゆるフィールドワークは、直接現地の人びとから話を聞くこと（インタビュー）と、現地の様子を観察することを軸にしてはいるが、できれば現地に住みこみ、現地の人と同じように生活して、その催事などにも参加して、生活を体験することが期待されている。これを参加（または参与）観察（パーティシパント・オブザベーション）という。これらの研究成果はふつう「民族誌 ethnography」という形式で世に問われる。フィールドワークはいわば、「民族誌」を書くために材料を集めに調査地に行っているようなものといえる。その結果、研究者は研究対象としたある民族あるいはある地方については、だれよりもよく知っていて、しかも体系的に把握している人になる。（米山俊直「文化人類学を学ぶということ」米山俊直・谷泰編『文化人類学を学ぶ人のために』、世界思想社、一九九七年、九〜一二頁）

このフィールドワークの方法を確立したのは、マリノフスキー（Malinowski, B. 一八八四〜一九四二）である。

彼のトロブリアンド諸島でののべ二五ヶ月の滞在からフィールドワークという方法が生まれた。マリノフスキーがあげるフィールドワークの方法の条件は次の三つである。「第一に、研究者が真の科学的目的をもち、近代民族誌学の価値と規準を知らなければならない。第二に、仕事のためによい環境に身をおくべきである。すなわち白人と離れて、現地人の中で生活すること……最後に、証拠を集め、操作し、決定するためにたくさんの専門的方法を用いなければならない。」（Bronislaw Malinowski, *Argonauts of Western Pacific*, Waveland Press, 1984, p. 6）というものである。物見遊山ではなく、異邦人として孤独な環境に身を置き、諸学問の方法論を利用してデータを理解することが述べられている。

さらに、フィールドワークに必要な技術とは何か。松田によって以下のように的確にまとめられる。1、長期の滞在（文化人類学者になろうとする人びとは、たいてい一～二年のフィールドワークを行うように指導される）、二、言語の習得。三、現地の人びととの間の信頼関係（ラポール）。四、現地社会の一員として受けいれられるということである。このようにして、フィールドワーカーは、自分の五感のすべてを使用して対象にアプローチするのが望ましいとされる。（松田素二「方法としてのフィールドワーク」米山俊直・谷泰編『文化人類学を学ぶ人のために』、世界思想社、一九九一年、三六～三九頁）

しかし、フィールドワークにもさまざまな懐疑が投げかけられることになる。それまでは、こうした未知の領域でフィールドワークによって調査した報告を民族誌として記述することが、なにがしかの研究成果として評価されてきた。しかし、現在のように情報化・グローバル化が進み、世界中で未知の領域がなくなり、また、かつて人類学者が抱いていたような完結した小世界などは存在せず（記述されてきた民族誌はそれだけで完結した小世界のように書かれてきた）、いずれも他の世界との関わりから切り離すことなどできないことがわかってくると、人類学の研究対象の前提が懐疑にさらされたのである。こうした「未開社会」という前提だったからこそ、人類学者は「万能のスーパーマン」のように異文化を理解した。しかし、人類学者は、現地の人びとが紡ぐ豊かな〈生〉を自分の〈業績〉に切りちぢめ、彼らのいないところで彼らを〈代弁〉するムシのいいやつにすぎなかったのではないかという懐疑。つまり、異文化を語る権利、民族誌を書く権威についての懐疑である。また、インフォーマントと人類学者の関係性から紡がれる語りを、直接その文化、社会全体の客観的な「構造」や「体系」と捉えたり、インフォーマントから得られた矛盾に満ちた語りも整合的に美しく体系化する魔法を使っていたのではないか。さらに、人類学者が異文化を捉える際の枠組みが、サイードの『オリエンタリズム』で示されるように西洋の投影図ではないかという懐疑である。(5) こうした懐疑の根底にあるのは、未開社会の彼ら／文明社会の我々という二分法であり、人類学が植民地主義と深くかかわってきた歴史を物語っている。

こうして、調査者／被調査者の非対称的な関係性のもとに、無自覚に書かれてきたこれまでの古典的な民族誌が徹底的に批判にさらされることになった。こうして人類学的方法や対象そのものも変革を迫られることになった。(6)

文化人類学がその根本において民族誌を書くことを主眼としてきたとすれば、その民族誌をいかにして書くべきかという問いは学問の基盤にかかわる問いである。私が本稿で再考したいのは、上記の問題をはらんだフィールドワークと民族誌についてである。五感をつかったフィールドワークは、まさになにも人類学にかぎらず、これまで半世紀ものあいだに水俣に出会った多くの人々（研究者やそうでない人々）も行ってきた。その成果が、それぞれの分野での研究成果であり、芸術家（表現者）の作品であり、支援者の数々の実践である。そして、人類学であれば、それが民族誌になるのである。人類学者が異文化の強い衝撃に打たれて、その文化を理解するためにフィールドワークを行い、その世界を記述した民族誌を作成することを仕事とするならば、水俣ももちろん強力なフィールドである。そして、実に、これまで数多くの人々がこの衝撃に打たれ、たじろぎ、巻き込まれてきた。その成果がさまざまな形となってあらわれている。それはもっぱら五感をつかったフィールドワークによる聞き取りによってなされるのだが、それと類似した活動によって書かれた書物、とくに、私が注目したいのは聞き書きである。それというのも、聞き書きの多くの書物が、人類学のフィールド調査の聞き取りと重なりあい、とくに、そこで紡ぎ出される自らの生についての語りは個々人のライフヒストリーを対象とする「個人中心的民族誌」ともいうことができる。さらに、これらは、語り手と聞き手の関係性が多様に築かれているため、上述の人類学の諸問題に何らかの示唆を与えてくれるだろう。

こうした視点において、私は、個人中心的民族誌の再評価からフィールドワークと民族誌の問題を考察したい。まず、個人中心的民族誌の人類学における位置と諸問題について概観しよう。

「個人中心的民族誌」ライフヒストリー調査の意義

個人中心的民族誌の主要な方法は、ライフヒストリー調査である（米山俊直「あとがき」『ライフヒストリー研究入門――伝記への人類学的アプローチ』、米山俊直、小林多寿子訳、ミネルヴァ書房、一九九三年、二一九頁）。ライフヒストリー life history という用語は、日本の場合、社会学者の中野卓以降は「生活史」と訳されている。個人の歴史を生活史と呼ぶが、単に生活史というと、消費生活の一般的な生活のあり方の歴史と思われてしまいがちなのでライフヒストリーとカタカナで表記している。これには個人の生活に焦点をあてた個人のライフヒストリー（個人生活史）としてと、その生を包含する社会的文化的事象をデータとする場合（社会生活史）の二つがあるという。[7]

私は、人類学におけるフィールド調査において聞き取りできるさまざまな言説、語りをも、ライフヒストリーの断片としてとらえたい。それぞれの言説がイデオロギー効果をもち、その中に個々人と世界との関係の諸様式が表出されていると考えれば、ライフヒストリーという用語で限定せずとも、人々の語り、言説は、個々人が世界をどのように認識するか、個々人の生と世界の関係があらわされているからである。[8]ライフヒストリーはそれがある形態で統合された形として表出されるものだと考えられるからである。したがって、個人的な心理的内面と、その生を育んだ文化的社会的事象についてのデータという見方でライフヒストリーあるいは語りの価値を捉えるのではなく、それらを兼ね備え、個々人の世界への関係する様式を表出したものとして捉えられる。

上記の語り、言説を含んだ意味としてライフヒストリー調査を確認した上で、類義語・同義語である自叙伝、伝記との関係はどうだろうか。自叙伝と伝記の違いは明白である。自叙伝は自分自身による人生のレポートであり、伝記は執筆者と対象者が別である。しかしながら、人類学においてライフヒストリーを採集するさいには、そう簡単に区別できない。記述する者／記述される者の関係性がどのようなものであり、それが結果としてどう表出されているかが問題なのだ。民族誌となってあらわれたものの中には明瞭にその区別ができないのである。本来、その二者の「繊細で複雑な共同制作の試み」（ルイス・L・ラングネス、ゲルヤ・フランク『ライフヒストリー研究入門――伝記への人類学的アプローチ』、米山俊直、小林多寿子訳、ミネルヴァ書房、一九九三年、八二頁）である意味において、出版された伝記や自叙伝においても「聞き書き」であったら同様のことがいえる。この聞き書きにおける記述する者／される者、あるいは、聞き手／語り手、調査者／被調査者の問題が、民族誌をどう書くかという前述の問題とつながっていくのである。

ここで、人類学におけるライフヒストリーの位置付けを見てみよう。そもそも、社会学、人類学にしても、人類の諸文化、諸社会を対象とする学問の場合、その文化や社会にアプローチするさいには、どうしても個々人を超えたある社会、構造、体系といった概念への関心が優先され、個々人への関心は相対的に弱められてきた。[9]フィールドワークによる聞き取りの対象は、「部族社会」のような民族集団、閉じられた一地域の集団であった。インフォーマントはその集団の代表として、記述されたのである。ところが、社会の近代化、都市化、価値観の多様化など、ある地域社会、ある民族集団を数人の代表者の聞き取りによって捉えることができなくなったことや、いわゆるコミュニティが消失して多様な集団に分解してしまっていることから、対象を個人に絞り、それを取り巻く社会を見るという手法がライフヒストリー研究として注目されるようになったのである。[10]

こうしたライフヒストリー調査は、構造や体系という社会・文化の全体への関心に終始していた人類学の方法論を批判する上で価値がある。とはいえ、個々人の生を照射したからといって、社会や文化のどのような点が明らかになるかという根本的な問いに、明らかな答えはいまだ用意されてはいない。さらに、ライフヒストリーといえども、それを最終的に記述するのは人類学者にゆだねられていることから、民族誌の記述における人類学の根本的な問題を解決しはしない。つまり、そのライフヒストリーを調査し、多くを採集したとしても、それを記述し、編集するのは人類学者であれば、調査者と被調査者の非対称的な関係性の構図は同様である。

この問題に正面から取り組んだのは、クラパンザーノの『精霊と結婚した男――モロッコ人トゥハーミの肖像』（一九九一年）での実験的な試みである。調査者が対象にたいしてその記憶の整合性をはかるために、何度も質問を重ねていくと、そのつど異なった記憶が語られる。それは、編年体的に記憶し、語る西欧流のやり方とは異なった自己の生への認識があることを示している。そして、そのような対象とからみ合う調査者の姿を克明に示して、これまでは隠ぺいされがちだった調査者（聞き手、編者）との共同作業によって一連のライフストーリーが紡がれていることを示した。このように、クラパンザーノが問題にしているのは、民族誌的出会いであり、調査者（民族誌家）にとって民族誌を書くということは、他者理解を通して自己発見としての自己構成の行為であり、同時にまた、その世界の記述でもあると理解されている。(11)

これは、明瞭に区分されていたはずの民族誌における自己と他者（我々／彼ら）の二分法の自明性を危機にさらすことになる。こうして、保持されていたはずの客観性は、その土台の脆弱さを暴露することになったのである。

それでは、ライフヒストリー研究として、どのような方法が望ましいのだろうか。松田が提起するのは、対象の文化において、人類学者自身の自己（セルフ）や生（ライフ）を投企することである。人類学者自身のセルフを投企して、対象のセルフと向き合って、共通の理解の場を構築していくこと。人類学者が対象から聞き取り、編集し、書くという作業ののちに示されるライフヒストリーは、非対称的な関係性のままである。しかし、その一連の作業において人類学者である私のセルフと被調査者である彼のセルフが向き合い、ともにセルフを創造していくとすれば、セルフの創造性という点において、両者は同じ土俵に立つことができる。だからこそ、二つのセルフの間で共感や共鳴が生まれる。これからの人類学は、自己のセルフを投企して、他者のセルフやライフと向き合うことによって、他者と存在論的に格闘していくことが必要だとする。人類学がこうした、セルフやライフを軽視してきた結果、目指されるべき「理解」から離れたものにしか到達できなかったではないか（松田素二「人類学における個人、自己、人生」米山俊直編『現代人類学を学ぶ人のために』、世界思想社、一九九五年）。

これは、ラングネスの以下の指摘にも通じる。「最良のライフヒストリーの研究でなされる共同作業は、それを『交渉』『出会い』『相互行為』あるいは『交換』とよぼうと、インフォーマント、調査者、そして読者にとって変革的な経験でありうるだろう。」（ルイス・L・ラングネス、ゲルヤ・フランク『ライフヒストリー研究入門――伝記への人類学的アプローチ』、米山俊直、小林多寿子訳、ミネルヴァ書房、一九九三年、八頁）これが、水俣における聞き書きの出版物へと私を注目させたのである。

三　水俣病事件における「フィールドワーク」とその作品

ライフヒストリーとしての作品群の通観

これまで水俣に関する聞き書き、ライフヒストリーを含めて出版された文献資料は実は多数ある。(12) 私がここで扱う文献は、次のような意味においてである。通常は、聞き書きにおける語り手のライフヒストリーが描かれるのが常であるが、のちに触れるように、水俣では個々人の生の聞き書きを通して聞き手自身のライフヒストリーがあわせて描かれる作品が少なくない。そこで、聞き書きを中心に、その語り手／聞き手（あるいは調査者／被調査者）の関係性によって、次のように分類したい。

まず、その作品に表出されるライフヒストリーは、聞き手／語り手、あるいは調査者／被調査者、のいずれの比重が高いか。1、聞き手あるいは調査者のライフヒストリーの比重が高いもの、2、語り手あるいは被調査者のライフヒストリーの比重が高いもの、さらに、2の中でも、調査者あるいは聞き手のバイアスがどの程度表出されているかによって、サブカテゴリーに分類される。2―1、バイアスの表出が多いもの、2―2、少ないもの。一般に「聞き書き」といわれるものは、このカテゴリーであろう。その他に、3、講演会、座談会などの記録という形で一定の目的にそってそれぞれのライフヒストリーを再構成するもの。他には、4、調査者／被調査者、聞き手／語り手がともに同一人物である自叙伝の形態。さらに、5、聞き書きをフィクション形式にした文学など、1から4におさまらない聞き書きをもとにした作品群である。

以下、それぞれの分類にしたがって、いくつか具体的な作品を例にとりたい。

1　土本典昭『水俣＝語りつぎ二　水俣映画遍歴——記録なければ事実なし』一九八八年、原田正純『水俣＝語りつぎ四　水俣——もう一つのカルテ』一九八九年

2—1　角田豊子「天草の女」『水俣の啓示　下巻』一九八三年、羽賀しげ子『水俣＝語りつぎ一　不知火記——海辺の聞き書』一九八五年、藤田寿子／芥川仁『水俣海の樹』一九九二年

2—2　岡本達明「天草漁民聞書」『近代民衆の記録七　漁民』一九八八年、岡本達明・松崎次男編『聞書水俣民衆史一～五』一九八九～一九九〇、木野茂・山中由紀『水俣まんだら——聞書・不知火海を離れた水俣病患者』一九九六年、木野茂・山中由紀『新・水俣まんだら——チッソ水俣病関西訴訟の患者たち』二〇〇一年、緒方正人語り／辻信一構成『常世の舟を漕ぎて——水俣病私史』一九九六年、水俣病患者連合編『魚湧く海』一九九八年、栗原彬編『証言　水俣病』二〇〇〇年

3　協力／環境創造みなまた委員会『みなまた　対立からもやい直しへ』一九九五年、環境創造みなまた実行委員会編『再生する水俣』一九九五年、「私にとっての水俣病」編集委員会編『水俣市民は水俣病にどう向き合ったか』二〇〇〇年

4　徳臣晴比古『水俣病日記——水俣の謎解きに携わった研究者の記録から』一九九八年、御手洗鯛右『命

限りある日まで』二〇〇〇年

5　石牟礼道子『苦海浄土』一九六九年、三島昭男『哭け、不知火の海』一九七七年、色川大吉編『水俣の啓示　上下』所収の論文、一九八三年、宮本憲一編『水俣レクイエム』一九九四年、岩瀬政夫『水俣巡礼――青春グラフィティ'70-72』一九九九年、松本勉・上村好男・中村孝矩編、『水俣病患者とともに――日吉フミコ闘いの記録』二〇〇一年

上記の分類は、調査者／被調査者あるいは聞き手／語り手の関係性を考察する上での便宜的な分類である。そのため、分類がすべてを網羅したものではないし、分類に応じた各作品の明瞭な線引きも難しい。ここでは、分類枠組を提示しやすい作品を取り上げて、特記すべき点を挙げていく。

具体例

1　調査者あるいは聞き手のライフヒストリーの比重が高い作品　土本典昭の『水俣＝語りつぎ二　水俣映画遍歴――記録なければ事実なし』（一九八八年）は、長年、水俣において記録映画を取り続けている著者の映画制作時の状況や当時の様子、自分への問い直しを年代別・映画ごとに語っている。なぜ記録映画をとり続けるのか、この問いは、なぜ研究者が水俣を研究するのか、支援者が運動をするのか、文学者が、画家が水俣を表現するのかという問いとともに、発せられている。水俣をめぐる表現者としての自分を、水俣と対峙するさまざまな人々とともに問い続けていることが、水俣に投射された土本氏自身の半生となってこの作品に語られている。「私は水俣の地ごろではなく、映画のプロパーのよそ者である。漁民とは無縁に生きた人間であり、都市生活者として、

村にあったような共同体的共鳴板はもっていない。その私がどう写した相手との関係に責任をもつべきか。あれこれ思案しても所詮、そのかかわりを私の側から守り続け、その人の生活をみつめつづけ、ともに難儀を分かちあうことしかないのである。」（土本典昭『水俣＝語りつぎ二　水俣映画遍歴――記録なければ事実なし』、新曜社、一九八八年、二九一頁）「こうして患者の全人的な領域に立ち入るとき、私は映画の中で犯すことから始まったプライバシーを更に極限までつまびらかにしていく自分に気づく。……私はそこでただつき合いつづけるから許してほしいというほかはない。おそらくすべてを許されることは決してなく、一生その関係をまるごと背負うことしかないであろう。だが映画で記録することをしごととして決めた私にはこれしかなく、喜びも辛さも渾然たるなかでころげてゆくしかほかはない。」（土本典昭『水俣＝語りつぎ二　水俣映画遍歴――記録なければ事実なし』、新曜社、一九八八年、三〇一頁）

原田正純『水俣＝語りつぎ四　水俣――もう一つのカルテ』（一九八九一年）も医者として水俣と対峙する自己の半生が語られている。自らのライフヒストリーと水俣における人々のライフヒストリーが見事に融合され、読者をその重なりあう多様な生の織物に引き込んでいく作品である。当時の文化的社会的背景も確かな筆致で織り込まれ、近代社会・文化に対する医学者としての問い直しには「水俣学」提唱の根本的姿勢が既に提示されている。「水俣病事件の膨大さは底なし沼のようにさまざまな材料をつぎつぎと提供する。どんなに熟知しているように想っても、現地に行き、じかに話を聞くと必ず新しい発見を何か一つはする。膨大なドラマの片鱗を垣間みることができる。考えてみればそれはあたり前で、この不知火海は半世紀の汚染の歴史があり二十余万の人生の歴史があるわけである。」（原田正純『水俣＝語りつぎ四　水俣――もう一つのカルテ』、新曜社、一九八九年、二六九頁）「いかにも古めかしい〝怨〟ののぼりを立てた被害民が近代史の中で未曾有の闘いをやってのけたのであり、法学・医学その他の諸学問が情念に根本から問い直されている。今日の絶望的な現代社会の混沌とした淵から這い上がるエネルギーは、このような未分化ともいえる原人間のうちから出てくるのかもしれない。……民衆の「語りことば」の中には病の大のメカニズムから小のメカニズム、症候学から治療そして予防に至る多くの貴重な事実が存在している。未曾有の広範な環境汚染による中毒という公害の研究の中で客観的、科学的と呼び慣らされてきたものは一体何であったか問われている。……冷えきった科学に生き生きとした生命を甦らせることができるのは民衆の知恵であると考えるのは私だけだろうか。」（原田正純『水俣＝語りつぎ四　水俣――もう一つのカルテ』、新曜社、一九八九年、二五五〜二五六頁）原田氏のこの姿勢は他の多くの著書にも一貫している。

2―1　調査者あるいは聞き手によって被調査者あるいは語り手のライフヒストリーが描かれているが、聞き手の存在が表出している度合いが高い作品

角田豊子（不知火海調査団のメンバー）の「天草の女」（一九八三年）は、五年におよぶ聞き書きによって、天草において水俣病に苦しむ老女のライフヒストリーを記述している。老女の語りを方言のまま挿入しているが、全編は角田氏自身の目で再構成されており、ドキュメンタリー風小説のようである。読者には角田氏という女性の目をとおして見た一人の老女のライフヒストリーであることがはっきりと示されている。他の作品として、2―2に近いが、やはり不知火海総合学術調査団に参加した羽賀しげ子の『水俣＝語りつぎ一　不知火記――海辺の聞き書』（一九八五年）がある。これは、個々人の居住する風土、略歴、自分との出会いについて文学的に述べられたあとで、方言のままの聞き書きで構成されている。説明と聞き書きそのもののバランスがほどよく、読者を羽賀氏のスタンスに可能なかぎり同化させていく語り口である。当時の民

族誌的資料としての価値も高い。水俣の聞き書きを扱う緊張感や真摯さが伝わってくる。「テープレコーダーに頼ってみても、……どうにもなりません。読み物とするには、聞いた話を、かなり整理し、構成する必要があるからです。土地の人が読まれたなら、おかしいぞ、と思われる箇所が相当あると思います。そうかといって忠実に言葉をおこせばそれで良いのか、というとそれでもなお不充分でしょう。そうした言葉の不安やら、何より水俣病という重大なテーマの持つ怖さを知りつつ、足を踏み出してしまったのは、やはり、海辺の人々の深い精神——水俣では魂、とごく自然に言います——に魅せられたためで、その辺りを感じていただければと思います。」(羽賀しげ子『水俣＝語りつぎ一　不知火記——海辺の聞き書』、新曜社、一九八五年、二七二頁)藤本寿子『水俣海の樹』(一九九二年)は、支援者として水俣の地にやってきた著者が活動を通して出会った患者たちの生を描きながら、自らの生を併せて叙述している作品である。

2—2　被調査者あるいは語り手のライフヒストリーが描かれる中で、調査者あるいは聞き手の存在が相対的に表出していない作品　調査者あるいは聞き手が限りなく表出されていない作品は、岡本氏の作品である。岡本達明と松崎次夫編著の『聞書水俣民衆史一〜五』(一九八九〜一九九〇年)は、自身の語り手への違和感や共感といった関係性をその記述のなかに含めていない点、2—1とはまったく異なる。とくに方法論についての意識はきわめて確固としたものなので、人類学の民族誌記述においても再考を促させる。のちほどあらためて扱う。

木野茂・山中由紀『水俣まんだら——聞書・不知火海を離れた水俣病患者』(一九九六年)はタイトルのとおり、主に関西に移った水俣病患者の関西訴訟にいたる経緯の語りである。どのような状況で語りが収集されたかわからなかったが、近著の『新・水俣まんだら——チッソ水俣病関西訴訟の患者たち』(二〇〇一年)では、前著の内容を含めながら訴訟や運動のその後の進展を加えて、著者らがこの聞き書きを編むにいたる経緯があとがきで詳しく記述されている。若い世代の山中氏が何ゆえこうした書物を編むにいたったのかは興味深いところである。「患者、支援者、研究者、医師など、水俣病は生きた化石・歩く標本の宝庫だった。例えて言えば、義経や弁慶が生きて歩いているようなものである。しかし、そのことに気が付いたのは、下田さんが亡くなる直前の、下田さん自身の言葉によってだった。……私が学んだことは、世間の冷たさと温かさ。そして、正義の実現には数年ではなく数十年、もしかしたら数百年単位の年月がかかるのだから、焦らず、諦めず、出来るだけのことを、後世に恥じることがないように、とにかく静かに続けていくことの大切さ、仲間の大切さである。現実の苛酷さに圧倒され、未来に絶望し、プッツンしそうになっている人達に本書が渡れば、望外の幸せである。」（木野茂・山中由紀『新・水俣まんだら――チッソ水俣病関西訴訟の患者たち』、緑風出版、二〇〇一年、三七一～三七二頁）木野氏は、後輩の遺志を受け継ぐ形で水俣病と関わることになり、大阪市立大で自主講座を開講。「当初から自主講座のスタンスは、単なる（関西訴訟・引用者注）支援にとどまることなく、そこから何かを学び、自分自身の生き方に生かすことであったが、その意味では水俣病事件はまさに汲めども尽きぬ宝の泉であった。しかし、それ以上に大きな発見は、患者さんたちの人生そのものが私たちに未来への希望と勇気を与えてくれる「まんだら」のごとき存在であることだった。」（木野茂・山中由紀『新・水俣まんだら――チッソ水俣病関西訴訟の患者たち』緑風出版、二〇〇一年、三七三頁）患者の数人のライフヒストリーを丁寧に、その語りを織りまぜながら、解説を適宜加え、関西訴訟にいたった経緯を編年体式にまとめている。読者もその経緯に思わず引き込まれていく。

緒方正人語り／辻信一構成『常世の舟を漕ぎて――水俣病私史』（一九九六年）は、人類学者の辻氏が緒方氏の語りを構成している。双方の信頼関係が伝わってくる作品である。内容的に自らの水俣病を通した半生を振り返った深い哲学的考察に満ちており、近代社会への批判ともなっている。約一年にわたる聞き取りによって構成されたものである。

水俣病患者連合編『魚湧く海』（一九九八年）は、「海と山に生きた人々」として一六名への聞き書きと座談会の模様が綴られ、水俣病患者連合の軌跡として編まれている。語りは方言のままで、語り手の居住地とその生い立ちについて説明が付される以外、解説や説明はない。聞き手の名前がそれぞれに文末に記されるのみで、聞き手と語り手の関係は、あとがきにごく簡単に述べられている。会長のことばによると、会の発足からすでに二三年の月日が過ぎており、応援していただいた方々へのお礼と、これまでの運動における思い出を残そうという意図であるとおり、「記念誌」である。その名の通り、それぞれの患者の写真を掲載されて、詳細なライフヒストリーというより、個々人の人生の横顔の記載というスタイルである。事務局長は「ぼくらは一番魅力を感じていたのはその運動の正義にではなく、運動に関わっておられる一人一人の患者さんであったことに気付かされたのだ。」（水俣病患者連合編『魚湧く海』、葦書房、一九九八年、三四三頁）、「運動の当事者として体験した事実を記すべきだし、残したいと想った。被害者の運動といえども美しいだけのモノではない。本当は運動も生活の一部でしかなく、だからこその悩みもあり楽しさも生まれる。そのことも伝えたかった。できるだけ肉声で語りたい。それでいて独り善がりにならないように普遍性ももたせたい。」（弘津敏男「編集後記」水俣病患者連合編『魚湧く海』、葦書房、一九九八年）

さまざまな人の語りを「証言」として編む著作もある。栗原彬編『証言　水俣病』（二〇〇〇年）は、一九九六年に「水俣・東京展」での水俣病患者による全講演を採録し、その後に再度話を聞いて、補足、構成したものであるという。聞き手はそれぞれいるが、聞き手の語りは石牟礼氏以外、紙面の都合で割愛されている。話しことばのまま収録されて、臨場感がつたわる上に、再構成されているために、語り全体で話者のライフヒストリーがある程度理解できるようになっている。「生きている言葉に『解説』は不要である。私は、この本に収められた語りが、それによって触発され、同時に異議申し立てしている社会的・政治的文脈、なかんずく埋立地の風景を構成するシステムの政治を素描しようと思う。願わくは、語りの意味が自ずと浮かび上がるように。ついで発語の水俣病への内在的な視角が、記憶の海の風景の再生に連動していることに触れたい。」（栗原彬編『証言　水俣病』、岩波新書、二〇〇〇年、四頁）「水俣病の世界はすぐれて近代という地平の延長上に展開される、現代日本の政治システムと人間存在とが拮抗する、重層的なドラマとして捉えられるだろう。」（栗原彬編『証言　水俣病』、岩波新書、二〇〇〇年、八頁）講演会の記録という形態ではあるが、水俣病についての社会文化的政治的な多層にわたる問題が掘り下げられている点で、3ではなく、こちらに分類した。

3　講演会、座談会などの記録のように、ある目的に沿って構成されている作品

行政側によって主催された「水俣の再生を考える市民の集い」の記録である、環境創造みなまた実行委員会編『再生する水俣』（一九九五年）。これは、患者やその他水俣病をめぐる人々がようやく水俣病について話しだしたその内容が記述されている。方言は方言のまま、臨場感あふれている。協力／環境創造みなまた委員会『みなまた　対立からもやい直しへ』は、平成七年三月に行われた座談会をもとに構成されている。座談会の出席者は患者、市役所職員、研究者など多数。その中で、自らのライフヒストリーの断片が記載されている。「私にとっての水俣病」編集委員会編『水俣市民は水俣病にどう向き合ったか』（二〇〇〇年）は、「もやい直し」をスローガンとする「環境創造みなまた推進事

業」の一環として、水俣市が主催で水俣病資料館、水俣病被害者の会、水俣病センター相思社、国立水俣病総合研究センターが協力する形で始まった。最後に編集後記として編集に携わったそれぞれの人々によって感想が書かれている。「深い溝」を痛感したり、新たな現実を知ることになったり、「水俣の新しい出発」を実感したりである。相思社の吉永利夫氏は「本書もまた『全貌をあきらかにすること』に連なっているはずである。しかし二十数年前に水俣での暮らしを始め、多くの市民の人々を『患者家族に対する加害者』として見つめてきた私にとって、本書のための聞き取り作業は、少々違和感を伴うものでもあった。『実は被害者でもあった人々』に語っていただいた本書による『水俣病物語』は、水俣の新しい出発であるように思えるし、私にまた新しい視点と取り組みを求めているようにも思える。」(「私にとっての水俣病」編集委員会編『水俣市民は水俣病にどう向き合ったか』、二〇〇〇年、二二七頁)これは、吉永氏の率直な感想であろう。聞き取りによって、対象と出会い、それを構成していくことにおいて、新しい自己の変革につながっていることはこれらの述懐からみても理解できる。

「今回、多くの市民からそれぞれの立場による水俣病問題への様々な思いや、長くこのまちで暮らしてきたことから見えてきた大事なことなどについて、遠慮のないお話を聞かせていただくことができました。本書編集委員八人による市民各層合わせて二九人から二二回にわたる聞き取りは、平成十年一月から翌年七月まで続けられ、時には二度、三度に及ぶこともありました。テープ起こしの後も記憶や事実の確認作業を続け、重複を点検し、編集したものが本書です。」(「私にとっての水俣病」編集委員会編『水俣市民は水俣病にどう向き合ったか』二〇〇〇年、五〜六頁)「私達はこの数年の間に徐々に進んでいる『市民間のもやい』や『被害者と市民のもやい直し』に自信を持っています。だからこそ今回のような率直な意見をあえて市民の間に明らかにすることができました。本書に対し多くのご意見をお寄せいただくことをお待ちしています。お互いの思いを遠慮なく語り合い、ぶつけ合いながら、どのように『もやい』あるいは『もやい直し』が可能なのかを考え、具体的な取り組み方法のヒントとしたいと思います。」（「私にとっての水俣病」編集委員会編『水俣市民は水俣病にどう向き合ったか』、二〇〇〇年、七頁）なかには「にせ患者発言」に通じる語りも見受けられるが、それも偽らざる市民の思いとして掲載しているところに、上記の出版の本意が見られる。語りは固有名で掲載され、簡単な略歴が最初に附されている。

4　自叙伝――聞き手と語り手で同一人物　徳臣晴比古『水俣病日記――水俣の謎解きに携わった研究者の記録から』（一九九八年）は、熊大の医学者として認定審査会の会長も務めた著者が、水俣病にたずさわってきたさいの自らの日記をもとに回想している自叙伝である。自叙伝ではあるものの、内容的には「私は私の日記と内外の文献、研究記録、私どもが実際にタッチした経験などを基に医学研究からみた水俣病を後世に書き残しておきたいと考えている。」（徳臣晴比古『水俣病日記――水俣の謎解きに携わった研究者の記録から』、熊本日日新聞情報文化センター、二頁）とあるように、全編から科学としての医学への情熱が伝わってくる。淡々とした筆致で水俣病と格闘してきた経緯をつづっている。御手洗鯛右『命限りあるまで』（二〇〇〇年）は、水俣病の障害と闘った半生をつづる自伝である。

5　その他　石牟礼道子の『苦海浄土』（一九六九年）は、ライフヒストリーではないが、小説という形態で水俣病事件の渦中にある個々の生をとりあつかった最初の作品である。この作品に打たれて、水俣を訪れた人々は数知れない。また、石牟礼道子氏自身に強烈な衝撃を受けた人々は多い。朝日新聞記者として飛騨高山で水の公害運動をしていた三島昭男氏は『哭け、不知火の海』（一九七七年）によって、石牟礼道子を主人公にした水俣病事件のドキュメンタリーをものしている。また、その著作について書かれたものに、新井豊美『苦海浄土の世界』（一九八六年）がある。詩人である著者は、石牟礼道子氏の描く詩的言語世界の読解を試みている。「石牟礼道子の作品は批評しようがないという声を聞くのは、水俣病患者と作者である石牟礼が像とその影のように一致した印象を生むのであり、彼女自身が患者の化身であるかのような絶対性を帯びるからである。」（新井豊美『苦海浄土の世界』、れんが書房新社、一九八六年、一六五頁抜粋）土本氏は、自らの水俣への関わりと比べて「（石牟礼道子の文学は・引用者注）映画の表現世界とまったくちがう世界であり、とても映画化できる原作ではない。また決定的に氏と私をへだつものは石牟礼氏が不知火の地ごろの女性であることだ。渡辺氏（作家の渡辺京二・引用者注）は、『……このような世界、いわば近代以前の自然と意識が統一された世界は石牟礼氏が作家として外からのぞきこんだ世界ではなく、彼女自身、生まれた時から属している世界、いいかえれば彼女の存在そのものであった』とのべ……、『……彼女は彼ら（漁民）に成り変ることが出来る……。』」（土本典昭『水俣＝語りつぎ二　水俣映画遍歴——記録なければ事実なし』、新曜社、一九八八年、二八六頁）。ここで引用したのは、文学特有という前提であるが、書く主体が対象（漁民）そのものと一体化しているという指摘である。調査者／被調査者の間を隔てる壁が楽々と超えられている作品である。

次に、ここで取り上げることに多少違和感があるかもしれないが、岩瀬政夫『水俣巡礼——青春グラフィティ'70-72』（一九九九年）も、水俣との出会いによって自らのライフヒストリーを紡いだ作品である。大学院生のときに、水俣を訪れた著者が、全共闘運動との交差点で自己の「存在の根」を模索していった日記が構成されて、出版されたものである。「本書は、一人の男が学園闘争と水俣病闘争が交差する地点に立って、両者を見、やがて前者を見切り、後者に加わって去るまでの日記を収める。学園闘争も水俣闘争も、若者がそれに関わる限り、何ほどかアイデンティティへの問い、すなわち自らの存在理由への熱い想いを含まないではいない。〃一九六八〃年を生きた若者たちのアイデンティティへの問いは、システムによって破壊された共同体に替わる、新しい共同性、共に生きる場への問いに結びついていた。」（栗原彬「解題」、岩瀬政夫『水俣巡礼――青春グラフィティ〃70-72』、現代書館、一九九九年、六頁）「岩瀬は『ただ人間として生きようとする人達と結びつくこと』と日記に記す。水俣病患者のように、また、筑豊、非差別部落、三里塚、東北農民、新潟水俣病のように、人間として生きる一人ひとりの存在と響きあって生きること。」（栗原彬「解題」、岩瀬政夫『水俣巡礼――青春グラフィティ〃70-72』、現代書館、一九九九年、一二頁）のちに再び、触れたい。

他に松本勉・上村好男・中村孝編『水俣病患者とともに――日吉フミコ闘いの記録』（二〇〇一年）は分類に困ったが、自叙伝や他者によるライフヒストリー叙述、会議録、対談などによって、立体的に日吉氏という人物が浮かび上がるように構成されていて、興味深い。[13]また、宮本憲一編『水俣レクイエム』（一九九四年）などもある。[14]

四　考察

以上の各作品の事例からどのようなことが言えるだろうか。ここでは三点挙げたい。

まず、1から5のどのような形態にしても調査者あるいは聞き手と、被調査者あるいは語り手の関係性に関する明確な自覚があることである。自叙伝であれば、水俣病と自分との関係性、さらに書物を編むまでの過程が、また他者によるライフヒストリーの編集であれば、そこにはその他者とライフヒストリーの語り手の信頼関係のもとに、両者の関係性と、書物を編むにいたる過程と意図が明瞭に記されている。

緒方氏の著作の序文で石牟礼氏はこう書いている。「水俣病が発生する前の海、いやそのさらに昔々の海へむかって、小さな舟の舳先が頭を振っていた。舳先は髷を結わせた形に作ってあった。正人さんや杉本夫妻のたどった長い受難の日々を、わたしは想ってはみるが、ただの一日たりとも、体験できないのである。」（石牟礼道子「序　神話の海へ」、緒方正人語り／辻信一構成『常世の舟を漕ぎて——水俣病私史』、世織書房、一九九六年、四頁）羽賀氏の先の著書からの一文もそうである。「深い悲しみの瞬間に出会うと、私には聞いて聞いて聞きぬくこと以外なすすべがなくなる。そして、せめてもう少し近くへ、ほんのわずかでもそばに近よれればと、痛切に願う。」（羽賀しげ子「はじめに」『水俣＝語りつぎ一　不知火記——海辺の聞き書』、新曜社、一九八五年）辻氏のあとがきから「ぼくの耳に緒方の言葉は新鮮に響いた。ぼくが知っている日本の言語生活の中ではめったに出会うことのできない不思議な透明感がそこにはあった。一体それは何に由来するものなのだろう？……ぼくは緒方の「狂い」を理解できるものではない。それについて想像をめぐらすことができるだけだ。」（緒方正人語り／辻信一構成『常世の舟を漕ぎて——水俣病私史』、世織書房、一九九六年、二四〇〜二四五頁）

このように、語るべき対象との関係性があらかじめ自覚された上で、聞き手の対象への限りない接近の希求と同時に、対象にたいして完全に理解することの不可能性も自覚されている。もちろん、書き手が研究者ばかりでなく、患者や支援者などの研究に携わらない人などさまざまであるが、人類学において自省の対象となっていたことが、ここではあらかじめ克服されているのではないか。

つぎに言えることは、1の作品がある（多い）ということそのものが意味することである。聞き手がなぜ語り手と出会って、自らのライフヒストリーを表出するか、なにゆえこうした書物を書くにいたったのか、これは通常の書物においても序やあとがきで触れられるところではあるが、これらの作品はそれこそが作品全体の前面に出ている。１でとりあげた土本氏や原田氏で引用した箇所以外にも作品の全体に貫通している。土本氏は「『なぜあなたは水俣を撮ったのですか？』という問いが少なくない。あるいは、『なぜ撮りつづけるのか』と。それに答えるのに『私は見たからだ』と、いい、あと言葉をつづけるのに迷う。……実は見たという一言がやはり私にとって決定的であり、一回性のもつ不可逆の出遭いであったことにつきるのである。」（土本典昭『水俣＝語りつぎ二　水俣映画遍歴——記録なければ事実なし』、新曜社、一九八八年、二九五〜二九六頁）「私たちが生活者のいる世界、つまり患者の棲む漁民集落に入ったとき、私は初めて、子供らの母から、厳しい問詰と非難に立たされた。……以来、私は水俣に原罪を感じつづけ、それからの全的解放はない。」（土本典昭『水俣＝語りつぎ二　水俣映画遍歴——記録なければ事実なし』、新曜社、一九八八年、二九六〜二九七頁）『何のために書くのか』という問いかけに答えることは難しい。しかし、私がこの不知火海沿岸で『見てしまったこと』『聞いてしまったこと』の何百分の一でもここで吐き出してしまいたい。それは私自身のために『何故、水俣にこだわりつづけるか』という問いかけの答えをさぐるために……」（原田正純『水俣＝語りつぎ四　水俣——もう一つのカルテ』、新曜社、一九八九年、二六九頁）「……治らない患者たちはその時、先生たちは水俣病で何ができるのですか。と問いかけていたのであった。この問いかけが私の医療の出発点（原点）となった。」（原田正純『水俣＝語りつぎ四　水俣——もう一つのカルテ』、新曜社、一九八九年、七頁）さらに、２に分類したが、羽賀氏の一部を挙げよう。「……水俣病という未曾有の惨劇の中から、不退転の闘いに立ち上がった人々の、今もそしてこれからも逃れることのできない生活の中で闘い続けている人々の、遺産とは何だろう。話を聞いている私達も、必ずいつか死ぬのだ、とはたと思いついて、放っておけばただ消えていってしまう人々の言葉を、文字という姿につなぎとめておきたいと心ばかり逸る。」（羽賀しげ子「はじめに」『水俣＝語りつぎ一　不知火記――海辺の聞き書』、新曜社、一九八五年）これは、水俣で調査なり、研究なり、支援なりで訪れた人々が大きな衝撃を受け、自分の存在の次元で、水俣との出会いを捉え直しているからである。いわゆる自己の存在論的格闘を行った結果の作品であるといえる。その他の5で触れた岩瀬氏も「水俣病は自分自身を内面から揺り動かし、行動にかりたて、水俣の目をもって日本全国津々浦々を見て回る原動力になった。自分自身の目で見、自分の足で歩いて考えることを教えてくれたのが水俣病であった。」（岩瀬政夫『水俣巡礼――青春グラフィティ'70-72』、現代書館、一九九九年、一四〜一五頁）患者の緒方氏の語りの構成者である辻氏は「聞き書きは一応終わったが、彼との出会いの意味が本当にぼくのうちで生き始めるのはこれからだ。このことを、ぼくはまるで手にとってみるように実感していた。一方、彼との闘いは螺旋を描くように続いていく。それはぼくを深く揺さぶり、励ましていくことだろう。わくわくするような楽しい予感だ。」（緒方正人語り／辻信一構成『常世の舟を漕ぎて――水俣病私史』、世織書房、一九九六年、二三八頁）

最後に、岡本氏の透徹した聞き書きの方法論によって、以下のことを指摘したい。岡本氏の聞き書きは、岡本達明編『近代民衆の記録7　漁民』所収の「天草漁民聞書」（一九八八年）が久場五九郎のペンネームで書かれているものと、岡本達明・松崎次夫編『聞書水俣民衆史一〜五』（一九八九〜一九九〇年）がある。とくに、『聞書水俣民衆史』に示されている方法論とは何か。まず、聞き書きの目的は、「水俣という一地域を取り、日本の近・現代の生産社会とその中で生きてきた民衆の意味を、深く掘り下げてみようとしたのだ。……本シリーズは、……水俣における『村』『工場』『民衆』の歴史ということになろう。」（岡本達明・松崎次夫編『聞書水俣民衆史五巻』、草風館、一九九〇年、三三九頁）であり、この仕事そのものは、「この仕事が終われば全ての原稿を焼いて一本の焼酎のカンをつけ、楽しく飲んでお仕舞いにしようというのが、それまでの二人の暗黙の諒解であった。他人のためではなく、自分のためにやってきた仕事だからである。」（岡本達明・松崎次夫編『聞書水俣民衆史　五巻』、草風館、一九九〇年、三三八頁）そして、費やした時間は「私たち二人が聞書を始めてから二十年めである。」（岡本達明・松崎次夫編『聞書水俣民衆史　五巻』、草風館、一九九〇年、三三八頁）

また、「水俣における村と工場と民衆の歴史を調べる作業を完結させるには、更にそれを客観化し相対化することが必要であった。……水俣という地域に対して天草と朝鮮興南を、農民に対しては漁民を、日本人労働者に対しては朝鮮労働者を、対置して調べるというのが私たちの取った方法論である。……ある生産社会は、異質な社会と対比してはじめてその全貌が明らかになる。」というように、二項対立によって、科学的に特徴を際立たせようとする手法である。[15]そこで示される視点は、「生産社会の民衆は、多く支配、被支配の関係で論じられてきたが、それだけでは不十分である。支配される民衆、差別される民衆の論理とその世界は分りやすい。支配する側、他者を差別する民衆の論理とその世界はわかりやすい、その全体を見なければ、民衆を論じたことにはならないであろう。」（岡本達明・松崎次夫編『聞書水俣民衆史　五巻』、草風館、一九九〇年、三四一頁）というように、歴史学でいう社会史の視点に通じている。[16]

「聞書とは、いわば肉体化した個人の経験や考えを聞く営為である。個の体験を集めさえすれば、一つの社会の構造を解明できるなどということはあり得ない。しかし文献資料が存在しない以上、聞書だけが問題を調べていく唯一可能な方法であった。」（岡本達明・松崎次夫編『聞書水俣民衆史　五巻』草風館、一九九〇年、三四二頁）という自覚のもとで、以下のような方法論に辿り着く。

「まず、多数の人に話を聞き、できるだけ話したいことを自由に話してもらう。聞書がある量に達すると、自然に全体の輪郭が手足をもって浮かび上がり、その輪郭を自分なりに整理して、デッサンを作る。そののちに、今度はあらためて自分の問題意識をもって、聞くべき人に徹底して聞く。この段階では聞き手と話し手の同化と葛藤が起ってくる。社会科学の命題としてではなく、人間の問題としてとらえていくことの重要性も、経験を積む中で分かってきたことである。感動のない聞書は面白くない。こうして一次デッサンが深まって二次デッサンが画けたとき、聞くという営為は完了する。それから編集作業に移るが、必要なことは、逆に話者と自分を引き離すということで、話自体の価値を客観化する。こうすることによって、個々の話が本来持っていた意味が現われ、新しい発見も否定もある。こうして、個々の話の取捨選択が可能になる。いままでは集めることが大事だったが、今度は捨てることが大事になる。長い話を全部捨てることも、一行だけ取ることもある。聞書の編集とは、デッサンを画くことではなく、その選ばれた話を組み立てて家を建てる仕事である。捨てた話に価値がないのではない。その家を建てるのに向かないと判断されただけだ。素材の信憑性の検討もこのとき行なった。数字については、限界もあったができ得る限り文献資料を当たってチェックした。」(岡本達明・松崎次夫編『聞書水俣民衆史　五巻』、草風館、一九九〇年、三四二〜三四三頁)

岡本氏の聞き書きの民族誌は、聞き手が限りなく表現されていないという点において、そして、聞き書きのみにおいてその一つの世界を構築しようという点において、人類学者がこれまで試みてきた民族誌と通じている。まず、フィールドワークでの条件である。質量とも圧倒的に膨大であること、水俣弁という言語の習熟、その五感を使った体系的な理解と分析。すなわち、感動という主観も認識しながら採集した聞き書きを客観化していく作業を行うこと。しかしながら、人類学者の民族誌と決定的に異なることは「聞き書きを再構成することは、家を建てること」であるという明白な自覚である。何を捨てて、何を取るか、それはどのような家を建てたいかという意図にもとづくものであって、その語りそのものが無価値であるとか価値があるとかいうことではないこと。岡本氏は、民衆、工場、村というキーワードによって、近現代が民衆にとってどういう意味をもっていたのか、ということを理解するための家を建てたかったのである。人類学者において批判されてきたのは、どのような家を建てたいか、そしてその取捨選択が無意識に、無自覚のうちになされてきたことである。そして、五感を使ったフィールド調査があたかも、その世界のすべてを知りえたもの、体系化しうるものとして表出されてきたことである。つまり、建ててきた家が万能の家、全知全能の家というより、世界として、表出されてきたことではないか。この点が、人類学者のこれまでの批判されてきた民族誌との大きな違いであるといえる。

さらに、彼による以下の指摘は人類学者の民族誌の問題にも通じる点である。「一地域の問題を扱う仕事は聞書に限らず、簡単な物差で成否を判断することができる。それは、当該地域に住みあるいは当該工場で働いた人々にとっても発見性があるかどうか、その地域に行ったこともなければ、ましてその町の工場のことなど知りもしない人々にとっても面白いかどうか、という二点である。どちらか一方をパスしただけでは、仕事が成功したとは言えない。地域の内部に居て仕事をする者は、その心象風景に至るまで知り得たとしても、その意味を客観化することは難しい。外部から来て仕事をする者は、意味はつかみやすいが、己の中に内部地図を画くことは困難である。そこで、前者の仕事は沈黙に、後者の仕事は饒舌な作りごとに似やすい。いわば、主観化と客観化が共にできなくては、仕事は成立しないのである。私たちの仕事がどこまでいきついたかは、読者の御批判をあおぐしかない。」（岡本達明・松崎次夫編『聞書水俣民衆史　五巻』、草風館、一九九〇年、三四四頁）これは、人類学者が逡巡する箇所を的確に言い当てている。外部から一方的に訪問する人類学者は後者になりがちであった。

しかし、内部の人にとっても新しい発見が必要となった現在だからこそ、つまり、一方的に調査される側だった社会の人々によって、その民族誌の意味が問われるようになると、調査してきた側は沈黙せざるを得なくなっているのである。

それにしても、岡本氏はなにゆえこれほどの洞察を備えているのか。それは、何よりも彼が人類学者のフィールドワークの質量をはるかに上回ってきたからだろう。さらに、「ただ一人の大卒として」、新日窒労働組合委員長として権力と闘ってきた彼は、いわばサバルタンとしての透徹した認識が表出しうる位置にいたことに起因するだろう。彼は、その位置において二〇年にもわたる聞き取り調査を行ったのである。

「私は、『民衆にとって日本の近・現代とは何であったか』を明らかにすることを自分のライフワークとし、このため、明治維新以来の水俣の村と、明治末からのチッソの工場を調べ、五巻の著作にしてきました。その仕事は、敗戦時で終わったまま中断していました。戦後の工場の最大の問題は、何といっても水俣病です。……私にとって本書は第六巻に当たります。あと、『水俣病の村』の仕事が残っています。明日からまた新しい旅へ出発することにします。命がまだ尽きていなければ。」（岡本達明・西村肇『水俣病の科学』、日本評論社、二〇〇一年、一八頁）[17] この聞き書きと対象理解への気迫は、私自身が自分のフィールド調査を振り返っても心底恥ずかしくなるほどである。

五　おわりに

水俣病事件をとおして人類学のフィールドワークと民族誌を問い直すことを本稿の目的とし、水俣と出会った人々によって生み出されたさまざまな作品を見てきた。この水俣の事例だけでなく、その他の公害運動や社会運動の事例であったとしても、このようにフィールドワークと民族誌のあり方を問い直せるかというと、そうとはかぎらないだろう。なぜなら、水俣病事件は、日本の後期資本主義社会として、近代化の転換点にあった出来事だからである。当時の水俣の運動は、公害闘争という意味合いを超えて、あるところまで到達した近代への鋭い問い直しであり、否定の源であった。それは全世界的なさまざまな新しい社会運動ともうねりをともにすることになる。その意味で、多くの人々が存在論的に格闘することを余儀なくさせた大きな歴史の表徴であったのではないか。

鶴見和子は、水俣病事件がもたらした運動について、以下のように考察する。「乙女塚、相思社、反農連は、それぞれ独自の活動のスタイルを持つが、目標は共通する。……そうしたいみでは、西欧をモデルとした近代化を急速に極度に、おしすすめることから生じた弊害を癒すための、日本全地のさまざまな市民運動および地域主義の動きに連動する。しかし同時に、水俣の運動がもつ特殊性がある。それは、動機づけの深さである。利潤追求を究極の目的とした企業と、そのために企業が駆使した近代技術によって、身体と生活とを破壊されつくした人間が、自力と合力とによって、自らを滅したものとは異なる生産と生活の様式を生み出そうとする志の深さである。その動機づけの深さにおいて、水俣病患者による水俣再生への努力は、長崎、広島の被爆者の反核平和運動に匹敵し、共通するとわたしは考える。」（鶴見和子「多発部落の構造変化と人間群像――自然破壊から内発的発展へ」色川大吉編『水俣の啓示――不知火海総合調査報告（上）』、筑摩書房、一九八三年、二三一～二三二頁）

ここに示されているように、自然、身体、科学、宗教、生産、消費など多くのあり方を根本的に問い直し、変革へと促す水俣病事件は、複合社会における現代的紛争の一つなのである。(18)

私がライフヒストリー研究を文化人類学的アプローチとして評価したいのは、この歴史の転換点としての表徴を理解するのに、社会、構造、体系といったマクロ的視点だけでは限界があると考えたからである。つまり、マクロな近代という物語によって、個々の人々の声や生の彩りを取り戻す方法は、個々の生と存在論的に格闘しつつ理解を深めていくこの方法がふさわしいと思われるのである。

『システムの中の水俣病』というものにもう我慢しきれんようになった……運動の中で我々は責任を追求《(ママ)》してきた。しかし、この四〇年の間にはっきりしたのは、チッソや県や国には『しくみ』の中での回答しかできず、本質的な責任がとれないということ。」（緒方正人語り／辻信一構成『常世の舟を漕ぎて――水俣病私史』、世織書房、一九九六年、一六五頁）あるいは、「確かに、責任を問う側から問われる側に近づくのと、その逆とでは違うだろう。問う場合には集団から外れて個人としてでもできるけど、問われる場合には個になりきれんところがある。俺がひとりでチッソの前に座り込みをしたとき、向こうが困ったというのはそこのところです。でも、個と個にならない限り、本当の接点は生まれません。」（緒方正人語り／辻信一構成『常世の舟を漕ぎて――水俣病私史』、世織書房、一九九六年、一七〇頁）「個と個にならないと接点は生まれません」という緒方氏のことばは、近代という大きな物語に圧殺されかかった人々を個として解放して、その上で個々の生をどう形作っていくか、理解しあっていくかということばであろう。人類学、人間学というこのことばをかみしめると、人間そのものを復権していくためには、日本の近代という大きな物語と格闘してきた個々の多様な生の形を、自分の存在論的次元で理解し、それを共同作業によって記述していくという方法がもっと評価されてもよいのではないか。ライフヒストリー研究でその作品を紡ぎ出すとき、そこから形作られる聞き手、語り手、読者の出会いは、個人的で存在論的次元での出会いであり、自己変革の契機でもある。「この本の中でその人の存在そのものと出会うことは、水俣展で固有名をもつ遺影と出会う経験に似ている。……固有名をもつ遺影の前に私が立つ。私が固有名をもつひとりを見ているはずなのに、私が固有名をもつ者として遺影に見られている。遺影のまなざしに照らされて、私も個として、素顔でひとり立っていることに気がつく。私が人間の素顔で立つことができて、はじめて素顔の他者と出会うことができる。水俣病問題のあらゆる場面に人間の素顔を見取ること。私たちは今まで加害者についても被害者についても、また私自身についても、人間的真実を問わないできたのではなかったか。」（栗原彬編『証言　水俣病』、岩波新書、二〇〇〇年、二二一～二二三頁）「ひとりの証言を読むとき、なぜ私は遺影の前に素顔で立つことに近い感覚をもつのだろうか。それは、証言者が『水俣病の患者さん』一般としてではなく、固有名をもって自らの全存在を賭けて生活史を語り、現在の自分を語っているからである。ページをめくりながらゆっくりと存在の訪れを受け入れることは祈りということにとても近い。」「水俣病問題の中に素顔の人間を見届けたいと私が考えるのは、私自身が曇りなく人間的な判断が下せる人間として生きたいと願うからだ。誰もが今日、組織の中で何らかの決定に遭遇しながら生きている。その決定が私の生命への感受性に抵触するもので、私も加害者になるかもしれないとしたら、私はどうするか。私がチッソの幹部だったら、チッソと異なる決定をしていただろうか。」（栗原彬編『証言　水俣病』、岩波新書、二〇〇〇年、二二三頁）『証言　水俣病』を紡いだ栗原氏の自身への存在への問いが見い出される。

また、たとえば、「市民」「患者」「チッソ」「行政」といったような呼称は、たんに呼称にすぎないのに、これが実体化して語られることが多かった。この実体化が、分類された相互の距離を絶対的なものにして、現在行われている「もやい直し」を困難なものにしていた可能性があるのではないか。ライフヒストリーの功績は、そうした分類された枠組みから多様な個人を解き放ち、多様な生を再び叙述することにもある。現実は、患者であって、チッソに勤めていて、もちろん市民である。また、個々の多様な人生において水俣病と格闘して生きることを余儀なくされてはいても、それは一生涯にわたる悲愴感や絶望感のみで彩られるものではない。これは、人々の日常を振り返ってみれば、ごく当たり前のことであるが、それを対象として認識しようとするときに、そうしたごく当たり前のことを忘れ、仮に使用される分析枠組を固定化してしまうのである。たとえば、患者について一枚岩的に憐憫の情でもって語ること、あるいは胎児性患者をたとえば「異状人間」として言説において区別することこそ、逆に一枚岩的な排除を生み出す根幹となる可能性がある。[19] こうした研究者にかぎらない多くの人々の手っ取り早い「理解」を固定させる枠組から、ライフヒストリー調査は、多様で多彩な生の彩りを回復させていく。それは調査者、編集者、読み手、おそらくは語り手自身も自らのライフヒストリーをつむぎだし、それを味わうことによって、上述の画一的な理解から我々を解き放つ効果がある。

原田氏の「水俣病は鏡である」という冒頭に掲げたことばの意味は深い。水俣病事件という大きな歴史の転換点としての表徴に遭遇したことによって、少なからず自ら存在論的に格闘することを余儀なくされる。そこに、自分が照射されて、自分自身の存在について問い直される。これまで、関わりあう「私」は客観性の担保にとって不要なので、隠蔽されがちであったのに対し、水俣においては対象と向き合い、自分と対象との関係性について深く考察することなしには、水俣について語りを聞くこと、語ることも困難となる。これが、人類学で問題となっていた対象との関係性について、無自覚であることからごく自然に免れることを許すのである。いいかえれば、研究者その他、水俣病とかかわり合うには、存在論的にセルフが格闘しないではいられないこと、研究者としてのあり方、何を対象として研究するのか、どういう姿勢で、何のために研究するのかということが問いただされ、映し出される意味で「鏡」なのである。
水俣学とは、さまざまな研究分野の人々がそれと向き合って、存在論的にセルフを投げ出して、格闘し、「鏡」に映し合うことによって、共通の議論の土台をつくりあげていくことであろう。科学が細分化され、分析枠組みが個別化され、評価も個別化されて、何のための学問か、何を対象としているのかが自覚できなくなった現代の多くの研究者（専門家）たちにとって、水俣病をとおすことによって、上述のことが自覚化され、問い直されていく。[20]そして、新しい形の学問のあり方が構築されていくのではないか。対象をとおして、自らが格闘し、分析や研究の意味そのものを問い直していくこと。その意味において、水俣学はどのような分野の人にも開かれており、通常は隔絶して、共通の言語をもたない諸分野の共通言語（共通の理解の土壌）をお互いに構築していく営みによって形成されていくものだと思われる。[21]
この水俣という強力な磁場をめぐって、その時代時代に応じて、そしてそれぞれの立場に応じて、さまざまな形で多くの人々が水俣病に対峙してきた。水俣病事件との出会いの衝撃が、五〇年という歳月を経た今、薄れているのは事実である。それは、どのような社会問題、事件の場合でも同様であろう。私たちが歴史の一時点、空間の一点の存在にすぎないことを考えれば、それは当然である。時空に制限された相対的な存在である研究者が捉える多くのさまざまな相対的な人々。そこからある種の「人間学」として人間に特有の普遍性（絶対性）を見い出していくことが、おそらくそもそもの人類学であったはずである。今、私たちが自らの感官を駆使して捉える水俣は当時、多くの人々が捉えた水俣とははっきり異なるであろう。その衝撃が調査者と対象との関係性を決定し、その対象に鬼気迫る気迫で対峙してきた人々がものしてきた記述（表現作品、聞き書き）とくらべて、現在の私がものするであろう記述にその気迫が薄らいでいるのは当然といえば当然である。しかしながら、このいわゆる原初における出会いの衝撃が少ないからといって、劣った民族誌しか書けないというわけでないであろうし、劣った表現しかし得ないわけではない。つまり、原初における出会いから時代が変化したとはいえ、事件当時と今においてもそのそれぞれの出会いの一回性という意味においては同じである。だとすれば、出会ったその位置から表現をしていくこと以外になすことはできないであろう。その一回きりの出会いによって、対象を描き、自らのセルフと格闘しつつ、記述する。そして、それを読んだ読者もその表現されたものによって、自己の変革を迫られる。この意味に限定すれば、文学作品やジャーナリストのものした作品と人類学者のものがいかに異なるかということが当然ながら問題になる。しかし、その聞き書きにおいて「他者理解」の方法論を模索していくことそのものが、人類学者のアイデンティティと考えられる。構想されている水俣学においては、そうした一回性の出会いの意味を吟味し、それを各分野で対話できるようにしていくこと、さらに、のちの人々の一回性の出会いの場を用意していくことが、これから求められているのではないか。

注

（1）たしかに、水俣という地の文化的宗教的土壌を研究することも興味深い。たとえば、いくつか聞き書きもあるが、漁民の世界観を探ることなどである。また、近年では環境創造事業とあいまったエコ・ツーリズムなど、水俣の負の遺産を世界への発信する戦略は、観光人類学の対象として興味深い。このようにテーマは多々考えられるが、私自身の以下に述べる関心から、方法についての模索があった。

（2）リオタール『ポストモダンの条件』（一九八六年）、日本に当てはめて栗原彬のことばでいうと、「生産力ナショナリズム」の時代でもある。「水俣病は社会病であると同時に、政治病でもある。日本ばかりか世界的な広がりをもつ近代化を推進する政治の圏内で、政治システムは、水俣病を生み出す政治、水俣病を拡大・深化する政治、そして『人を人と思わない』ジェノサイド（絶滅、皆殺し）の政治を展開した。……水俣病を導いたこの一つのできごとは、近代世界を席巻した生産力ナショナリズムの政治抜きには考えられない。生産力ナショナリズムとは、国家や会社などのシステム全体の生産力を増大すれば、人は豊かになり、幸福になるというイデオロギーであり、政策でもある。」（栗原彬編『証言　水俣病』、岩波新書、二〇〇〇年、一一～一二頁）

（3）「新しい社会運動」は都市運動、エコロジー運動、反権威・反制度運動、フェミニズム運動、反人種主義、マイノリティ運動などとして出現してきた。これらは、十九世紀以来の社会運動が「階級闘争」という旧時代のマルクス主義理論で説明されてきた限界を示している。この新しい社会運動の分析をめぐって、アルチュセールやグラムシの再評価によるマルクス主義理論の組み直しがさまざまに行われている。そして、この現代的紛争の理解が、社会科学の主要な課題と認識される中で、イタリアの社会学者メルッチの議論は興味深い。資本主義の極まった形で現われた新しい紛争の形態として、水俣病闘争や同時代の全共闘をとらえるならば、これらは「複合社会」である現代のいかなる変化を示しているのか。「今日、複合社会では、人間の経験の根本的側面が大きく変化しようとしており、新しい権力やリスクの成立とともに新たな欲求が誕生している。これらすべてが時間や空間、人の誕生と死、健康と病気、そして個人の生や集団の生といった人間の経験に影響を及ぼしているのであり、そのことを私たちは知る必要がある。」（メルッチ『現在に生きる遊牧民――新しい公共空間の創出に向けて』、山之内靖・貴堂嘉之・宮崎かすみ訳、岩波書店、一九九九年、二六頁）現代の紛争では意味が複合的に織り合わさっており、紛争を最終的に解決することがいかに難しいかは、現実を見れば明らかである。水俣病事件はなにゆえ五〇年経った今も諸問題を残しているのか。これは、日本社会のシステムの問題や資本主義の構造という視点のみならず、現代的紛争として捉えれば、メルッチの上記の引用にあるような視点から、多角的な理解できるのではないか。本稿の例（土本典昭『水俣＝語りつぎ二　水俣映画遍歴――記録なければ事実なし』、新曜社、一九八八年）にもあるように、水俣病闘争そのものまでが、過激派の運動とみなされていた事実があり、全共闘や三里塚などの運動とならぶ形で反公害闘争の拠点として水俣があったとすれば、後述するが、水俣病事件は歴史的転換点としての表徴でもあったといえる。これら一連の社会運動に連関があったことは、NHKの『そのとき日本は』（一九九五年）にもとりあげられていることや、後述する岩瀬氏の「もし、あの時期に、全共闘運動がなかったならば、恐らく私にとって水俣との出会いは無かったであろうと、確信をもって言える。」（岩瀬政夫『水俣巡礼――青春グラフィティ'70-72』、現代書館、一九九九年、一四～一五頁）という述懐からもわかる。その意味で、水俣病事件を歴史的転換点の表徴、新しい社会運動の一つとして分析することは、ますます複合社会化が進む現代社会を理解する上で有益なことだろう。本稿では、ライフヒストリー研究法の評価に焦点をあてているため、メルッチらの理論的枠組から新しい社会運動として水俣病事件を捉えることはできなかったが、今後の課題にしたい。

（4）　こうした問いは、色川大吉らによる「不知火会総合調査団」による報告書（色川大吉編『水俣の啓示　上下』、筑摩書房一九八三、新編は一九九五年）にも触れられている。宗教社会学や社会学、民俗学、歴史学、政治学、生物学、医学、経済学など多岐にわたる専門家集団がそれぞれの分野から水俣をアプローチする際には、方法論上の問いや逡巡があった。

（5）　松田素二「方法としてのフィールドワーク」米山俊直・谷泰編『文化人類学を学ぶ人のために』、世界思想社、一九九一年、四〇～四三頁参照。松田による人類学の問題指摘が、本考察の大いなる示唆となった。

（6）　ジェームズ・クリフォード、ジョージ・マーカス編『文化を書く』、春日直樹他訳、紀伊國屋書店、一九九六年参照。その後も、主体と対象（我々／彼ら）という二分法そのものを乗り越えるために、さまざまな人類学者によって実験的な試みがなされてきた。本稿でのちに取り上げるクラパンザーノの著作もその一つである。他に、モノローグではなくダイアローグやポリローグとして記述するなど、なるべく編集者の権威を見えなくする方法をとっている。

（7）　川又俊則「ライフヒストリー研究の断層——特に方法論に関して」『常民文化』、第十九号、成城大学常民文化研究会、一九九六年参照。社会生活史とは、歴史学において見直されている社会史とほぼ同義であるという。米山も訳著（一九九三）において、ライフヒストリーとカタカナで記している。社会学でもライフヒストリーの活用はあるように、その他多くの分野で、ライフヒストリー調査は行われてきた。たとえば、臨床心理学や精神分析学、パーソナリティ心理学、文学研究、哲学研究、歴史（とくに民衆史、近年のニューヒストリーなど）、社会学、民俗学など個人の生、生活への関心はいずれの学問においてももたれてきた。（ルイス・L・ラングネス、ゲルヤ・フランク『ライフヒストリー研究入門——伝記への人類学的アプローチ』、米山俊直、小林多寿子訳、ミネルヴァ書房、一九九三年、二二頁他）。しかしながら、社会学、人類学において方法論としてマジョリティにはなり得ていない。社会史については、注（16）を参照。

（8）　アルチュセールのイデオロギー概念の中心的なテーゼの一つに「イデオロギーは諸個人が彼等の存在の現実的諸条件に対してもつ想像上の表象である」（ルイ・アルチュセール「イデオロギーと国家のイデオロギー装置」『アルチュセールの〈イデオロギー〉論』、柳内隆訳、三交社、一九九三年、六六頁）とあるように、アルチュセールのそれは現実を歪曲するという狭義のイデオロギー概念とは異なる意味で、マルクス主義理論の再構築とポストモダン思想家らに再評価されている。私がここで用いているイデオロギー効果とは、このアルチュセールのテーゼに従っている。「言説、語り discours, discourse」がすべてイデオロギー効果をもつという意味は、すべての言説が個々の「生」を理解する手がかりになることを意図している。これは、フーコーの追随者がすべてのディスクールに権力を読み取ることで、「権力」の概念そのものが無効になることを批判するイーグルトン（イギリスのマルクス主義の文芸批評家）の指摘も理解した上でである（イーグルトン、一九九六年）。というのは、個々の生を理解する上で、何を中心的な言説で、何を周縁的な言説とするかの明瞭な指標がいまだ見いだせないからである。

（9）つまり、個人の生活史に焦点をあてても、全体の社会がいかに把捉しうるのかというところで、限界を指摘されてきたのである。これは、フランス社会学のデュルケームの社会学主義、さらに、その社会概念を受け継ぐラドクリフ・ブラウンなどの「社会構造」概念の隆盛が物語っている。デュルケームの社会学は、個々人の心理を追究する心理学主義を徹底的に排し、個々人を超えた集団、社会という概念を重視した。ラドクリフ・ブラウンはこのデュルケームの社会という ある種、実体化された概念を受け継ぎ、そこから生物学をモデルとした機能主義によって、社会を理解しようとした（Radcliffe-Brown, A. R. 1952）。これ以降、この流れを組んだ人類学は、もっぱら社会、構造、体系といった個々人を超えた何らかのものを実体化し、あるいは実体化を批判しながらも、それに関心を注いできたのである。

（10）米山俊直「あとがき」『ライフヒストリー研究入門――伝記への人類学的アプローチ』、米山俊直、小林多寿子訳、ミネルヴァ書房、一九九三年、二一九頁参照。さらに、松田素二「人類学における個人、自己、人生」米山俊直編『現代人類学を学ぶ人のために』、世界思想社、一九九五年、によって、手際よくまとめられた成果が参考になる。人類学的方法論全体にたいする自省の動きは、こうした個々人の行為が部族や民族といったタームによっておとしめられていたことへの見直しであり、根本的に調査者の自己意識を問うことであった。その中でライフヒストリーは、初期から個人の生を対象として発展してきた調査方法として、注目されている。たとえば、著明なオスカー・ルイスの『サンチェスの子どもたち』（一九六一）や『五つの家族』（一九五九）は普通のメキシコ人の日常生活を映し出している。そこで用いられている「貧困文化」いう概念は議論をもたらしたが、民族誌あるいは文学作品としても評価が高い。

（11）ヴィンセント・クラパンザーノ『精霊と結婚した男――モロッコ人トゥハーミの肖像』、大塚和夫・渡辺重行訳、紀伊國屋書店、一九九一年参照。「フィールドワークは、時間の流れの次元における、発見と自己発見の不断の過程として理解されなければならない」（ヴィンセント・クラパンザーノ『精霊と結婚した男――モロッコ人トゥハーミの肖像』、大塚和夫・渡辺重行訳、紀伊國屋書店、一九九一年、二三六頁）のことばにあるように、フィールドで発見と自己発見を繰り返し、そして民族誌を書くことによって、自己変革の経験になるのである。彼の民族誌は「実験的民族誌」として評価が分かれている。

（12）栗原によると、水俣病の世界の内側からの肉声の証言は、これまでいくつか（石牟礼道子『苦海浄土』、一九七二年、最首悟編『出月私記——浜元二徳語り』、一九八九年、水俣病患者連合編『魚湧く海』、一九九八年など）を除いては聞こえてこなかったとある（栗原彬編『証言　水俣病』、岩波新書、二〇〇〇年）。たしかに、患者自身による証言、患者をめぐる支援者や専門家たちによるその証言の採集（ライフヒストリー調査、聞き書き）は、近年になるまで稀少であった。私がここで扱っている作品は、上記の聞き書きのみならず、水俣病事件に出会った聞き手のライフヒストリーも交えたもの、その他も含めて広義に捉えている。以下に年代別に記している文献は、もちろんごく一部であるが、私が概観しえたものである。

＊六〇年代

石牟礼道子『苦海浄土』、一九六九年

＊七〇年代

三島昭男『哭け、不知火の海』、一九七七年

＊八〇年代

角田豊子「天草の女——嵐口の一老女の話」色川大吉編『水俣の啓示——不知火海総合調査報告（下）』、筑摩書房、一九八三年、藤野幸平『水俣の灯』、大月書店一九八三年、羽賀しげ子『水俣＝語りつぎ一　不知火記——海辺の聞き書』、一九八五年年、鬼塚巌『おるが水俣』、現代書館一九八六年、土本典昭『水俣＝語りつぎ二　水俣映画遍歴——記録なければ事実なし』、一九八八年、丸山和彦・板井八重子編著『女たちのミナマタ　証言愛のかがやき、生命の叫び』、一九八八年、岡本達明「天草漁民聞書」『近代民衆の記録七　漁民』、一九八八年、最首悟編『出月私記——浜元二徳語り』、一九八九年、原田正純『水俣＝語りつぎ四　水俣——もう一つのカルテ』、一九八九年、岡本達明・松崎次夫編『聞書水俣民衆史一〜五』、一九八九〜一九九〇年

＊九〇年代

藤本寿子（文）、芥川仁（写真）『水俣海の樹』、一九九二年、宮本憲一編『水俣レクイエム』、一九九四年、協力／環境創造みなまた委員会『みなまた　対立からもやい直しへ』、一九九五年、環境創造みなまた実行委員会編『再生する水俣』、一九九五年、緒方正人語り／辻信一構成『常世の舟を漕ぎて——水俣病私史』、一九九六年、

木野茂・山中由紀『水俣まんだら――聞書・不知火海を離れた水俣病患者』、一九九六年、熊本県民医連の水俣病闘争の歴史編集委員会『水俣病　ともに生きた人々』、一九九七年、徳臣晴比古『水俣病日記――水俣の謎解きに携わった研究者の記録から』、一九九八年、水俣病患者連合編『魚湧く海』、一九九八年、岩瀬政夫『水俣巡礼――青春グラフィティ'70-72』、一九九九年

＊二〇〇〇年代

御手洗鯛右『命限りある日まで』、二〇〇〇年、栗原彬編『証言　水俣病』、二〇〇〇年、木野茂・山中由紀『新・水俣まんだら――チッソ水俣病関西訴訟の患者たち』、二〇〇一年

（13）　この作品は、市会議員の日吉氏とずっと行動をともにしてきた松本氏と、患者家族である上村氏、朝日新聞の記者であった中村氏によって作られた。章ごとに議事録とエピソードが載せられ、それによって日吉氏の行動の記録が編年体式によってわかりやすくつづられ、臨場感あふれている。そのあとに、日吉氏の生い立ちが、熊本女性史編纂委員会によって綴られたものと、日吉氏本人によって綴られたものとの二つが掲載されている。最後に松本氏と日吉氏の対談で締めくくられている。こうしてわかるとおり、日吉氏の行動の記録とライフヒストリーがあらゆる角度から記載された記録（議事録）とエピソードなどによってまとめられている点が、面白い。この記録が出版されたのは、松本氏の「書き残さねばならない」という強い意志によるものであると見受けられる。

（14）　この作品は、津奈木町に生まれ育ち、水俣病に冒されて二十九歳で生涯を閉じた女性の歌集を中心に作られたものである。「この本は佐々木つた子さんの歌を通しての水俣病患者へのレクイエムであり、同時に、政府への解決を求める被害者と私たち支援者の叫びでもあります」。（宮本憲一編『水俣レクイエム』、岩波書店、一九九四年、九頁）宮本氏は学際的な水俣調査団をつくり、社会科学分野では最初の調査と研究を行い、『公害都市の再生・水俣』、筑摩書房、一九七七年にまとめられている。

（15）　こうした二項対立の視点は、岡本氏の「天草漁民聞書」（一九八八年）にも貫通している。漁民と農民という対立から近代社会の諸矛盾を照射する視点は鋭い。

「農・漁の本質の違い、疾病・貧困によって、漁民に対する近代の不知火海沿岸の民衆の意識が自律され、かくして

規定された漁民を出発点として水俣病が始り、水俣病という疾病、水俣病による貧困によって、疎外が重層化し凝縮していったのである。これが『心の水俣病』の根であり、水俣病は民衆の意識の世界において、近代が凝縮した現代として出現したということができる。」「もし、水俣の此岸の民が、彼岸の民である漁民の虐殺を正しく受けとめることができたら、被害の拡大を防ぎ得たかもしれない。……だが、同じ有機水銀におかされてすら、此岸と彼岸の壁が厳存していることは、先に引用した農民の話によって明らかである。あたかも、民衆世界の暗黒をどこまでも貫く絶壁であるかのように―」（岡本達明「天草漁民聞書」『近代民衆の記録七　漁民』、新人物往来社、一九八八年、三〇頁）懸念されるのは、この対立項があまりに明瞭に固定的に描かれているため、聞き書き構成の際にこの対立の構図以外の語りを落としてしまったのではとの危惧を抱く。これは、彼自身の方法論にもあるように、どんなことを明らかにしたいかという意図をもっているために、捨象される部分があって然るべきである。ただ、その固定されたように捉えうる構図が、氏の今後の聞き書きの著作によっていかに変化していくのか期待されるところである。

(16)　ここでいう社会史の視点とは、政治史や事件史に偏っていた古い歴史学を批判して、人間の歴史全体を捉えようとする「全体史」の視点である。これらは、リュシアン・フェーブルやマルク・ブロックらのフランスのアナール学派（雑誌『アナール』一九二九年創刊）によって提起された。人間活動のあらゆるものに関心をもち、支配者側のみならず、民衆側からの歴史を次々に照射していった。ピーター・バーク『ニューヒストリーの現在――歴史叙述の新しい展望』谷川稔他訳、人文書院、一九九六年、が手際よくまとめられている。また、ヨーロッパ各国での社会史の進展は、竹岡敬温・川北稔『社会史への途』、有斐閣、一九九六年、に詳しい。

(17)　このことばは、先頃西村肇と共著で上梓した『水俣病の科学』（二〇〇一年）のあとがきにある。この著作は、なにゆえ水俣病という大惨事が起こったのか、原因と連鎖の関係が科学的レベルではまったく謎に包まれたままであったことを、化学工学者の西村氏とともに解明した著書である。「私は、人間を人間と思わないチッソのやり方に直面して、どうしても企業側に立つことはできず、たった一人の大卒として水俣工場の『第一組合』に残り、組合員とともに水俣病第一次訴訟の患者家族と共闘しました。……私は、チッソに籍のある一人の人間として、『工場の仕組み』をはっきり解明してほしいという患者家族の当然の願いに応える義務があると思いました。」（岡本達明・西村肇『水俣病の科学』、日本評論社、二〇〇一年、三二五～三二六頁）そして、一九七三年から工場の操業データの資料蒐集をはじめる。その後に一九八九年、「水俣病現地研究会」をつくり、分析化学者の赤木洋勝氏（国立水俣病研究センター）、西村氏（東大）とチームを組み、解明に至る。心に決めた日から二七年の歳月という。「一人の人間として、ようやく患者家族への責務が果たせたのです。」（岡本達明・西村肇『水俣病の科学』、日本評論社、二〇〇一年、三二七頁）ここでも感じられる気迫が、一連の膨大な聞書きにいたるフィールドワークを可能にしたのだろう。

（18）注（3）参照。

（19）この「異状人間」ということばは、市井氏の論文中（市井三郎「哲学的省察・公害と文明の逆説——水俣の経験に照らして」色川大吉編『水俣の啓示——不知火海総合調査報告（上）』、筑摩書房、一九八三年）にある。これは同メンバーらによって批判され、代表として最首氏が反対論文を掲載している（最首悟「市井論文への反論」色川大吉編『水俣の啓示——不知火海総合調査報告（上）』、筑摩書房、一九八三年）。二〇〇二年一月十三～十四日に熊本学園大学で開催された「第七回水俣病事件研究会」において龍谷大学の丸山徳次氏が『市井—最首の論争』再読——『水俣学』構築のために」というタイトルで口頭発表された指摘にあるが、他者の苦痛を私が「理解」することの危険性をあらわしている。他者の苦痛を外部から規定できると思ったからこそ、市井氏のように、患者を一様に悲惨で、絶望的で、「地獄絵図」を生きる人ととらえ、胎児性患者に「異状人間」という名称を与えるのである。この指摘は、人類学が常に問題にしてきた「他者理解」の問題と通じている。

（20）たとえば、色川調査団のメンバーである菊地氏はチッソ労組の問題をとりあげたが、「水俣を訪れてみての感慨は、到底、一口ではいえない。……この衝撃は、学問とは何か、を根底から問いかけてきた。『進歩』とは何か、という漠たる、しかも分厚い壁をたちまち貫通して、専門の穴に閉じこもろうとしていた私を追い詰め、研究者の姿勢を問い詰めてきた」（色川大吉「総論」色川大吉編『水俣の啓示——不知火海総合調査報告（上）』、筑摩書房、一九八三年、一七～一八頁による引用）こうした菊地は「水俣は学問の対象ではない。自分の学問にとっては不要である。そこでは理論化などより聞き書きシリーズのようなものこそ重要であると思う。患者さんの苦しみや内面世界は、論文とは別の形で表現するしかない。そしてそれは必ずや残る仕事になろう。」（色川大吉「総論」色川大吉編『水俣の啓示——不知火海総合調査報告（上）』、筑摩書房、一九八三年、三〇〜三一頁による引用）と述べている。これは、従来の社会科学の枠組で水俣を捉えることの困難さを指摘するとともに、聞き書きの重要性について洞察している点が興味深い。

（21）　ここで述べている構想は、注（19）で触れた丸山徳次氏の口頭発表に示唆を受けている。

参考文献

新井豊美『苦海浄土の世界』、れんが書房新社、一九八六年。

アルチュセール、ルイ「イデオロギーと国家のイデオロギー装置」『アルチュセールの〈イデオロギー〉論』、柳内隆訳、三交社、一九九三年。

石牟礼道子『苦海浄土――わが水俣病』、講談社文庫、一九七二年。

市井三郎「哲学的省察・公害と文明の逆説――水俣の経験に照らして」色川大吉編『水俣の啓示――不知火海総合調査報告（上）』、筑摩書房、一九八三年。

色川大吉「総論」色川大吉編『水俣の啓示――不知火海総合調査報告（上）』、筑摩書房、一九八三年。

岩瀬政夫『水俣巡礼――青春グラフィティ'70-72』、現代書館、一九九九年。

NHK取材班『NHKスペシャル　戦後五〇年そのとき日本は――チッソ・水俣　工場技術者たちの告白、東大全共闘　二六年後の証言』、第三巻、NHK出版、一九九五年。

イーグルトン、テリー『イデオロギーとは何か』、大橋洋一訳、平凡社、一九九六年。

岡本達明「天草漁民聞書」『近代民衆の記録七　漁民』、新人物往来社、一九八八年。

岡本達明・松崎次夫編『聞書水俣民衆史一～五巻』、草風館、一九八九～一九九〇年。

岡本達明・西村肇『水俣病の科学』、日本評論社、二〇〇一年。

緒方正人語り／辻信一構成『常世の舟を漕ぎて――水俣病私史』、世織書房、一九九六年。

鬼塚巌『おるが水俣』、現代書館、一九八六年。

角田豊子「天草の女――嵐口の一老女の話」色川大吉編『水俣の啓示――不知火海総合調査報告（下）』、筑摩書房、一九八三年。

川又俊則「ライフヒストリー研究の断層——特に方法論に関して」『常民文化』、第十九号、成城大学常民文化研究会、一九九六年。

環境創造みなまた委員会『みなまた——対立からもやい直しへ』、マインド、一九九五年。

環境創造みなまた実行委員会編『再生する水俣』、葦書房、一九九五年。

菊地昌典「チッソ労働組合と水俣病」色川大吉編『水俣の啓示——不知火海総合調査報告（下）』、筑摩書房、一九八三年。

木野茂・山中由紀『水俣まんだら——聞書・不知火海を離れた水俣病患者』、るな書房、一九九六年。

木野茂・山中由紀『新・水俣まんだら——チッソ水俣病関西訴訟の患者たち』、緑風出版、二〇〇一年。

熊本県民医連の水俣病闘争の歴史編集委員会『水俣病　ともに生きた人々』、大月書店、一九九七年。

クラパンザーノ、ヴィンセント『精霊と結婚した男——モロッコ人トゥハーミの肖像』、大塚和夫・渡辺重行訳、紀伊國屋書店、一九九一年。

栗原彬編『証言　水俣病』、岩波新書、二〇〇〇年。

ジェームズ・クリフォード、ジョージ・マーカス編『文化を書く』、春日直樹他訳、紀伊國屋書店、一九九六年。

竹岡敬温・川北稔『社会史への途』、有斐閣、一九九六年。

最首悟「市井論文への反論」色川大吉編『水俣の啓示——不知火海総合調査報告（上）』、筑摩書房、一九八三年。

最首悟編『出月私記——浜元二徳語り』、新曜社、一九八九年。

菅原和孝「対象としての人間社会」米山俊直・谷泰編『文化人類学を学ぶ人のために』、世界思想社、一九九一年。

徳臣晴比古『水俣病日記——水俣の謎解きに携わった研究者の記録から』、熊本日日新聞情報文化センター、一九九八年。

土本典昭『水俣＝語りつぎ二　水俣映画遍歴——記録なければ事実なし』、新曜社、一九八八年。

羽賀しげ子『水俣＝語りつぎ一　不知火記——海辺の聞き書』、新曜社、一九八五年。

バーク、ピーター『ニューヒストリーの現在——歴史叙述の新しい展望』、谷川稔他訳、人文書院、一九九六年。

原田正純『水俣＝語りつぎ四　水俣——もう一つのカルテ』、新曜社、一九八九年。

原田正純『水俣が映す世界』、日本評論社、一九八九年。

原田正純『裁かれるのは誰か』、世織書房、一九九五年。

藤野幸平『水俣の灯』、大月書店、一九八三年。

藤本寿子（著）、芥川仁（その他）『水俣海の樹』、海鳥ブックス〈12〉、一九九二年。

丸山和彦・板井八重子編著『女たちのミナマタ　証言――愛のかがやき、生命の叫び』、新日本出版社、一九八八年。

松田素二「方法としてのフィールドワーク」米山俊直・谷泰編『文化人類学を学ぶ人のために』、世界思想社、一九九一年。

松田素二「人類学における個人、自己、人生」米山俊直編『現代人類学を学ぶ人のために』、世界思想社、一九九五年。

メルッチ、アルベルト『現在に生きる遊牧民――新しい公共空間の創出に向けて』、山之内靖・貴堂嘉之・宮崎かすみ訳、岩波書店、一九九九年。

水俣病患者連合編『魚湧く海』、葦書房、一九九八年。

御手洗鯛右『命限りあるまで』、葦書房、二〇〇〇年。

宮本憲一編『水俣レクイエム』、岩波書店、一九九四年。

三島昭男『哭け、不知火の海』、三一書房、一九七七年。

宗像巌「水俣の内的世界の構造と変容――茂道漁村への水俣病襲来の記録を中心として」色川大吉編『水俣の啓示――不知火海総合調査報告（上）』、筑摩書房、一九八三年。

ラングネス、ルイス・L＋フランク、ゲルヤ『ライフヒストリー研究入門――伝記への人類学的アプローチ』、米山俊直、小林多寿子訳、ミネルヴァ書房、一九九三年（Langness, L. L., Frank, G. *Lives : an anthropological approach to biography*, Chandler & Sharp Publishers, Inc.: California, 1981）。

リオタール、ジャン＝フランソワ『ポストモダンの条件』、小林康夫訳、書肆風の薔薇（水声社）、一九八六年。

ルイス、オスカー『サンチェスの子どもたち』、上島建吉訳、みすず書房、一九六九年。

ルイス、オスカー『貧困の文化――五つの家族』、高山智博訳、新潮社、一九七〇年。

米山俊直「あとがき」『ライフヒストリー研究入門――伝記への人類学的アプローチ』、米山俊直、小林多寿子訳、ミネルヴァ書房、一九九三年。

米山俊直二「文化人類学を学ぶということ」米山俊直・谷泰編『文化人類学を学ぶ人のために』、世界思想社、一九九七年。

「私にとっての水俣病」編集委員会編『水俣市民は水俣病にどう向き合ったか』、二〇〇〇年。

Bronislaw Malinowski, *Argonauts of Western Pacific*, Waveland Press, 1984（マリノフスキー「西太平洋の遠洋航海者」『世界の名著71　マリノフスキー／レヴィ＝ストロース』、寺田和夫・増田義郎訳、中央公論社、一九八六年）。

Radcliffe-Brown, A. R. *Structure and Function in Primitive Society*, The Free Press : New York, 1952（ラドクリフ・ブラウン『未開社会における構造と機能』、青柳まちこ訳、新泉社、一九七五年）。

第二章　水俣病事件の教訓と環境リスク論

霜田　求

一　はじめに

近年、様々な環境問題が取りざたされる中で、生態系や人の健康に対する有害事象の重大性を測る尺度として、リスク（危険度）をめぐる議論が活況を呈している。自然災害・都市災害・労働災害、交通手段の事故災害、医療過誤、バイオテクノロジー（遺伝子組み換え食品など）、原子力関連施設、廃棄物焼却施設、化学物質（薬剤、農薬、食品添加物、プラスチック製品など）の影響に関連して、そのリスクをどのように評価し対処するのかが問われるようになった。「生命の安全や健康、資源や環境に、危険や障害など望ましくない事象を発生させる確率ないし期待損失」というのが一般的なリスクの定義とされ、その発生源の有害性（ハザード）の大きさと生起確率の積で表される。それぞれの事象に応じた尺度を適用して定量的にリスクを算出する「リスク評価（アセスメント）」、リスクへの対策の立案・実施・検証を含む「リスク管理（マネジメント）」、そしてリスクに関する情報開示・意見交流に基づく意思決定の「リスク・コミュニケーション」が、リスク論の三つの柱として設定される[1]。

生活の様々な場面に高度な技術が入り込むようになるにつれ、リスクと向き合わなければならない機会が大幅に増えてきた。多くの場合「それが便利さや豊かさをもたらしている以上、そしていやなら使わない（逃れる）ことができるのであれば、ある程度はリスクを許容せざるをえない」と考えられている。しかし、はっきりと原因がわからないものの、深刻な生態系の破壊や人の健康被害が報告されたときには、「リスクをなくす対策を講じるべきではないか」という声が上がる。しかしながら、「原因がはっきりしない段階で多大なコストを要するリスク対策をとるのは慎重でなければならない」とブレーキがかかり、その間に被害の拡大を招いてしまうこともある。そういうときには「なぜあのとき適切な対策がとられなかったのか」という反省とともに、被害者の救済と加害責任の追及という作業が人々の背に重くのしかかってくる。おそらくここに、水俣病事件から学ぶべき教訓とリスク論との接点があるものと思われる。本稿は、合成化学物質による人の健康被害リスク、とくに今日世界的に大きな課題として立ちはだかる環境ホルモン（内分泌攪乱化学物質）とダイオキシン類のリスクをめぐる状況と議論を検証することにより、継承すべき水俣病事件の教訓を浮かび上がらせ、その意義と射程を確認することを目指す。

たしかに水俣病事件をはじめとするいわゆる公害問題と比べて、現代社会が直面している化学物質による汚染被害は、いくつかの点で質的に大きく異なっているかに見える。

（ア）前者では原因が（すぐに究明されたわけではないものの）特定することができたのに対し、後者では多くの場合原因となるものがごく微量で複合的な影響を及ぼしており、しばしば何が被害の原因であるのかが明確ではなく、あるいはそもそも被害があると言えるかどうかについても議論の余地がある、といった不確実性が顕著である。

（イ）前者では被害をなくすために有害物質を完全に除去し、汚染をゼロにすることが求められたのに対し、後者ではリスク発生源となるものが社会に大きな便益（ベネフィット）をもたらしているがゆえに、「絶対安全＝ゼロリスク」を求めることは現実的ではないし、リスク対策そのものが多大なコストを要し、エネルギー消費など別のリスクを発生させかねない。

（ウ）前者では加害と被害の関係が特定地域の発生源とその住民に限定されるのに対し、後者ではそうした限定ができず（産業社会の成員すべてが加害者でありかつ被害者にもなりうる）、しばしば地球規模に及ぶ被害が問われている(2)。

しかしこのような区別に拘泥するのは、それぞれの論点（因果関係、リスク対策、被害状況）を単純に二分化し、事態を一面的かつ表層的にしか理解していないことを示しているにすぎない。水俣病事件（を含む公害問題）と化学物質汚染どちらの問題についても、多面的かつ重層的に解明を進めることで、むしろ両者の構造的類似性や連続性が際立ってくるはずだ。そこから、問題の背景をなす政治的・経済的状況、被害の発生・拡大のメカニズム、メディアや専門家の果たす役割、企業・業界や行政の責任の取り方など、教訓として受け継ぐべき洞察も明らかになるものと思われる。

二　環境リスク論の基本的枠組みと主な争点

何らかの有害物質が環境経路を通じて人体に摂取され健康被害をもたらすことが確認されたとき、どのようにそのリスクに対処すればよいのか。とくに化学物質による人の健康被害で問われる環境リスクは、「環境への負荷によって引き起こされる、人の健康および生態系への望ましくない影響の可能性」として定義され、その生体毒性と曝露量の積で表される。以下では、リスク評価、リスク管理、リスク・コミュニケーションの順に、それぞれの基本的な枠組み（対立する二つの立場の見解）と争われている点を整理してみたい。

不確実性・因果関係・便益・予防――リスク評価

この数年日本で「リスク論」という表題の文献の多数を占めるのが化学物質に関連するものであるのは、その安全性／有害性／危険性が人々の大きな関心事であるということの他に、排出側（事業者）にとってもその対策がきわめて重大要件だからである。交通手段や医療処置と同様、化学物質も多大な便益をもたらす反面つねに一定のリスクが伴う。事業者がその対応を誤ると、甚大な被害を与えて経営上致命的な打撃を受けることにもなりかねない。まず何よりも正確なリスク評価が必要だということになる。しかし、それぞれの化学物質について「科学的」に評価するといっても、同じ分野の「専門家」でも異なった評価を下す場合が少なくない。とりわけ、排出をめぐって利害の対立がある場合、それぞれの立場に寄り添う「専門家」による見方が正反対である（「リスクは無視できる程度だ」／「リスクがあり早急に対策が必要だ」）ことも珍しくない。そのもっとも大きな理由はリスクの「不確実性」にあると言ってよい。

一般に人の健康リスク評価は、「有害性の同定」「曝露評価」「用量‐反応評価」「リスクの総合判定」といった技術的な手続きによって行われる。何をもって有害性の対象（原因物質）とするか、測定困難な、微量でしかも複合的にあるいは長期にわたって作用する物質の影響を定量的に評価できるのか、影響の個人差をどう見るのか、動物実験データをそのまま人に当てはめられるのか、現在未知であるが将来起こりうる影響はどうするのか、――これらについての判断は評価する側の姿勢によって大きく異なり、リスク評価の不確定要因となる。[3] そうした不確実性のゆえに、有害性が疑われるものについてのリスク評価は、基本的に二つの方向に分かれることになる。三つの問題位相に即して整理してみよう。

第一に、動植物の異常をはじめとする生態系の異変や人の健康被害について、その原因と疑われるもののリスクを評価するとき、こうした不確実性をどのように位置づけるかで見解が分かれる。一方は「何が原因でどういった影響を及ぼしているのか、そもそも被害があると言えるのかどうかも不明である段階では、当の化学物質のリスクはほとんどないものと見なしてよい」と考え、もう一方は「原因であることがはっきりしなくても、被害発生源として疑われる理由があれば、不確実要因も含めてリスクを評価すべきだ」と主張する。

第二に、あるリスクについて、その発生源と被害の因果関係をいかなるものとして理解するかが問われる。一方の立場は、技術的に限定された「科学」的手法による因果関係の同定作業をリスク評価と同一視する。そこでは、因果関係の解明は、有害事象発生源と疑われる「原因物質」と被害へ至る経路（排出源・摂取物・曝露量・発症メカニズム）の究明に還元される。もう一方の立場は、被害をもたらす「原因」とその「結果」はたんに物質的・生物学的なレヴェルだけではなく、社会医学（疫学）的および社会文化（歴史・政治・経済・地域生活）的な観点からも評価しなければならない、と主張する。

第三に、有害性を疑われるものを含む製品、例えばプラスチック類のリスクを評価する際には、その利便性という側面をはずすわけにはいかない。「社会全体にとって許容可能なリスクを、それがもたらす便益との比較考量により定量的に評価することが必要だ」というリスクと便益の関係を重視する立場と、「被害のさらなる拡大防止や将来リスクの予防を優先してリスクを評価すべきだ」という予防措置重視の立場とが対立することになる。

このように、リスクをどのように評価するかは、いかなる対策をとるか（とらないか）という政策判断に大きく依存していると言うことができるだろう。リスク評価は純粋に科学的なもので、その対策（＝リスク管理）は政治や経済など科学以外の要素を含むといった二分法は、不確実性を免れえないリスクについては、もはや当てはまらないのである。

リスク便益の比較考量と被害の拡大防止――リスク管理

リスク管理は一般に、不確実要因を含むリスク評価を踏まえて、当該リスクの削減・除去だけでなく、未然防止・回避・避難・補償のための対策を立案し実行すること、そしてその妥当性および有効性を検証する営みすべてを指す。その中心となるのは技術的な処置だが、それを補完するものとして法律・指針・行政命令などによる規制措置と、課税（環境税など）ないし税金免除・補助金交付といった経済的手法とがある。さらに、人々がリスクに対してどのような意識を持っているのか（「リスクはない方がよい」「ある程度のリスクはやむをえない」など）という社会心理学的因子、人の集団の健康を守るという公衆衛生学的見地、どれだけの資源の投入が可能かという財政事情といった諸要因が考慮される。先に見たリスク評価の相対立する二つの方向が、政策決定という場面でさらにその違いを際立たせることになる。(4)

具体的に見てみよう。有害性が疑われる化学物質のリスクを評価した上で、それに基づいて対策が検討されるとき、「有害性の有無や被害との関連、原因物質の特定や被害発生の機序が解明されておらずそれゆえリスクは不明であるのに対し、現実に社会が享受しているその便益は多大である」という評価と、「少しでも被害への影響が疑われる場合、できる限りその有害性や曝露量はゼロに近い方が望ましい」という評価とでは、リスク対策に対する姿勢はまったく異なる。前者からは、「まず科学的な原因究明が必要であり、それがはっきりしないうちは対策はとれない（とる必要はない）」という〈対策先送り説〉か、あるいは「因果関係を解明した上で、発生源と疑われるもののリスクについて、その削減・除去費用（＝対策コスト）とそれによって得られる便益との比較考量から許容可能なリスクを算出し、それに基づいて対策にあたるべきだ」という〈リスク便益原則説〉が導き出される。これに対して後者からは、「有害性が疑われる物質については、現に被害を訴える人がいる場合、原則としてその使用を禁止すべきだ」という〈ゼロリスク説〉か、あるいは「物質レヴェルでの因果関係が特定されなくても、生態学的な異変、動物実験データ、そして疫学データといった一定の根拠が示されたときには、疑わしいリスク発生源に対する規制を強化し、被害の拡大防止と将来のリスクの予防に努めるべきだ」という〈予防原則説〉が導き出される。

いかなるリスク対策をとるかもまた、たんに科学的・技術的問題であるよりもむしろ、どのような社会を構想するかという政治的＝政策的問題であることが確認できる。

テクノクラシーとデモクラシー——リスク・コミュニケーション

リスクそのものについての各種データとその対策の検討材料、そしてリスク評価およびリスク管理についてのそれぞれの立場（事業者、行政、研究者、メディア、市民団体、公衆）から提示される多種多様な見解、——これらリスク情報をめぐるやりとりと議論・合意形成に向けた営みがリスク・コミュニケーションの一般的定義である。(5)

さて、リスクの評価と管理をめぐって相対立する見解があるのと同様、リスク・コミュニケーションについても二つの異なったスタンスが存する。論点はおそらく次の三つにまとめられるだろう。

（ア）「専門家の客観的なリスク評価」と「公衆（一般市民）の主観的なリスク認知」
（イ）メディアや市民運動からの「告発」「異議申し立て」
（ウ）意思決定プロセスへの「市民参加」

リスクの評価および管理について消極的・自己抑制的な見解をとる一方の立場は、次のように主張する。当該リスクの専門家（学者、業界人、行政官）が学問的手法に従って算出した科学的データに基づいて冷静かつ慎重に対策をとるべきであって、恐怖感や不安といった感情的・情緒的バイアスのかかった公衆のリスク認知に左右されてはならない。「絶対安全＝ゼロリスク」を求めがちな公衆の訴えや、それに便乗して（あるいはそれを増幅させる）危険性や被害を過度に強調するメディアや市民運動・学者の煽動に影響されることなく、正しい科学的情報や社会的便益との比較考量に基づくリスク対策の重要性を理解してもらうことが不可欠だ。そしてそれは一方的な説得や誘導によってではなく、むしろ幅広い市民参加による「情報の共有」「双方向的な情報交流」「相互理解」によってこそ可能となる。(6)

こうしたリスク・コミュニケーションのいわば「テクノクラシー（技術官僚支配）・モデル」に対しては、もう一方の立場から次のような批判が加えられる。まず、「専門家による客観的なリスク評価」がそれ自体として「科学的」であるという想定は、様々な不確実性や「専門家」の間でも評価が異なること、あるいは専門家特有のバイアス（有害性の重大さより生起確率など数値化できるものを重視する傾向など）からしてとうてい容認できるものではない。また、化学物質による健康被害を訴える住民の声やメディア報道が（一部に「過剰」なものがあるとは言え）、問題を顕在化させ対策を促すことにつながるという側面を軽視し、「非科学的な空想」などと一面的に断定して却下するのは誤りだ。「科学的」という名の下に業界の利益が擁護され行政の無策がまかり通り多くの被害が防げなかったという歴史の教訓が無視されている。したがって、いくら「市民参加」や「相互理解」を掲げても、それは「専門家によるリスク評価・管理」をよりスムーズに受け入れさせるための操作手段にすぎないのではないか。

このような批判の論点は、リスク・コミュニケーションの「デモクラシー（民主主義）・モデル」とも言うべき立場から提起されるものである。そこでは、実質的な参加民主主義に立脚する公共的な意思決定プロセスを実現させるために、コミュニケーションのあり方そのものが問題の中心に据えられる。参加するメンバー選定や議題選択が公平に行われているか（特定の利害関係者の比重が高くないか、少数者が排除されていないか、被害者の声が少ない事象が無視されていないか、など）、情報開示が適切になされているか、議論の手続きが明示されているか、決定に対する不断の見直し（異議申し立て）の回路が開かれているか、そして予期せぬ被害があったときに遡及的に責任追及が可能か、――こうしたことをチェックするシステムが組み込まれていることで、当のコミュニケーションの社会規範としての合理性が保証される。(7)

リスク・コミュニケーションをめぐるこの二つのモデルの比較検討は、理論的なレヴェルだけでなく、実際に行われているその諸形態（アセスメント、公聴会、住民投票、コンセンサス会議など）に即して行う必要がある。おそらくきわめて多岐にわたる論点への目配りが求められるであろうその検討については別の機会に譲ることとし、以下ではリスク評価とリスク管理（対策）に焦点を絞って考察を進める。

三　リスク評価をめぐる社会的文脈

リスクを低く見積ろうとする言説群

さて、化学物質のリスク評価をめぐる主張の対立は、すでに確認したように、リスクの不確実性、因果関係の解釈、そして便益との関係という三つの論点を軸としている。まず一方の立場を取り上げ、その主張の要点をまとめてみよう。

そこでは次のような認識が出発点におかれている。現代社会の豊かさや便利さを支える技術の多くがそうであるように、あらゆる化学物質には何らかのリスクがあるが、それを全面的になくすことは不可能である。誰の目にも明らかな便益に比べて、リスクと言えるかどうかもはっきりしない場合は、わざわざコストを投入して対策をとる必要はない。「有害性が疑われるものは使用禁止すべきだ」という「絶対安全＝ゼロリスク」を主張するのは非現実的だ。かといって何らかの有害性が一定の科学的根拠から推定されるときには、「有害という証明がされていないのだから、何もしなくてよい」というのも誤りだ。このような二分法ではなく、「どのくらい安全／危険か」を定量的に評価すること、一定のリスクを認めた基準値を定めることが重要である(8)。

例えば、環境ホルモンとダイオキシン類については次に挙げるような「異変」や「被害」との関連が指摘されている。具体的には、内分泌系での生殖異常（性器異常、精子数減少、子宮内膜症、生殖器のガンなど）、免疫系における、感染症による海洋ほ乳類の個体数減少や人のアレルギー疾患（アトピー性皮膚炎、喘息）の増加、脳神経系では野生生物の行動異常（鳥類の子育て放棄など）や人間の行動異常（学習障害・多動症・記憶障害、攻撃性・暴力性の増加など）といったことである(9)。

こうした指摘に対してこの主張は、次のような反論を加える。

（ア）人の健康被害や身体への影響について決定的な証拠が示されない限り、有害とは言えない――多くの化学物質で有害な影響があるかどうかをめぐっては、相反する結果を示す研究データが存在する（例えば「精子数減少」）。一方だけのデータで有害だと断定はできない。被害を騒ぎ立てる報告は、そのほとんどがたんなる予断と憶測の産物であって、科学的な検証に耐えうる因果関係を提示していない。例えば、ダイオキシンは猛毒だというが、それが原因で死んだ人は確認されていないし、過去にダイオキシンによる被害とされる事件（ベトナム戦争の枯葉剤やイタリアのセベソでの農薬工場爆発事件）でも、その実被害はそれほど深刻ではないという報告もあるし、被害の原因がダイオキシンである証拠はない。

（イ）一部の市民運動やそれと結びついた研究者、マスコミなどが騒ぎすぎだ――多くの場合、たんなる「思い過ごし」や「空騒ぎ」にすぎない。塩ビ（ポリ塩化ビニル）製品の不買運動などは、ヒステリックなゼロリスク論を志向するものであり、非科学的な感情に訴えるものである。そもそも食塩を燃やしてもダイオキシンは発生するのだから、塩ビ製品を減らしてもあまり効果はない。「告発本」を読んで「何も食べられなくなった」「母乳を与えない方がいいのか悩んだ」というような「ダイオキシン症候群」の被害の方が、よっぽど悪影響ではないか。

（ウ）化学物質が社会全体や生活にもたらしている利便性や恩恵を忘れている――化学物質の多大な恩恵（伝染病撲滅、害虫退治、食糧増産、軽量化など）を忘れ、不確かで根拠のない情報に基づいて使用・排出規制を強化するのはまちがいだ。化学物質を大量に消費し、それをゴミとして廃棄することで成り立っている文明生活を享受しておきながら、少しでも有害だという情報があればそれに飛びついて排斥しようとするのは、ご都合主義と言わねばならない。

（エ）リスク便益解析に基づくリスク評価が必要だ――現在享受している便益との比較考量でリスクを評価することが大切だ。例えば次のような科学的計算式に従って正確なリスク評価をすることがまず必要ではないか。ある化学物質のリスクをそれによる「推定死亡者数」ないし「損失余命」とし、その便益を「経済的収入」や「利便性」とする。そこで「リスク削減のための対策にかかる費用」を「リスク削減によって得られる便益（＝

命が救われる人の数）」で割ると、「一人の命を救うためにかけられる費用」が算出される。これにより、質の異なる多様なリスクを同一の基準によって数値化することができ、どのリスクから削減・除去の対策にあたるかという、リスク管理の優先順位を決める「総合的リスク評価」が可能となる。それは、限られた資源をより効果的にリスク対策にあてるためであり、リスクとともに生きていかざるをえない現代人の宿命でもある。[10]

以上のようにこの立場は、あるときは「今のところ騒ぐほどのリスクは認められないのだから、資源をつぎ込んで対策などする必要はない」という評価を下し、別のときには「リスクと便益（現在享受している）の比較考量およびリスク便益（＝費用対便益）解析によるリスク評価を行い、それに基づいてリスク対策を立案し実行すべきだ」というリスク便益原則を掲げる。何れにせよ、「化学物質のリスクには不確実要因がついて回るのだから、それが有害事象の原因であることがはっきりしなくても、被害拡大防止のために削減ないし除去対策に取り組むべき対象として評価すべきだ」という予防措置を重視するリスク評価との対照性は明らかだと言える。

未知のリスクと被害者の苦しみに向き合うリスク評価へ

以上で見てきたリスク低見積り説に対しては、次のような批判が提出されている。上記の項目に対応させて論点をまとめてみよう。

（ア）はっきりしないリスクを見据えようとしない態度——もっぱら急性毒性、発がん性、致死性にだけ目を向け、健康被害や長期間（世代間に渡る場合もある）の調査が必要な遺伝毒性、生殖毒性、免疫毒性を真剣に考慮しない。また、化学物質の人間の脳神経系への影響によることが疑われる知能発達障害や行動障害について、これを「荒唐無稽なこじつけ」として却下するとき、例えばは北米五大湖周辺や台湾でのＰＣＢないしダイオキシン汚染による健康被害の調査データ、とくに子供たちの知能障害や学習障害に関する有力な疫学データなどを無視する。日本の農薬工業会が環境庁（当時）の「環境ホルモンの容疑物質リスト」から農薬を削除するように要望した際にも、有害な影響について「科学的根拠はない」という理由を掲げている。はっきりしない被害など無視して業界の利益を守るという姿勢が伺える。個々の物質の有毒性にだけ目を向けて、定量化が困難な複合的影響やごく微量で作用する化学物質の健康被害（いわゆる化学物質過敏症など）を真剣に考慮しない。有毒性を示す動物実験のデータや人間の臨床データおよび疫学データに対し、「有害性なしのデータもあるではないか」、「現代社会特有のライフスタイルやストレスなど別の原因の可能性もあるではないか」などと難癖をつける。場合によっては「有害性はない」という実験データをわざわざ捏造して「中和化」を図る。未知のリスクの可能性は認めるが、基本的にはリスク計算から排除する（明確な有害性が実証されない限り、リスクは無視してよいと見なす）。しかし、現在確認されていないといっても、例えばＤＤＴ、ＰＣＢ、フロンガスといった化学物質の有害性が判明したのは、使用されてからかなり後になってからであり、現在使われているものについてもその有害性が将来になって初めて明らかになることは十分予想される。近年世界各地で報告されている妊婦や胎児という「高リスク層」の有毒物質曝露の影響に目を向けることなく、将来リスクを予防しようという意志を欠いていると言わねばならない[11]。

（イ）問題提起や異議申し立ての声を排除しようとする姿勢――化学物質過敏症などの健康被害が指摘されても、きっちりとした住民の健康調査や環境調査をすることもなく、行政はしばしば「生態系や人の健康に影響はない」という「安全宣言」をして、収束を画策する。あるいはメディアや市民運動団体ないし個人による問題提起（告発）に対して、業界や行政に追随する一部マスコミや御用研究者が、「科学的な根拠を欠いた感情的な空騒ぎ」「独善的な正義の押しつけ」という印象を与えて封じ込めを図る。[12]

（ウ）大量生産・大量消費・大量廃棄という現代社会の在り方を基本的に肯定する発想――現代社会の「豊かさ」を支える仕組みやその根底にある欲望肥大化やコスト・効率優先主義に居直る。そして、化学物質のもたらしてきた恩恵（便利さ・快適さ）を便益として可能な限り高く見積もろうとする。政策を転換すること（環境税導入、製造者責任の明確化、処理費用などコスト内部化など）により、費用や便益の算出基準は大きく変わりうるにもかかわらず、そのことを真剣に考慮しない。「リスクゼロなどありえないのだから多少の有害性は我慢せよ」と言うだけで、「可能な限りリスクを減らす方向に社会の仕組みや人々の意識を変えていくべき」という変革への意志を持たない。[13]

（エ）リスク便益解析の「政治性」と被害者の苦しみの無視――リスクや便益がそれ自体として「科学的」に算出可能なものとし、政治的・経済的文脈をはずしたその「脱政治的」な問題設定（フレーミング）は、リスク評価をもっぱら技術的な処理可能性という観点に切り縮めてしまう。「科学的」な体裁をとるリスク便益解析が「政治的」であるのは、このような計算式それ自体の恣意的操作や上記（ア）で見たようなリスクを低く見積もろうという意図によってだけではない。それが現に健康被害を訴える人の声を却下する道具として機能するという点にもある。「科学的根拠のない被害妄想のために限られた資源を使う必要はない」といういきわめて「政治的」態度が見出される。「人の命の価値を貨幣に換算する」その手法は「現在生きている人の命に無限の価値をおくことはできない」という〝冷徹な現実主義〟を装うが、実のところ、対策費用をどれだけ捻出できるか（できるだけ負担したくない）という財政ないし経営上の判断から人の命に値段をつけて、「死ななければリスク評価の対象としなくてもよい」と言っているにすぎない[14]。

化学物質のリスク評価にとって、以上で見てきたように技術主義的に矮小化された「科学的」データは、きわめて限定された役割が認められるにすぎず、リスクと共存せざるをえない生活の在り方や仕組み（政治、経済、資源・エネルギー供給体制、生産・消費システムなど）をどのようなものとして構想するかという社会的文脈が、その内在的構成要因を形づくるのである。

四　リスク管理をめぐる論争と水俣病事件の教訓

「因果関係の解明が先決だ」という言説の政治性

さて、以上のようなリスク評価をめぐる見解の相違は、リスクへの対策をどのように進めていくのかについても、深刻な対立となって現れる。野生の動植物や生態系に様々な異変が発見され、人の健康被害の報告が相次ぎ、しかも有害性を示す動物実験データも提出されたとき、発生源と疑われるものへの何らかの対策をとるべきだという圧力が強まる。それに対して、関連する業界や行政、そしてそちらの側に立つマスコミや専門家などから異口同音に発せられるのは、「科学的な原因究明が先決だ」という指摘である。「まず何よりも因果関係を解明することが必要だ」とも言われる。

「因果関係を科学的に証明せよ」という要求は、因果関係を狭く限定することでリスクをできるだけ低く見積もろうとするだけでなく、被害を訴える側に厳しい立証責任を課すことを意図するものと言える。すでに確認したように、その因果関係において想定される「原因」はもっぱら「原因物質」であり、「関係」として解明されるべきなのは「原因物質が健康被害を引き起こす際の経路（排出源・摂取物・曝露量・発症メカニズム）」に収斂される。動物実験のデータや疫学データは異なる結果を示していることが多いから信頼性は低い、原因物質の特定および被害発生機序が明確にされない限り適切かつ有効なリスク対策はとれないし、そこに投入した資源が無駄になってしまうことにもなりかねない、というわけである。たしかにこうした「技術主義的因果関係論」は、それだけを切り離せばある種の説得力を持っていることは否定できないし、とくに「原因」排出者と疑われている側にとっては、強力な拠り所となる。[15] しかし逆に被害を受けている（かもしれない）側からすると、これ以上被害を広げないために少しでも疑いがあるのなら発生源への規制を行って、それから後に科学的な因果関係の解明をすればよい、ということになるだろう。「因果関係が解明されていない」ということが対策不履行または先送りの口実にされ、かつ被害の訴えを却下する理由に用いられ、さらなる被害の拡大をもたらす道を拓くことになるのではないか。さらに、事業者の側には、損害賠償責任から逃れようとする意図や、リスクを削減・除去する対策費用をできれば出さずに済まそうという利益優先主義的な判断がその背後にあるのではないか、という疑念も浮かび上がる。そして行政はというと、利害の一致する業界（およびそれを中心とする産業政策）を保護するためにそうした主張を押し通し、被害を訴える人たちの救済に背を向ける。

まさにこのような「因果関係の解明が先決だ」という言説の政治性がむき出しになったのが、水俣病事件であった。ここでは一九五九年七月二十二日熊本大学研究班による有機水銀説公表後の「証言」からいくつか挙げておく。

①チッソ（新日本窒素肥料株式会社）――「水俣病は、当工場排水に原因するとしての御申出でございますが、［中略］病気の原因と工場排水との関係はなんら明らかにされておりません。［中略］当工場に責任があるかどうか明らかでありませんので、みなさんの御要求には応ずるわけには参りません。」（水俣病家庭互助会宛の西田英一水俣工場長の書簡より一九五九年十一月二十八日付）「水俣病の原因究明に当っては一点の疑問もない真実の解明が根本である。つまり科学的立場から公正なる調査研究が徹底的に行われることが絶対に必要である。」（「水俣病原因物質としての「有機水銀説」に対する見解」一九五九年十月より）

②日本化学工業協会――「本件に関する研究に付いては症状に関する研究と同様の深さを以て科学的経過を凡ての場合に徴して定量的に考察することが同じか又はそれ以上に重大且つ不可欠なものと考える。これまでの研究者は予め工場が犯人であるとする先入感を以てかかった為に其の結び付きに苦しんだのであると思われる。科学者は凡て真理にあくまで忠実であらねばならない。」（大島竹治理事「水俣病原因に就いて」［いわゆる「爆薬説」手記］一九五九年九月より）

③通産省――「現在までのところその原因といわれている魚介類中の有毒物質を有機水銀化合物と考えるには、なお多くの疑点があり、従って、一概に水俣病の原因を新日本窒素肥料株式会社水俣工場の排水に帰せしめることはできないと考えて」おり、「原因の究明が基本的な緊急事である」。（秋山武夫軽工業局長通達文書「水俣病の対策について」一九五九年十一月十日より）

④熊本県――「本病発生原因の究明は緊急を要し県の最も熱望するところであります。これが遅延により患者続発、関連産業への被害拡大等最悪の状態も憂慮されますので、一日も早くその原因を究明し社会不安の解消、罹患者の治療救済ならびに原因物質の除去を希念するものであります。」（関係省庁への「水俣病についての陳

情書」一九五九年十月十日）[16]

不知火海周辺住民に発生した集団健康被害の「原因」が、「不知火海産の魚介類の摂取によるチッソ水俣工場の排水に含まれたメチル水銀の曝露」であることが疫学的に明確になった一九五六年の段階で、当時の水質二法（水質保全法、工場排水規制法）の適用による排水停止と、漁業法および食品衛生法の適用による魚介類出荷停止をしていれば、それ以後の被害拡大は防ぐことができた。それにもかかわらず、「原因の究明こそ先決だ」という口実のもと、そうした要求はことごとく却下され、被害の拡大が進行した。アセトアルデヒドの製造（その工程でメチル水銀が排出される）がもはや不要になった一九六八年になって、行政レヴェルで因果関係が「立証」されることとなった。戦後国家の経済発展の土台となる化学工業の中枢を担うチッソを防衛する（＝生産を続けさせる）という政策決定が行われたことも、担当者たちの証言などから明らかとなっている。しかし、現在に至るまで一貫して行政（日本政府・熊本県）は対策を怠った責任を認めようとはしない。[17]

さらに、一九七七（昭和五十二）年に発表された環境庁「後天性水俣病の判断条件」（いわゆる「五十二年判断条件」）に基づく認定制度が、ハードルを高く設定する（複数の症状の組み合わせが必要）ことにより数多くの被害者を切り捨てる（＝認定棄却）ものであったことにも触れておかねばならない。自らの判断条件の医学的根拠を何ら提示せず、異議申し立てに対しては「単独で起こる四肢の感覚障害の原因がメチル水銀曝露であることを医学的に実証せよ」と要求する。そうした行政の姿勢が、加害企業の補償金支払い能力に特段の配慮をして「水俣病患者」の認定者数を抑制するというきわめて「政治的」対応であったことは、しばしば指摘される通りである。[18]

因果関係を技術主義的に切り縮めることの政治性は、こうした責任逃れの正当化にとどまらない。原因と結果の関係が孕んでいる歴史的・社会的拡がりを切り捨てるという機能も果たすのである。国家の経済産業活動や政策意志、業界の利害、被害の実態に届かないメディア報道、地域の自然環境・産業構造・生活形態、そして「人を人としてあつかわなかった」(原田 1989 : 4) という社会のありようなど、多層的な意味が折り重なる『原因』と、有害物質の体内摂取による日常生活の障害や社会的な差別といった患者家族の〈苦しみ〉という「結果」——、原因物質と人の健康被害という「因果関係」はこのようないわば「構造的因果関係」の一断面にすぎないのだ。

リスク便益原則と予防原則

「因果関係の解明が先決だ」という言説は、原因物質の特定が困難な段階であってもリスクの可能性についての一定の根拠が提示されると、「現代社会の利便性を支えるものにはある程度のリスクが避けられないのだから、その便益と対策(削減ないし除去)費用との兼ね合いで、リスクの定量化が必要だ」という言説にバトンタッチする。その基本的なスタンスは、「疑わしいから禁止(排出規制)せよ」という、予防原則を否定または矮小化する点で一貫していると言ってよい。以下、リスク便益原則と予防原則の優先関係をめぐる議論を取り上げてみたい。

この問題を考えるにあたって手がかりとなる中西準子氏の記述から引用しておこう。

「内分泌撹乱物質の例は、水俣病と比較するのは適当ではないが、水俣病の例からも、かくも幼稚な予防原則を導き出すことはできない。水俣病は当初は伝染病と考えられた。やがて、工場排水が疑われ、熊本大学研究班は、マンガンが原因であると発表、つぎはセレン、さらにタリウムと変わり、最後に水銀に到達した。伝染病と思われた時点で、隔離するのがよかったか、マンガンと発表された段階でマンガンの禁止に踏み切れば良かったのか、もしそのようなことをしていたら、水銀を追いつめることはずっと遅れてしまったに違いない。まずは、原因と結果の関係をもう少しはっきりさせることが必須である。それなしに対策ができるわけがない。[19]」

そもそも「マンガンが原因物質だと疑われた時点でマンガンの排出を禁止せよ」などという主張が「予防原則」なのだろうか。「ある物質が原因と疑われるからその物質の排出を禁止せよ」というのは、因果関係をもっぱら原因物質とその人体への影響という技術主義的に一元化する発想を前提としている。そうした発想が「原因と結果の関係がはっきりするまでは対策がとれない」という口実を支え、それによって多くの人の命と健康が破壊されることになった、――このことこそ水俣病事件の教訓の核心をなすことはすでに見た通りである。原因物質の特定と因果関係の解明を等置するこの発想からすると、「予防原則」というと「疑わしい原因物質の排出を禁止せよ」ということになる。しかしすでに見たように、健康被害の原因には、原因物質という位相だけでなく、人体に摂取される媒介物（食物、大気、水）やその製造施設および排出源という位相があり、その対策にはこの点を踏まえた予防原則が要請される。それは、「ある施設から排出される物質や様々な経路により人体に摂取される物質が健康被害の原因と疑われる一定の根拠があるとき、まず排出停止や出荷停止の措置をとることが必要だ」というものだ。そうした措置をとった上で、原因物質の特定および被害発症のメカニズムの解明とともに、その物質の使用を支える政治的経済的要因、産業活動やライフスタイルといった問題にまで踏み込む原因追及を進めていく。因果関係をその社会的文脈に定位する予防原則は、こうした方向性を打ち出す。

水俣病の場合で言うと、すでに確認したように「チッソの工場排水が原因であることが疑われた時点で、排水を一旦停止し魚介類の出荷停止をした上で、原因物質を究明すべきだ」というのが、被害に苦しむ人をさらに増やさないための予防原則である。そしてそれは、すでに特定地域に数多くの健康被害者が確認された時点で、行政にはまず「元を絶つ」（＝排水停止と魚介類出荷停止）責任があったという教訓を導き出す。中西氏も、「疑わしきは罰せよ」という「単純な」予防原則を批判する中で、「原因は水銀だと分からない時点で、何が可能だったかを論じて、はじめて有効な予防原則が導き出せる」、「必ずしも原因物質を特定しなくても、排出源は分かった筈だ」と、チッソの工場排水への「一定のはどめ」が必要であったことは認める。そしてその「有効な予防原則」なるものを、「いま疑われている物質の危険が本当なら大変なのでできるだけ回避しようという『予防原則』と、禁止した時に、もしかしておきる逆影響をどのように『予防するか』という両側の予防原則が必要だ」と述べている。

しかし「危険が本当なら」対策をとる、という前者はいかなる意味でも「予防原則」ではありえない。「危険が本当かどうかわからないが、被害拡大を防止するために、一定の根拠があれば何らかの対策を講じる」というのが「予防原則」と言えるための必要条件であろう。また後者では、あるリスク対策遂行による別のリスクの発生可能性（対策のためのエネルギー消費による生態系への影響や健康被害）、そして排水停止による企業への補償や漁業補償といったコスト負担の可能性という「マイナスの影響」を予防することが強調されている。しかしその主眼は、リスク対策にあたってリスク削減ないし除去措置による損失便益と必要費用の算出（対策のための投入可能な資源の算定）を被害拡大防止のための予防措置よりも優先させる、リスク便益原則中心主義にあると言ってよい。何れの場合も、原因物質の特定や対策にどれだけ費用がかかるかということよりも、まず被害拡大の防止と目の前の被害者の救済をすべきだ、という水俣病事件の教訓を踏まえた予防原則とは、鋭く対立すると言わねばならない。[20]

予防原則をめぐる議論の枠組みを整理しておこう。ここでは二つの立場に分けた上で、主な論点をまとめておく。

①リスク便益原則主導説――リスク管理の基軸にはリスク便益原則が据えられ、予防原則はあくまでも補完的なものとして位置づけられる。原因物質の特定という意味での因果関係が明確になって初めて有害事象発生源の封じ込め対策は可能となるが、完全に明確でなくても一定の科学的根拠が明示されれば、リスク削減対策をとることもありうる。その場合も、当のリスクと便益はもちろん、リスク対策による損失便益と必要費用を科学的に信頼に足る手法で定量化した上で実行されねばならない。「疑わしいものは全面禁止にせよ」といった「絶対安全＝ゼロリスク」を求める非現実的・非科学的な予防原則は誤りだ。

②リスク便益原則従属説――可能な限りリスクを抑制するために、一定の根拠（とくに疫学データ）が示されたときには、原因物質の特定ができていない時点であっても、リスク除去・削減の対策をとるべきだ。リスク管理において優先されるのは、リスク発生源によると疑われる人の健康被害の拡大防止であり、すでに被害で苦しんでいる人の救済とともに将来リスクの発生予防も重視されねばならない。リスク便益原則はあくまでもこうした予防措置に従属するものと見なされるべきである。

リスク便益原則が「主導」か「従属」という分類は、リスク対策において経済的な費用便益計算を優先するかしないかの違いを表したものである。一定のリスクがあってもそれによる社会的な便益が大きく、多くの人がその恩恵を受けている有害事象発生源（例えば自動車やプラスチック製品）を直ちに全面禁止することはできない。もちろんそのリスクを減らすための対策は必要だが、そのために費やす資源があまりに大きすぎると、関連業界に過度の負担（設備投資の回収不能、新規投資の資金調達など）を強いることになる。しかもリスク削減ないし除去のための費用負担は、たんに関連業界にだけでなく、製品価格へのはね返りや公的負担（税金投入）という形で消費者全般に及ぶこともありうる。また、一つのリスク削減ないし除去が別のリスクを増大させることもあるし、人間以外の生き物や生態系に悪影響をもたらすことも考えられる。以上のような主張は、たいていの場合業界関係者やそれと結びついた研究者によって強調される。費用便益計算を無視するような予防原則の「拡大解釈」は認められない[21]、というわけである。

たしかに、リスク管理を伴う循環型社会の構築のためには、行政による強制的な規制措置よりもむしろ、事業者に対して環境改善技術導入への経済面でのインセンティヴ（補助金、税金の優遇など）を与えることの方が有効かもしれない[22]。あるいは、予防措置を取り入れることが事業者にとって不利益にならないような仕組みを整備することでその自主的努力を促し、環境への負荷を市場原理に組み込むことが可能となるかもしれない。しかし問われるべきなのは、②で言及される「リスク発生源によると疑われる人の健康被害の拡大防止」、「すでに健康被害に苦しんでいる人の救済」、「将来リスクの発生予防」のためにどのように対処するかではないだろうか。これらは、種々の不確実要因を含むがゆえに科学的・客観的に定量化して算出することがきわめて困難な事象である。こうした目的がどれだけ対策に反映されるかは、リスク便益原則との比較考量を中心とした政治的＝政策的な判断によって大きく異なる。できる限りこれらの目的をリスク対策から排除しようとする①の立場は、水俣病事件をはじめとする歴史の教訓や、今なお後を絶たない同種の事件（薬害エイズ事件、所沢ダイオキシン問題、狂牛病事件など）を生み出す相補的構造（主として行政と業界、一部は御用研究者も含む）への批判的視角を欠いていると言わねばならない。

そこではまた、リスクの定量的評価が不十分なまま予防措置をとれというのは「非科学的」であり「政治的」アピールにすぎないという指摘がしばしば見られる。排出者や製造者の利害を優先する側が主張するこの「根拠の確かな（健全な）科学」なるものは、「科学的な原因究明」ということを「原因物質の特定」と同一視することで因果関係の文脈性を切り捨てる発想と同根であると言ってよい。「科学的」に数値化できない要因を抱える中で対策が要請され、政策決定を下さざるをえないとき、科学か政治かという二分法にとどまることはもはやできないはずだ。リスク管理そのものが本来、科学の限界を踏まえた政治的＝政策的な判断をそのうちに含むものなのである。

五　おわりに――リスク社会を生きぬくために

化学物質以外にも、情報通信技術、バイオテクノロジー、高度先端医療など二十一世紀の文明社会を担うとされるものは、何れも多種多様なリスクを伴うものでもある。そのリスク対策についても、やはり「金の負担」や「損得勘定」をめぐる議論を避けて通ることはできない。重要なのは、水俣病事件をはじめとする過去の歴史的教訓を踏まえ、未来社会への構想を見据えた原則を明確にすることである。その際、「便益」や「豊かさ」をもたらす新しいテクノロジーがそもそも本当に必要なのか、という問いも排除されてはならないであろう。最後に、リスク社会を生き抜くためのプログラムを、主な原則とそれに基づくルールを確認する形で概観してみたい。

その基軸となるのは、これまで見てきたように、社会的文脈を踏まえたリスク評価とリスク管理、とりわけリスク便益原則を従属的位置に据える予防原則である。そしてこれとともにもう一方の軸となるものとして、「環きる。

境的公正の原則」を挙げておきたい。「公正」を確保するというのは、形式的には、先に言及したリスク・コミュニケーションにおける参加民主主義を確立すること、すなわち手続きの透明化と情報公開を組み込んだ意思決定の枠組みを制度化することである。それによって、個々の政策決定に関わった行政官や専門家の個人としての責任の所在の明確化も可能となる。この二つの基軸原則から、さらにいくつかの具体的ルールを導き出すことができる。

(ア) 事業者の立証責任——健康被害事実の立証および加害者の行為との因果関係の立証責任は、申立者から被申立者へとその負担が転換される。被害の訴えに一定の根拠が認められる場合には、訴えられている側が、被害原因は自らの事業活動ではないということを証明せねばならない。(23)

(イ) リスク対策コストの内部化——未知の将来リスクを伴う収益事業者には、有害性を環境中に放出させないための対策コスト(汚染物質処理費用負担、汚染低減技術開発への資金拠出)、長期的な安全性チェックのための研究コストが特別に課される(これらは製品価格への上乗せという形で消費者の負担にもなる)。(24)

(ウ) リスク便益・被害不公平の是正——化学物質汚染の場合、便益享受者(主に事業者、広くは消費者)と有害事象被害者とは必ずしも一致しないがゆえに、便益享受者側には、被害者が出たときの補償費用や被害予防対策費用(積立金など)の負担が求められる。(25)

(エ) 環境汚染弱者への配慮義務——環境リスクの負担や被害は、すべての人に等しく及ぶものではなく、生物学的な弱者(妊婦、胎児、子供)や社会的弱者(低所得貧困層、途上国住民、少数民族など)に偏ることが少なくない。問題が生じたときには、これら弱者の権利が保護され、その声がとくに反映される仕組みが必要だ。(26)

もちろんこれらのルールは、それ自体明確な基準に基づいて個々の事例への適用の可否が検討され、その決定に対する異議申し立ての機会も保証されていなければならない。過去の教訓を踏まえるとともに、現在の産業構造や消費生活スタイルを不断に検証する仕組みを構築することが、未来世代への責任を果たすことにつながるのではないだろうか。

注

（1）今日のリスク研究の概要および基本的な情報については、日本リスク研究学会編（2000）に多くを負っている。なお、「リスク論」という語はしばしばリスクに対するある特定の立場（本論の三の第一項および四の第一項で論及した言説）を指すものとして用いられるが、ここでは「認識論」や「技術論」と同じように「リスクについての言説・議論の枠組み」という意味で用いる。

（2）中西（1995 : 2-3）参照。

（3）リスク評価全般とその不確実性については、日本リスク研究学会編（2000 : 2-40, 217, 234）参照。

（4）リスク管理全般については日本リスク研究学会編（2000 : 306-47）、国際化学物質安全性計画（2001 : 3-4, 60）、根本（1999 : 105-57）参照。

（5）リスク・コミュニケーションをめぐる諸問題の概略については、日本リスク研究学会編（2000 : 260-69）、吉川（2000 : chap. 2）参照。

（6）おおよそこのような見解をとるものとしては、中西（1995）、ルイス（1997）、大歳（2000）、吉川、濱田（2001）。

（7）以上の見解については平川（1999）、同、藤垣（2002）参照。

（8）三瀬（2001 : 109-10）、中西（1995 : 4-7）参照。

（9）読売新聞科学部（1998）、立花他（1998）、宮田（1998）、環境総合研究所編（1999）、藤原（2000）、コルボーン他（2001）参照。

（10）以上のような主張は、主に次の文献から再構成した。中西（1995）、同（1998）、同（2001）、ルイス（1997）、佐藤（1998）、日垣（1999）、大歳（2000）、伊東（2000）、三瀬（2001）。また、マスメディアを中心とするこの問題に対する関心の低下が進む中で、「これまでの定説を見直す」と称して同種の言説（西川（2003）、渡辺他（2003））が再生産されている。

（11）読売新聞科学部（1998）、長山（1999）、環境総合研究所編（1999）、藤原（2000）、梶山（2000）、村田（2000）、コルボーン他（2001）、中下（2001）、横田（2001）参照。

（12）その典型例として、埼玉県所沢市周辺の産業廃棄物焼却場からの排煙によると見られるダイオキシン問題を挙げることができる。現地では、以前から新生児死亡率が高く、子供たちの喘息やアレルギー症状、子宮内膜症患者の多発、のどや目の痛みなど、様々な健康被害の訴えが寄せられていたにもかかわらず、「ダイオキシンと健康被害との因果関係がはっきりしない」ことを理由に、何ら対策がとられてこなかった。日本ジャーナリスト会議編（1999）、杉本（1999）、川名（2000）、横田（2001）を参照。

（13）高木（2000）参照。

（14）平川（1999）、同（2001）、金森（2002）参照。

（15）たばこ業界が「喫煙と肺ガンの因果関係は証明されたわけではない」と言い続ける根拠もここにある。コルボーン他（2001：293）参照。

（16）以上の引用参照はいずれも水俣病研究会編（1996）より。

（17）宮澤（1997：chap. 2）、深井（1999：122-33）参照。今日なお行政がその責任を否認し続けていることは、「水俣病問題解決にあたっての（首相）談話」（一九九五年十二月）における「水俣病問題については、これまでの長い経緯の中で、政府としてはその時々においてできる限りの努力をしてきた」という文言のうちに、そして、これまでの認定基準を否定（感覚障害だけでも水俣病と認定）して被告（日本政府・熊本県）の賠償責任（水質二法に定められた権限を行使しなかったことの違法性による）を認めた関西訴訟の大阪高裁判決（二〇〇一年四月）を不服として上告したことのうちに、示されている。

（18）宮澤（1997：438-43）、津田（1999：53-55）、原田（2000：112-27）参照。

（19）中西（1998）参照。

（20）中西（1999）参照。被害拡大の防止と現に苦しむ人たちの救済よりも対策費用の抑制という業界の利害を優先するその姿勢は、例えば「リスクが明らかになった途端に、すぐに対策を取ろうとする場合がしばしばあるが、実はそれが一番まずい方法である。少し待って皆が技術開発を推進することが非常に重要なのである」、「環境対策で良いものがあったら他のところにもその技術を真似させろということをいう人がいるが、これはそのために投資した企業の苦労を知らない言い方であり、とんでもないことである」（中西（2001:54-55））という記述にもはっきりと表れている。「現時点でたとえ因果関係の立証が困難であろうとも、実際に被害者がおり日々苦しんでいるのを見たならば、警告を発すべきであるが、水俣病以来の日本の伝統に忠実な学者によって、またもや被害者は闇に葬られようとしている」（松崎（2001:114））という指摘が当てはまるだろう。また、「水俣病に関する社会科学的研究会」の報告書（一九九九年十一月、橋本編（2000:202-3））でも、「政策決定」の「教訓」として「化学物質のリスク評価に基づく事前の予防措置の組み込み」という項目が挙げられている。しかしその内容は「あらかじめリスクを評価しておき、リスクの性格と段階に応じた対応策を決定、実施できるような仕組みが必要である」というもので、到底「教訓」の名に値するものとは言えない。「リスク評価」そのものが「因果関係の解明」と「リスク便益原則」に重心を置くものであるとき、それが対策先送りの口実とされるということ、このことを批判的に捉え返すこと抜きに「教訓」は語りえないのではないか。「教訓を活かす」と言えるためには、①包括的な原因解明が行われてその責任の所在が明確化され、②責任を負うべき組織・担当者が制裁を受け、③被害者の救済が十全になされ、④再発防止のシステムが構築され、⑤それ以後同種の事象が起こっていないかどうかをチェックする機構が働いている、といった要件が満たされねばならないであろう。

（21）「環境リスクに対する新たなる方策を求めて」というパネルディスカッションでの宗内誠人日本化学工業協会常務理事の発言より（環境政策学会編（2001 : 98））。
（22）中下（2001 : 159）参照。
（23）梶山（2000 : 72-75）、コルボーン他（2001 : 325）参照。
（24）根本（1999 : 134-35）、梶山（2000 : 76）参照。
（25）松崎（1999 : 294-95）参照。
（26）妊婦および胎児への影響については長山（1999）、子供たちの異変（発達・学習・行動の障害）については綿貫（2001）およびシェトラー（2003）、環境汚染と貧困・南北問題の関係については戸田（1994）を参照。

参考文献

伊東隆志（2000）『化学物質のリスク管理』、化学工業日報社。

大久保貞利（1999）『環境ホルモン空騒ぎ』がはたす社会的役割」『技術と人間』、一九九九年七月号。

大歳幸男（2000）『化学物質情報の正しい読み方――化学物質のリスクとは何だろうか』、化学工業日報社。

化学物質問題市民研究会編（1999）『化学物質の逆襲――汚染される人体・環境・地球』、リム出版新社。

同（2000）『〝奪われし未来〟を取り戻せ』、リム出版新社。

梶山正三（2000）「規制手法だけで汚染はなくせない――ごみ裁判の経験から」、化学物質問題市民研究会編（2000）所収。

金森修（2002）「リスク論の文化政治学」『情況』、二〇〇二年一・二月号。

川名英之（2000）「被害者の叫びと環境政策の軌跡――足尾鉱毒からダイオキシン問題まで」、化学物質問題市民研究会編（2000）所収。

環境総合研究所編（1999）『Q＆Aもっと知りたい環境ホルモンとダイオキシン』、ぎょうせい。

環境政策学会編（2001）『化学物質・土壌汚染と法政策――環境リスク評価とコミュニケーション』、商事法務研究会。

国際化学物質安全性計画（2001）『化学物質の健康リスク評価』、丸善。

コルボーン、シーア他（2001）『改訂版　奪われし未来』、翔泳社。

佐藤貴彦（1998）「ダイオキシン＆環境ホルモン論争」『ニッポンの論争』、夏目書房、所収。

シェトラー、テッド（2003）「予防原則――子どもの健康保護を越えて」『環境ホルモン――文明・社会・生命』、Vol. 3、藤原書店、二〇〇三年四月。

杉本裕明（1999）『官僚とダイオキシン――〝ごみ〟と〝ダイオキシン〟をめぐる権力構造』、風媒社。

同（2001）『環境犯罪――七つの事件簿（ファイル）から』、風媒社。

高木仁三郎（2000）「《座談会》ＮＧＯの役割――〝奪われし未来〟を取り戻すために」、化学物質問題市民研究会編（2000）所収。

立花隆他（1998）『環境ホルモン入門』、新潮社。

津田敏秀（1999）「水俣病問題に関する意見書」、水俣病研究会編『水俣病研究』、一号。

戸田清（1994）『環境的公正を求めて――環境破壊の構造とエリート主義』、新曜社。

中下裕子（2001）「化学物質リスク管理に対する期待」、富士総合研究所編（2001）所収。

中西準子（1995）『環境リスク論』、岩波書店。

同（1998）「「環境ホルモン」空騒ぎ」『新潮45』、一九九八年十二月号（http://www.kan.ynu.ac.jp/~nakanisi/shincho/45draft.html）。

同（1999）「二十一世紀の人類と化学物質・環境のあり方を問う、「環境リスク論」の現状と展望」可塑剤工業会インタヴュー記事（http://www.kan.ynu.ac.jp/~nakanisi/kasokai99.html）。

同（2001）「削減技術開発の優先度とリスクベネフィット論」、富士総合研究所編（2001）所収。

長山淳哉（1999）『胎児からの警告――環境ホルモン・ダイオキシン複合汚染』、小学館。

西川洋三（2003）『環境ホルモン――人心を「攪乱」した物質』、日本評論社。

日本ジャーナリスト会議編（1999）『ダイオキシン汚染報道――所沢野菜騒動から見えたもの』、リム出版新社。

日本リスク研究学会編（2000）『リスク学事典』、ＴＢＳブリタニカ。

橋本道夫編（2000）『水俣病の悲劇を繰り返さないために――水俣病の経験から学ぶもの』、中央法規。

根本和泰（1998）『環境リスク管理入門』、白桃書房。

濱田昌良（2001）「化学物質リスク管理の現状」、富士総合研究所編（2001）所収。

原田正純（1998）『水俣が映す世界』、日本評論社。

同（2000）「医学における認定制度の政治学――水俣病の場合を中心に」『思想』、二〇〇〇年二月号。

日垣隆（1999）『「買ってはいけない」は嘘である』、文藝春秋。

平川秀幸（1999）「リスク社会における科学と政治の条件」『科学』、一九九九年三月号。

同（2001）「科学・技術と公共空間――テクノクラシーへの抵抗の政治のための覚え書き」『現代思想』、二〇〇一年八月号。

深井純一（1999）『水俣病の政治経済学――産業史的背景と行政責任』、勁草書房。

藤垣裕子（2002）「リスク論が科学技術政策に投げかけるもの」『情況』、二〇〇二年一・二月号。

富士総合研究所編（2001）『化学物質とリスク』、オーム社。

藤原邦達（2000）『恒常性かく乱物質汚染――ＰＣＢ・ダイオキシン・環境ホルモンその評価と対策』、合同出版。

松崎早苗（1999）「「安全管理」の思想を問う――欧米の化学物質対策を中心に」、化学物質問題市民研究会編（1999）所収。

同（2001）「杉並シンドローム」『環境ホルモン――文明・社会・生命』、Vol. 2、藤原書店、二〇〇一年十一月。

三瀬勝利（2001）『遺伝子組み換え食品の「リスク」』、日本放送出版協会。

水俣病研究会編（1996）『水俣病事件資料集』上巻、葦書房。

宮澤信雄（1997）『水俣病事件四十年』、葦書房。

宮田秀明（1998）『よくわかるダイオキシン汚染』、合同出版。

村田徳治（2000）「ダイオキシン対策は「空騒ぎ」か？――中西準子教授・日垣隆氏との論点」、化学物質問題市民研究会編（2000）所収。

横田一（2001）『所沢ダイオキシン報道』、緑風出版。

吉川肇子（2000）『リスクとつきあう――危険な時代のコミュニケーション』、有斐閣。

読売新聞科学部（1998）『環境ホルモン・何がどこまで分かったか』、講談社新書。

ルイス、ハロルド・ウォレン（1997）『科学技術のリスク――原子力・電磁波・化学物質・高速交通』、昭和堂。

渡辺正他（2003）『ダイオキシン――神話の終焉』、日本評論社。

綿貫礼子（2001）「環境ホルモンから子どもの健康を守る法規制の動き――米、マサチューセッツ州」『環境ホルモン――文明・社会・生命』、Vol. 2、藤原書店、二〇〇一年十一月。

第三章　水俣病事件報道にかんする批判的ディスクール分析の試み

――メディア環境における水俣病事件の相貌――

小林直毅

一　なぜ水俣病事件報道を検証するのか

新聞やテレビなどのマスメディアは、水俣病事件をどのように報道してきたのであろうか。いうまでもなく、この問いは、水俣病事件報道をつうじて、戦後日本のマスメディアやジャーナリズムの問題点を明らかにしていく作業を導き出すものである。あるいは、多くのジャーナリストやマスメディアの関係者たちに、重い悔恨をもたらすものでもあろう。

いわゆる「水俣病の公式発見」が一九五六年五月一日で、その第一報が同年五月八日の『西日本新聞』による「死者や発狂者出る、水俣に伝染性の奇病」という報道であった。このような最初期の報道が、すでに相当な問題を孕んでいたということは、これまでしばしば指摘されてきたが、それは次のような理由による。じつは、「公式発見」以前の一九五三年に、のちに水俣病と確認された最初の患者が発病していたのである。また、同じ時期に同じ地域では、海の魚の大量死、鳥や豚の変死、そして飼猫の狂死といった異変が相次ぎ、しかもそれが、地元紙の『熊本日日新聞』によって報道されてもいた。こうした「公式発見」とその第一報以前の段階での事件の予兆を十分に報道できなかったことが、水俣病事件報道の問題の一つであるとされている。さらに、「公式発見」、第一報以降でも、一九五九年に地元漁民とチッソとの間で負傷者を出す衝突事件となったいわゆる「漁民騒動」が発生するまでの間、水俣病事件についての全国報道がまったくなされなかったことも、水俣病事件報道の重大な問題として指摘されてもきた。そして、五〇年に及ぼうとする水俣病事件の歴史の、最初期の段階での報道のこのような不十分さと、それによる水俣病事件の展開の悪化が、戦後日本のマスメディアやジャーナリズムの問題を典型的に物語っているともいわれている。

水俣という地域で、ごく普通の暮らしをしていた人びとの生活と生命を根底から破壊する出来事の予兆を看過しつづけたこと。劇症患者の多発と死亡、患者とその家族が直面した幾多の苦痛、漁業者たちを襲った生活上の困難など、地域社会としての水俣が経験した重大な出来事を、三年以上の長期間にわたって、日本の片隅の一地方の出来事として封じ込めてきたこと。たしかに、こうした当時の水俣病事件報道の在り様は、戦後日本のジャーナリズムの問題の多くを浮き彫りにする。ただ、これらの問題は、報道に何らかのかたちでかかわったジャーナリストたちの個人的な自己反省だけによって検証されるような性格の問題ではない。戦後日本のジャーナリズムが一つの制度として成立し、そうした制度における「不偏不党」の「客観報道」という原則と、それらが結果的に果たしたイデオロギー的機能の問題として、水俣病事件報道を検証する必要がある。

そうはいっても、この作業は、けっしてマスメディアやジャーナリズムの問題領域の内部にとどまるものではないし、そうであってはならない。一九五九年七月に、熊本大学水俣病研究班は水俣病の原因にかんする「有機水銀説」を発表し、それを『朝日新聞』はスクープしていたが、「中央の学者から批判が出た」という理由から全国報道するには至らなかったという。ぎゃくに、この「有機水銀説」を圧殺しようとするチッソの意図にしたがって、東京工業大学教授の清浦雷作が、「アミン説」を東京で記者発表していた。このような報道の問題について、朝日新聞調査研究室長であった柴田鉄治は、「論争のある場合の『報道の中立』が逆手にとられた。地方局と東京の取材体制の間隙をチッソ側につかれた」と振り返っているのである（朝日新聞取材班 1996 : 171）。たしかに、こうしたマスメディアやジャーナリストたちによる自己反省的分析と、ジャーナリズムに固有の制度的な問題の指摘は重要である。しかし、水俣病事件報道のもつ問題の重要性とは、ここに見られるような取材から報道に至るまでの状況的な経緯の説明や、報道の原則にしたがって、ジャーナリズムが一方の側にたいして採るべき「戦略」についての反省や、あるいは一新聞社の機構上の問題だけに、けっしてとどまるものではない。水俣病事件の新聞やテレビなどのマスメディアによる報道を検証していく作業は、さらに多くの重要な事柄を解明することにつながっていくのだ。

そもそも新聞やテレビなどのマスメディアも、そこで展開するジャーナリズムも、戦後日本の社会制度の一つとして成立し、戦後日本社会に形成され、それを正統化していたイデオロギーと無縁ではいられなかったはずである。それゆえに、冒頭に提起した「新聞やテレビなどのマスメディアは、水俣病事件をどのように報道してきたのであろうか」という問いに答えようとすることが、じつは、戦後日本社会の構造や変動、そこに立ち現れたイデオロギーの特性を如実に明らかにしてくれるのである。むしろ、水俣病事件報道のかかえてきた問題を検証する試みは、とりわけ高度経済成長期におけるより広範な世論やイデオロギー、人びとの意識の特性、当時の地域社会や産業政策の問題などへと肉薄する作業でありうるし、またそうでなければならない。つまり、こうした試みは、戦後のマスメディアとジャーナリズムの制度的、イデオロギー的問題を解明していく作業である以上に、高度経済成長期において「開発国家、日本」を構想させ、それを正統化するイデオロギーと、さらに、その「主体」の産出、誘導のプロセスを照射する試みにもなるのである。

さらに、水俣病事件報道についてのこのような批判的検証は、メディアによる報道の問題を解明するだけの作業から一歩踏み出して、従来十分に考察されずに放置されてきた水俣病事件の相貌を明らかにすることにもなる。すなわち、それこそが、新聞やテレビなどのマスメディアを、人びとが読んだり視聴したりすることで成立するメディア環境において経験される、いわば「もう一つの水俣病事件」の解明にほかならない。これまで意外なほどに顧みられてこなかったが、水俣病事件とは、多くの人びとにとっては、メディア環境においてのみ経験される出来事であった。事件史上の初期の段階では、水俣病事件報道はかぎられたものであり、ほとんどの人びとにとって、この悲惨な事態を知る機会すら十分ではなかった。言い換えるなら、新聞のようなマスメディアが、それを広範に報道しなかった時期には、日本の片隅ともいえる地域で暮らす人びとに苦痛を強いたこの事件は、大部分の人びとにとって、出来事として発生すらしていなかったのである。全国報道される以前の、熊本や、広くともせいぜい九州といったかぎられた地域の人びとにとっても、この事件は、新聞を読むことによってはじめて経験される出来事であった。その後、ようやく全国報道されるようになった段階でも、多くの人びとにとってのこの事件は、メディア環境においてのみ経験される出来事であった。そしてさらに水俣病事件の今後を考えるなら、それは文字どおりの歴史上の事件として、メディア環境において成立する出来事でしかありえなくなる。

まさにこうした歴史的経過ゆえに、メディア環境における出来事としての水俣病事件の成り立ちと相貌を、その報道の特徴を検証することをつうじて明らかにしていかなければならない。そしてじつは、このような水俣病事件の相貌こそが、たとえば、戦後日本社会の編成原理によって、また当時の産業政策のもとで再編されていく地域社会と住民の生活の様相として、水俣という地域の特性を如実に描き出しているのである。またそれは、高度経済成長を突き進もうとする人びとの意識や、それと連動したイデオロギーの特性をも表象している。すなわち、その報道によって特徴づけられるメディア環境における出来事としての水俣病事件とは、メディアテクストと、そこに編制されたディスクールの「意味としての水俣病事件」にほかならない。そのテクストにおける可能的意味の多層性なり、意味としての出来事のディスクール的な被構築性なりが、この水俣病事件を惹起し、またそこで集約的に表象される戦後日本社会の構造的特性やイデオロギーの特性を明らかにしているのだ。このように考えるなら、メディア環境において経験される出来事としての水俣病事件の、その被構築的な特性やイデオロギー的特性を解明するために有効な理論的にして思想的な方法こそが、批判的ディスクール分析(Critical Discourse Analysis：CDA)にほかならない。

二　方法としての批判的ディスクール分析

水俣病事件報道におけるディスクールの権力作用

ある報道についての批判的ディスクール分析とは、たんに新聞記事やテレビ番組などにおいて編制されているディスクールの、たとえばイデオロギー性やバイアスといった問題点を指摘するだけのものではない。端的、かつ要約的にこの分析の方法的な特徴を述べるなら、概ね次のようになろう。まず批判的ディスクール分析においては、一方に、メディアテクストが織り成されることによって可能となる多層的な意味を想定する。そして他方に、メディアテクストに編制されるディスクールによる、可能的で多層的な意味を方向づけたり、収斂させたり、ある特定の意味を顕在化させたり、ぎゃくに他のさまざまな可能的意味を抑圧したり、潜在化させたりする意味的な権力作用を想定する。この両者の間の、すなわちメディアテクストの可能的で多層的な意味と、メディアテクストに編制されるディスクールの意味的な権力作用との間の拮抗やコンフリクトを明らかにする試みこそが、批判的ディスクール分析なのである。

水俣病事件にかんする新聞やテレビなどのマスメディアによる報道を、個々それぞれの記事や番組の断片として放置するのではなく、それらを「読む」(実際には文字どおりに記事を読んだり、あるいは番組を見たりする)

ことでメディアテクストを織り成してみる。そうすると、そこにはメディアテクストの可能的に多層的な意味として、水俣病事件のさまざまな様相が立ち現れてくる。しかし、水俣病事件が、そのようなメディアテクストの意味としての出来事であるのと同時に、メディアテクストにおいては、テクストを織り成す「読み」というディスクール的実践をつうじて、ある特定のディスクールが編制されている。そしてその結果、メディアテクストにおいてドミナントになった特定のディスクールのもとで、可能的に多層的な意味としての水俣病事件のさまざまな様相が方向づけられ、収斂させられ、意味として可能な事件のいくつもの相貌が抑圧され、潜在化され、あるいは排除されていくようになる。

留意しなければならないのは、メディアテクストを織り成す「読み」とは、オーディエンスが新聞記事を読む、あるいはテレビ番組を見るというディスクール的実践だけを含意しているのではないということである。新聞記事やニュース番組などの「ほとんどのニュース項目が、ジャーナリストたちの個人的な観察や経験に直接的に基づくものではなく、むしろ、テレックスのメッセージ、リポート、インタヴュー、報道協議、文書記録、警察の記録、目撃証言などといった、先行するディスクールのさまざまな形式をめぐる、一連のテクスト的な変形の結果」（van Dijk 1985 : 6）であることに注目するなら、次のように述べることができよう。すなわち、いわゆる「送り手」による記事や番組の制作もまた、メディアテクストを織り成す「読み」としてのディスクール的実践なのである。したがって、水俣病事件を報道する新聞記事にしろ、テレビの番組にしろ、そうしたメディアテクストを織り成すマスメディア組織における、いわば制度的な「読み」としての制作されているのである。そして、同時にこの「読み」とは、言語や映像などの記号によって表象された意味としての出来事を一定の意味の方向性やまとまりへと収斂させるディスクールを編制する、まさにディスクール的実践にほかならない。

水保病事件を報道するさまざまな新聞記事やテレビ番組をオーディエンスが「読み」、メディアテクストを織り成すとき、そこには言語や映像などの記号によって表象される意味としての出来事が多層的に織り重ねられ、水保病事件は、可能的に多層的で多様な意味としての出来事でありうる。しかし、そうしたオーディエンスの「読み」は同時に、メディアテクストの可能的な意味としての出来事である水保病事件を、一定の意味の方向性やまとまりへと収斂させるディスクールを編制するディスクール的実践でもある。また、水保病事件のさまざまな局面を意味する、さまざまなメッセージや談話、文書や記録、あるいは映像や音声などを、マスメディア組織においてジャーナリストたちが制度的なかたちで「読み」、水保病事件を報道するさまざまな記事や番組というメディアテクストとして織り成していく。そのとき、メディアテクストとしての記事や番組において、言語や映像などによって表象される意味としての水保病事件もまた、たしかに可能的に多層的で多様な意味としての出来事でありうる。しかし同時に、そうした制度的な「読み」は、メディアテクストとしての記事や番組がもつ、可能的な意味としての水保病事件の多層性や多様性を、一定の意味の方向性やまとまりへと収斂させるディスクールを編制するディスクール的実践でもあるのだ。

ここで重要なのは、こうしてメディアテクストを織り成す「読み」としてのディスクール的実践と、それをつうじて編制されながら、メディアテクストの可能的に多層的な意味にたいして権力作用を及ぼすディスクールの特性である。ディスクールとは、「社会的実践の一形式としての、書かれ、話された言語」として、定式的には理解される。しかし、ディスクールの特性としてとくに注目すべきなのは、あるディスクールを編制するにいたった「特定のディスクール的実践と、それが埋め込まれている、行為の（状況、制度的枠組、そして社会構造などを含む）ある特別な領域との間での対話的関係が想定されている」（Wodak 2001:65-66）という点である。すなわち、ディスクールとは、けっしてたんなる「談話」などではない。ディスクールはあくまでも制度的実践、あるいは社会的実践としてのディスクール的実践をつうじて編制され、そうした実践が展開される社会的諸領域の特性との相互の関連性によって特徴づけられている。

こうして、「一方では、状況的、制度的、そして社会的背景がディスクールを形成し、また、それに影響を与えているが、他方では、ディスクールが、当のディスクール的プロセスや行為と同様に、非ディスクール的な、社会的、政治的プロセスや行為にたいしても影響を及ぼしている」（Wodak 2001 : 66）。このように考えるなら、メディアテクストとしての水俣病事件報道においても、そこで編制されるディスクールは、メディアテクストを織り成しつつ、自らを編制したディスクール的実践が展開される状況的特性や社会的特性を背景としているといえる。そして、このようなある特定の状況的特性や社会的特性のもとで編制されたディスクールが、メディアテクストにおける可能的に多層的な意味としての水俣病事件を方向づけ、収斂させたり、ある特定の意味を顕在化させたり、逆に他のさまざまな可能的意味を抑圧したり、潜在化させたり、排除したりしているということになる。

したがって、マスメディア組織におけるディスクール的実践によって織り成されるメディアテクストとしての水俣病事件報道においても、また、オーディエンスのディスクール的実践によって織り成される同様の報道においても、ある特定のディスクールが編制されていくという事態は、次のように理解されなければならない。すなわち、それは、マスメディア組織においてメディアテクストが織り成される場合も、オーディエンスの「読み」によって織り成される場合も、ある特定の状況的、社会的背景のもとで展開される社会的実践としてのディスクール的実践によって、ある特定の状況的、社会的背景をもったディスクールが編制されているということである。そこで重要なのは、そのような特定の状況的、社会的背景を背負ったディスクールによって、方向づけられ、収斂させられた意味としての水俣病事件が構築され、他のさまざまな意味としての事件の相貌が、抑圧され、潜在化させられ、排除されているということなのだ。まさに、ここにこそ、水俣病事件報道についての批判的ディスクール分析が解明すべき、メディアテクストの可能的で多層的な意味としての水俣病事件と、メディアテクストに編制され、状況的、社会的な特性をもち、権力作用を及ぼすような特定のディスクールの意味としての水俣病事件との間の抗争が見出される。

ディスクールによる水俣病事件の被構築性

メディアテクストを織り成し、そこにディスクールを編制するディスクール的実践は、社会的実践としての社会的特性をもっているし、そうして編制されたディスクールもまた社会的特性を示している。そして、ディスクール的実践も、ディスクールも、その社会的出自に起因する権力作用を及ぼしているのである。ところが、ディスクールの権力作用とは、これまで述べてきたような一定の意味的方向性へと収斂し、他のさまざまな意味を抑圧したり、潜在化させたりするような、ある特定の言表の構築だけにかかわるものではない。M・フーコーは、ディスクールが、自らの語る対象を構成し、変形し、言表の配分を支配し、あるテーマを活性化させ、そしていくつかの概念の働きによって、さまざまに異なった部分を働かせるという作用を及ぼしていることを指摘している（Foucault 1969 : 46-51）。こう考えるなら、メディアテクストを織り成すディスクール的実践によって、メディアテクストに編制されるディスクールが、メディアテクストの可能的に多層的で多様な意味にたいして権力作用を及ぼすということは、次のような事態を生起させることにもなる。すなわち、メディアテクストに編制されたディスクールの意味のまとまりとして、語られるべき対象がディスクール自体によって構成され、さらにそれは、意味の収斂に応じて変形されていく。また、メディアテクストに言表が配分される、その仕方がディスクールによって支配される。また、まとめあげられた意味に応じた特定のテーマが選択されることにもなる。さらに、収斂された意味されるものとしての特定の概念の、独自の働きが展開されるようにもなる。

ディスクールによる対象の構成について、フーコーは次のように述べている。ディスクールの間のさまざまな関係が、「ディスクールに自らが語るべき対象を提供」したり、あるいは「しかるべき対象が語られるために、そのような対象を取り扱ったり、命名したり、分析したり、分類したり、説明したりするために、ディスクールが実現すべき関連性の束を決定する」（Foucault 1969:63）のである。このようなかたちで対象を構成するディスクールの間の関係を成立させているのが、ディスクール的実践にほかならない。それゆえに、社会的実践としてのディスクール的実践が展開されることによってディスクールが編制されていくというプロセスも、次のようにとらえられる。つまり、ある一定の社会的背景にしたがって「対象への支配体制（régime）」が決定され、そうした状況下で、「語る対象を体系的に形成する実践としてディスクールが成立している」（Foucault 1969 : 66-67）ということなのだ。

水俣病事件報道においても、こうしてフーコーが指摘するような、語るべき対象を構成し、特定の言表を配分し、あるテーマを活性化し、ある概念を発動するといったディスクールの作用を見出すことができる。一九五〇年代後半における戦後日本社会という社会的背景のもとで展開される一つのディスクール的実践が、水俣病事件報道をメディアテクストとして織り成すとき、そこに編制されたディスクールは、まさしく自らの権力作用の一環として、当時の社会的背景のもとでの水俣という地域社会のある特定の側面を、自らが語るべき対象として構成する。これと同じ時期の、たとえば全国紙のようなマスメディア組織における制度的実践として展開される、全国報道というディスクール的実践が織り成すメディアテクストでは、そこに編制されたディスクールは、日本列島の西南端の一地域で発生した水俣病事件にかんする言表などを配分したりはしない。あるいは、地域向けの報道というメディアテクストに、水俣病患者のほとんどが漁業者であるといった意味的なまとまりをもったディスクールが編制されると、それは「患者の生活環境」というテーマを選択し、活性化させる。また、最初期の事件報道では、そこに編制されるディスクールが収斂させ、それによって意味されるものとしての「伝染病」や「奇病」といった概念が、水俣病をめぐって発動され、独自のかたちで展開されるのである。

このようにメディアテクストを織り成すディスクール的実践も、それをつうじて編制されるディスクールも、その社会的出自に応じて、自らにとっての対象を構成したり、言表を配分したり、ある特定のテーマを活性化させたり、概念を働かせたりする権力作用を及ぼしている。さらに、メディアテクストに編制されたディスクールは、こうした権力作用によって、「イデオロギーの再生産において、特別な地位を占めている」のである。それというのも、メディアテクストを織り成すディスクール的実践として語られる事柄、すなわち「テクストや語りのさまざまな特性こそが、抽象的なイデオロギー的信念や、そうしたイデオロギーに関連した何か別の主張を、社会的成員が実際に表明したり、明確に系統化して述べたりすることを可能にしている」(van Dijk 1998 : 192) からである。したがって、ある特定の社会的背景のもとで展開されるディスクール的実践によって、メディアテクストに編制されるディスクールを、「特別な視点から、何らかの社会的実践にかんする特定の表象と結びつけられた言語のタイプ」(Fairclough 1995 : 41) とみなすなら、それは、権力作用だけではなく、イデオロギー的特性もまた示しているのである。そしてこう考えるなら、メディアテクストに編制されたディスクールが構成する対象も、配分する言表も、選択し、活性化させるテーマも、発動される概念も、いずれもが、そうしたディスクールの社会的特性と、それを起源とする権力作用とも相俟ったかたちで、イデオロギー的特性も含んでいるということになるのだ。

まさに、水俣病事件報道というディスクール的実践をつうじて編制されたディスクールも、その社会的出自を起源とする社会的特性と、それに依拠した権力作用とともに、自らが編制された社会的、歴史的コンテクストに特徴的なイデオロギー的特性を示してもいる。すなわち、日本の高度経済成長が今まさにスタートしようとしていた時期に発生した水俣病事件の、その報道というメディアテクストに編制されたディスクールこそが、そうした歴史にふさわしいイデオロギー的特性を如実に明らかにしているのである。すでに述べたように、一九五六年五月の水俣病公式発見とその第一報以来、一九五九年十一月の「漁民騒動」にいたるまで、この事件が全国報道されることがなかったという報道の在り方とは、マスメディア組織における制度的実践としてのディスクール的実践が編制するディスクールによる、言表の一つの配分の仕方である。これは、水俣病事件を報道するというディスクール的実践によって編制されたディスクールが、自らが語るこの出来事にかんする言表を、広範囲には配分しない権力作用として、次のようなイデオロギー的特性を明らかにしているのである。すなわち、それこそが、経済発展だけを追求することに重大な疑義を提起するこの事件を、一地方の出来事として封じ込め、ぎゃくに、地方に多少の問題が生じたにせよ、それを凌駕するほどの経済発展を遂げることを戦後日本のあるべき姿とするイデオロギーにほかならない。また、最初期の報道では、水俣病について、「奇病」という表現が使われつづけていた。このこともまた、水俣という地域の、おもに漁業を生業とする人びとの間で生じた健康被害にたいして、「奇病」という概念を発動させ、それをめぐる言表を配分するという、水俣病事件報道において編制されたディスクールのイデオロギー的特性を示しているのだ。

水俣病事件報道において編制されたディスクールは、「もはや、一方の側にメディア制度やジャーナリストたちを措き、他方の側にオーディエンスを措いたときの、両者の間の『媒介変数』などではありえず、意味やイデオロギーがそこで表明され、（再）生産される、中心的で、明らかに社会的、文化的な所産として、それ自体として研究されねばならない」（van Dijk 1985：5）なければならない。こうした視点から、この先では、一九五六年から五七年までの、水俣病事件の新聞報道についての批判的ディスクール分析を試みることによって、メディアテクストに編制されたディスクールの意味としての水俣病事件の、社会的特性、ディスクールとしての権力作用やイデオロギー的特性の解明を試みてみよう。そして同時に、そのような試みをつうじて、メディア環境における水俣病事件の、ディスクールによる被構築的な相貌のいくつかも提示することにしよう。

三　水俣病事件報道におけるマイノリティのディスクール的構築

対象としての水俣の構成とイデオロギー的主体の産出

水俣病が公式発見され、その第一報がなされる一九五六年当時には、水俣はどのような地域社会として語られていたのであろうか。この点の解明は、一つには、水俣事件報道というメディアテクストを織り成すディスクール的実践にとって、この時代と地域が、いったいどのような歴史的、社会的背景となっていたのかを明らかにしていくことになる。それと同時に、水俣病事件報道をつうじて編制されたディスクールが語るこの水俣という地域社会が、どのような対象として、どのように構成されていたのかという点も明らかにされることになろう。つまり、メディア環境のなかに織り成されたメディアテクストにおける意味としての、この水俣という地域の、ディスクール的、あるいはイデオロギー的な被構築性もまた検討されるようになるのである。

公式発見以前に、事件の予兆ともいえる水俣の異変を報道していた『熊本日日新聞』（以下『熊日』と略記）は、一九五六年の、いわば「水俣の今年の課題と展望」が、水俣港の貿易開港、重要港湾指定であることを、一月七日の紙面で次のように報じていた。

新日窒工場（現チッソ、引用者）の硫リン安および硫加リン安などの本格的生産開始とともに韓国、台湾その他への輸出が増加するいっぽう米国、エジプト、モロッコなどからのリン鉱石、東西ドイツからのカリ、韓国からの黒鉛などの輸入も年とともに増加の勢いにあって開港問題がクローズ・アップされてきたわけだが、市の将来はいつにこの開港問題にかかっているだけに異常な力コブの入れようだ。（中略）一万トン級の船舶が入港出来るようにして新日窒工場を背景とした近代貿易港とする計画案が立てられた。その正式計画案は近く完成、運輸省発行の雑誌「港湾」に発表される予定である。同港の修築に最も有利と見られているのは湾口に横たわる周囲四キロの恋路島が自然の防波堤をなしていることで、約五億円の工費が節減されるもようだが、全国を通じて防波堤を必要としない港は清水港と百間港の二港だけといわれる。

この年の五月八日に公式発見の第一報をする『西日本新聞』（以下、『西日本』と略記）も、それに先立つ一月二十一日には、この水俣港の貿易開港という懸案を、「大型船舶が横づけ、七年計画で修築、移出入直接行う十年後の水俣港」という見出しで、水俣の経済発展を進めるための地域的課題として、期待を込めて報道している。これらの報道からは、すでにチッソを中心にして経済的発展を遂げてきた水俣が、港湾を整備して、今後もチッソ水俣工場の生産を拡大させながら、さらなる経済発展を進めていこうとするディスクールが、水俣病公式発見のその年の新聞報道において編制されていたことが明らかになる。こうしたディスクールで語られていたのは、水俣港の貿易開港による、水俣のより一層の地域的経済発展だけではない。原材料を海外から調達し、それを高度な技術によって製品化して海外に輸出することによって可能となった日本の経済成長の模範的なかたちを、チッソ水俣工場を中核としたこの地域で展開していこうという一種の意気込みもまた、そこでは語られていたのである。

期待どおりに、水俣港の貿易開港は実現したが、その開港の日は、いみじくも、水俣病公式発見と同じ一九五六年五月一日であった。もちろん、五月八日の「公式発見、第一報」以降は、『西日本』、『熊日』はもとより、『朝日新聞』（以下、『朝日』と略記）、『毎日新聞』（以下、『毎日』と略記）などの全国紙の地方版も含めた各紙では、水俣病事件に関連する記事が増加していくことになる。しかし、そうしたなかでもなお引きつづき、この水俣港の貿易開港、港湾整備によるさらなる経済発展への期待を、この地域の現状とする報道が、この時期に継続していたという点に注目しなければならない。翌一九五七年の年頭にあっても『西日本』では、「洋々たる将来性、林産資源も積出す、中共《ママ》貿易基地にも」という見出しで、水俣港について次のような報道がなされているのである。

水俣港の将来は新日窒工場の発展いかんにかかっている。同社の硫加燐安、硫安はすでに海外でも定評があり、台湾、朝鮮にぞくぞく積み出されているほか近く飛躍的に増大が見込まれている中共《ママ》貿易の基地として有望視されている。また市内をはじめ葦北郡、鹿児島県大口市、伊佐郡の林産資源はもとより、一、二年後に完成予定の人吉―水俣間の県道でいままで陸送に頼っていた人吉、球磨方面の林産資源も同港を利用することによって海外輸出はもとより阪神方面など内地の輸送も容易になる。（『西日本』一九五七年一月七日）

このように、一九五六年から五七年の初頭にかけての『西日本』、『熊日』をはじめとする地域向けの新聞紙面では、貿易開港で経済発展への新たな段階を迎えた水俣の姿を、水俣病の被害と動揺が拡大しつつある水俣の姿と並行して報道していたのである。もちろん、そうしたなかで一九五六年の後半には水俣病事件関連の記事も増え、それらを「読む」ことで織り成されるメディアテクストにおいて、水俣病の発生と患者の拡大がこの地域にとって重大な問題になりつつあるということは、可能的な意味として十分に成立したはずである。しかし、このような水俣病の発生と被害の拡大を地域社会の問題とするメディアテクストの可能的な意味も、そうしたメディアテクストを織り成すディスクール的実践としての「読み」も、水俣病事件のもつ意味を、地域社会の在り方にたいする疑問や警鐘へと展開させるような明示的なディスクールを編制するにはいたっていない。むしろ、水俣港を貿易拠点としながらチッソとともに経済発展を遂げようとするのが水俣の姿であるというメディアテクストの意味と、それを可能にするディスクール的実践の方が、そうしたさらなる経済発展を進めることこそがこの地域社会の将来像であると語る、明示的なディスクールを編制しているのである。

こうして、水俣病事件の新聞報道の最初期において、水俣について明示的に編制されたディスクールは、水俣という地域社会を次のように語るべき対象として構成していたのである。すなわち、水俣は、貿易開港を果たし、この港湾によって今後もチッソとともに地域経済を発展させ、それによって日本の経済成長の推進力にもなるような模範的な地域になりつつあると語られたのだ。そして、水俣という地域が、このように語られる対象としてディスクール的に構成されるとき、水俣の海も、チッソのための天然の良港として語られ、そこで暮らし、漁業を生業とする人びとの、生活の場として語られる対象ではなくなる。新聞報道というメディアテクストに明示的に編制された、経済発展を志向し、貿易開港を歓迎するディスクールが、水俣の海をも、チッソのための貿易港として語る対象へと変態させるのである。それだけではなく、こうしたディスクールが、水俣の海はチッソの港ではなく、生きる糧と自らを育む海であるといったメディアテクストのいくつかの可能的意味を収斂させながら、そう語ろうとするディスクールと、それを編制するディスクール的実践を、抑圧し、排除するのだ。いうまでもなく、そこで抑圧され、排除されるディスクールは、この水俣の海に生きる漁民たちのディスクール的実践によって編制されている。それゆえに、水俣の海をチッソの貿易港として語るディスクールによる、同じ海を生きる場として語るディスクールの抑圧や排除は、メディアテクストにおける可能的意味の抑圧や排除であると同時に、抑圧、排除される可能的意味をテクスト的に織り成し、対抗的なディスクールを編制しうるディスクール的実践の実践者、すなわち漁民たちを、意味的に抑圧、排除しながら、水俣のマイノリティとして位置づけることにさえなる。

水俣港の貿易開港によってさらなる経済発展を志向するディスクールは、戦後日本における、「新しいナショナリズム」というイデオロギー的特性も示している。門奈直樹によれば、一九四六年以降の八月十五日、すなわち敗戦の日の『朝日』、『毎日』、『読売新聞』の三紙の社説を見ていくと、『もはや戦後ではない』と言われた一九五六年から六五年の『八・一五』社説では『自助精神の涵養』『独立意識の気概を持て』『愛国心の必要』といった論調が目立っていく」という。しかも、そこで特徴的なのは『新しいナショナリズムの構築』といった政治権力が描くイデオロギー的な展開過程に歩調をあわせるべく、経済ナショナリズムの高揚で、個々の言論が具体化された」（門奈 2001 : 97）という点である。つまり、こうしたイデオロギーは、「経済復興＝物質生活の向上を第一義的に考えつつ、『愛国心』の育成、新しいナショナリズムの構築が占領政策の精算＝日本の真の独立につながっていくことになるのだという論理」（門奈 2001 : 98）を内包しているのである。

このような「新しいナショナリズム」のイデオロギーは、水俣がチッソとともにさらなる経済発展を遂げ、貿易開港によって模範的な経済発展を進めようとすることで、日本の経済成長の一端を担っていくことになるというディスクールにおいても、如実に見出すことができる。そして、この「新しいナショナリズム」のイデオロギー的ディスクールこそが、水俣を、貿易開港によってチッソを中心にした模範的な経済発展を進め、日本の経済成長の一端を担っていく地域として、イデオロギー的に語られる対象として構成していく。まさしく水俣は、こうしたかたちで、いわば国是の一部ともいえるイデオロギー的ディスクールによって、経済発展を遂げるべき地域として、ディスクール的に構築されていったのである。そしてその過程で、貿易開港によるチッソを中心とした水俣のさらなる経済発展への期待を語るディスクールも、それを編制するディスクール的実践の実践者も、「新しいナショナリズム」によってイデオロギー的に正統化されるのである。

高度経済成長期の出発点に相当する、水俣病事件報道の最初期のメディアテクストとしての新聞報道には、そうした歴史的、社会的背景のもとで際立って特徴的な、チッソの「企業城下町」ともいえる水俣の経済発展への期待を語るイデオロギー的ディスクールが明示的に編制されていた。そうしたディスクールは、水俣という地域を、文字どおりの「企業城下町」として語られる対象として構成しながら、一方では、同じ水俣という地域に暮らす漁民のディスクール的実践を意味的に抑圧、排除しながら、漁民を水俣のマイノリティとして位置づけようとしている。そして同時に他方では、同じディスクールが、自らを編制するディスクール的実践の実践者たちを、これからの水俣という地域だけではなく、真に独立した日本の担い手として、すなわちイデオロギー的主体として位置づけようとしているのである。

ここで見てきたような新聞報道のディスクールのもつ意味的な抑圧、排除の作用が、メディア言語のイデオロギー的作用として、「世界を表現する特定の方法、社会的アイデンティティの特定の構成の方法、社会関係の特定の形成の方法を内包している」(Fairclough 1995 : 12) のである。その結果、メディアテクストとしての新聞報道に編制された、チッソの「企業城下町」としての水俣の経済発展を志向するイデオロギー的ディスクールが、地域においても、国家においても、水俣の漁民たちを、経済成長を邁進しようとする道程から逸脱した存在として抑圧し、排除していくことになる。そして、こうしたディスクールによって抑圧、排除された漁民のなかから水俣病の患者が発生したのである。さらに、同様のディスクールは、まさしく「新しいナショナリズム」のイデオロギー的ディスクールとして、「イデオロギー的な効果としての主体を誘導する」(Althusser 1993 : 137) ことになる。水俣という地域と日本という国家の経済成長を志向する「イデオロギー的ディスクールが個人をよびとめ、個人に問いかけ、社会構造のさまざまな水準で要求される『担い手』の機能をそうした個人に引き受けさせる」(Althusser 1993 : 137) のである。そのとき、こうしたディスクールを編制するディスクール的実践の実践者たちが、「新しいナショナリズム」のイデオロギー的主体として自らを任じ、同時に、経済成長の道程から逸脱した存在をも認知しながら、それを抑圧、排除する主体にもなっていくのだ。

「伝染病」から「生活環境」のテーマ化へ

水俣が、チッソを中心にして日本の経済成長の一端を担う経済発展を遂げつつあると語るディスクールとは、そのように語られる対象として、水俣という地域社会を構成し、その過程で水俣の漁民をマイノリティとして位置づけ、同時に、「新しいナショナリズム」のイデオロギー的主体を産出するディスクールにほかならない。これと同様に、水俣病事件報道というメディアテクストに編制されるディスクールが収斂させ、方向づける意味として、水俣病という病も、その患者と家族も、また彼ら、彼女たちの生活も立ち現れるのである。

水俣病が中毒症であることが明らかになるまでの最初期の段階では、伝染性疾患であることが疑われ、対策においても、患者の隔離や周辺地域の消毒、蚊、ネズミ、ノミ、シラミなどの病害虫の駆除といった方法が講じられていた。新聞でも一九五六年七月頃までは、水俣の「奇病」を伝染病とする報道がつづいていたのである。

> 水俣市月ノ浦に発生したいわゆる奇病は、保健所および同市医師会が中心になって熊大微生物学教室六反田（藤吉、引用者）教授に依頼して研究をつづけているが、伝染性があるので早期解決をはかるべく実体《（ママ）》を厚生省防疫課に報告し、その指示をあおぐことになった。（『西日本』一九五六年七月二十四日）

しかし、同年八月になると、熊本大学（以下、熊大と略記）医学部などの調査研究によって、この「奇病」が伝染病ではないことがしだいに明らかになってくる。ところが、その段階では、なお原因不明であるということから、当面のとりうる対策は環境衛生面の対策にとどまっていた。この時期に六反田は、患者の排泄物や血液からは伝染性のウイルスや細菌が発見されず、この「奇病」が伝染性の疾患とは考えにくいという所見を報告している。『熊日』では、こうした原因究明へ向けての取り組みを、「水俣の奇病にメス、医学者五十人現地へ、月ノ浦部落〝ビールスではない〟」という見出しで、次のように伝えた。

まず細川病院長（新日窒付属病院長、細川一、引用者）から二十九年から本年にいたる月別、年齢別患者の発生状況、手足のマヒ、視力の減退、言語障害、高熱、高い死亡率をともなう奇病患者の症状について説明、ついで六反田熊大細菌学主任教授から八ヶ月にわたる患者の便の培養、血液検査の結果、伝染性ビールスによる病気と断定することは困難で、さらに今後の観察を必要とするむねの報告があったのち解剖、病理、小児科など各部門ごとに所見の発表が行われた。（中略）当面の対策について協議、（中略）蚊、鼠、のみ、しらみの駆除など現地の環境衛生に力を入れることを決定、六時すぎ散会した。なおさる二十九年から現在までの発生状況は三十人で、（中略）月別にみると四月から八月までが多く、さる七月上旬十二人の患者を白浜病院に隔離したあとは一件も発生していない。（『熊日』一九五六年八月二十五日）

相次いで発症した水俣病の患者と家族たちは、一連の伝染病対策による隔絶感に苛まされ、地域からも伝染病患者とその家族ということを理由にした偏見、迫害、差別を受けていた。「患者が出た家のまわりや共同井戸などをくりかえし丹念に消毒したので、奇病に対する恐れがつのり、患者家族に対する迫害差別がはげしくなった。奇病が出た家では共同井戸を使わせてもらえず、夜遅くひそかに、あるいは遠くまで水を汲みに行った。子どもは仲間はずれにされ、家族は雨戸をしめて閉じこもるなどした」（宮澤 1997:106）。患者と家族は、水俣病という病の苦痛だけではなく、こうした社会的苦痛をもすでに経験させられていたのである。原因も効果的な治療法も不明な疾患をめぐっては、その症状や発生状況から連想される隠喩的な意味を源泉とした偏見が生まれる。つまり、「まだ十分に正体の分からない、きわめて治療しにくい病気については大体言えることであるが、こうした恐ろしい新種の病気——少なくとも、その疫病性ということでは新しい病気——の到来は、病気の隠喩化に大きなチャンスをあたえる」（Sontag 1978, 1989=1992:153）のであり、水俣病の場合も、隠喩化された意味の連鎖による偏見が向けられ、患者家族が迫害、差別されてきたのである。

このような水俣病の隠喩的な意味は、水俣病にかんするメディアテクストを織り成すディスクール的実践が展開される際の状況的な背景にもなる。それゆえに、そうした状況で展開されるディスクール的実践としての「読み」が織り成すメディアテクストにおいては、「伝染性ビールスによる病気と断定することは困難」であるのだから、水俣病は伝染病ではないのだというディスクールは容易には編制されない。むしろ、当面の対策として「蚊、鼠、のみ、しらみの駆除など現地の環境衛生に力を入れる」というからには、水俣病は何か伝染病のような性質がある「奇病」なのだろうといったディスクールがメディアテクストに編制され、そうした意味として、水俣病はディスクール的に構築され、立ち現れることになる。さらに、「月別にみると四月から八月までが多く、さる七月上旬十二人の患者を白浜病院に隔離したあとは一件も発生していない」といった記事が、このようなディスクール的実践として「読まれる」とき、「水俣病はやはり伝染性の『奇病』なのではないだろうか」といった疑いすらも意味するディスクールが編制されていくことになろう。こうして、水俣病事件の最初期にあって、水俣病という病について語るディスクール的実践によって織り成されるメディアテクストにおいては、この病をめぐって、「伝染病」という概念を根強く働かせるようなディスクールが編制されていた。そして、まさしくそうした意味へと連鎖させられるかたちで、水俣病という病だけではなく、患者やその家族も、その生活も、ディスクール的に構築されていったのである。

ところが、この年の九月以降になると、水俣病を伝染病とする報道に代わって、患者たちの生活環境にかんする報道が散見されるようになる。『熊日』では九月十日に、「水俣の奇病で一人死ぬ、熊大医学陣現地へ、〃驚くべき生活環境〟」という見出しで次のように報道されている。

熊大内科では（中略）同市白浜の隔離病棟に収容中の重症患者六人を熊大病院に収容。内科的、小児科的考察を行ってきたが今月初め患者のうち一人が死亡、臨床的考察を行う上に研究が出来ないため、現地の環境なども調査、さらに患者の状況をみることになったもの。一行は月ノ浦部落を訪れ、（中略）患者を診察、患者の状態を十六ミリフィルムにおさめた。午後は新日窒付属病院を訪れ一行の診察を待っていた六人の患者を診察、言語障碍など録音した。徳臣（晴比古、引用者）助教授談・病原体がなんであるかはまだまだ時間がかかるが、われわれは内科的の臨床像の全ぼうをつかむため現地を視察にきたわけだ。驚いたのは現地の生活環境だ。脳疾患であることは間違いないと思う。（『熊日』一九五六年九月十日）

同じ『熊日』が十一月には、「水俣の奇病、中毒性のものか、ビールス発見できず、対策委で中間発表」の見出しで、水俣病を中毒性の疾患であるとする研究結果を伝えながら、同時に患者の生活環境が注目されていることも、次のような記事で報道する。

委員会終了後、伊藤保健所長から熊大と地元対策委員会の今日までの研究結果として奇病の原因が　応中毒性のものではないかと見られるとのつぎのような発表が行われた。

病理解明の結果中枢神経をおかされていることは判明したがその原因は約半月間の実験によってもビールスが証明されないところから中毒性のものではなかろうかということが判った。しかしその中毒もなにが原因かはまだ不明で目下研究を進めている。しかし、水俣地区の委員会では患者が漁業関係者のみに限られて

いるところから漁業家としての生活環境に関係があるということに意見が一致した。（『熊日』一九五六年十一月七日）

たしかに、これらの新聞報道は、水俣の「奇病」を伝染病として語ることから離れ、むしろ、『熊日』の十一月七日の記事では明示的に中毒症であろうと伝えてもいる。そうしたなかで、徳臣熊大医学部助教授が、現地の生活環境に驚いたと語ったこともまた、事実なのであろう。しかし同時に、これらの水俣病について語るディスクール的実践をつうじて織り成される、事件報道のメディアテクストに編制されるディスクールは、「伝染病」という概念の発動に代わって、患者たちの生活環境をテーマ化している。その結果、水俣病は、患者たちに特有の生活環境に起因する病という意味として、ディスクール的に構築されるようになっていったのである。

ここで想起しなければならないのは、チッソを中心に経済発展を遂げ、それをもって日本の経済成長の一端を担う地域であると語られるべき対象として、水俣という地域を構成しようとするイデオロギー的ディスクールが編制されていたということである。それは、日本の国家としての「真の独立」を可能にする経済成長の一翼を支え、この地域の経済発展の中核をなすチッソの、その専用港として、水俣の海をみなすディスクールでもあった。それはまた、同じ水俣の海で生きる漁民を、水俣という地域だけではなく、経済成長によって「真の独立」をはたそうとする日本という国家におけるマイノリティとして位置づけるディスクールでもあったのだ。それゆえに、一方でこうしたイデオロギー的ディスクールを編制するディスクール的実践が、他方で先に示したような、患者が「驚くべき生活環境」にあって、しかも「患者が漁業関係者のみに限られているところから漁業家としての生活環境に関係がある」といった記事を「読む」とき、次のようなディスクールもまた編制されることになる。すなわち、水俣病をめぐって、患者の「生活環境」をテーマ化しながら、水俣病を、「漁民＝マイノリティの生活環境に起因する病」という意味へと方向づけるディスクールが編制されるのである。

同様に、「貧しいため魚を主に食べていた」（『西日本』一九五七年二月四日）こと、「患者はほとんど（中略）エビ、コノシロなどを獲る磯サシ網漁の月ノ浦、湯道《ママ》、百間、梅戸各地区の漁民百名（家族とも約六百名）である」（『毎日』一九五七年二月十四日）こと、「発生地は水俣湾内の漁村で過半数が月浦《ママ》部落に集中しているほか湯堂、出月、茂道、百間、梅戸の各部落にわたっている」（『熊日』一九五七年二月十四日）こと、そして「患者のうち六〇％が漁業に従事し、（中略）とれた魚を食べる人が多いところから、病気の原因が魚にあるのではないかとも考えられる」（『朝日』一九五七年三月九日）ことの、いずれを「読む」ディスクール的実践からも、患者の生活環境をテーマ化し、「貧しい漁民＝マイノリティの生活環境に起因する奇病」として水俣病を構築するディスクールが編制される。[1] こうして、とりわけ「新しいナショナリズム」にも連動しうるイデオロギー的ディスクールを編制するディスクール的実践が、メディアテクストにおいて、水俣病をめぐって「貧しい漁民の生活環境」をテーマ化するディスクールを編制していくことになる。そして、このようなディスクールこそが、水俣病を「マイノリティの『奇病』」として構築しつつ封じ込め、水俣病の患者と家族を、マイノリティとして構築しつつ抑圧、排除していったのである。

四　「原因物質の究明」というイデオロギー的ディスクール

知と可能的意味が明らかにする原因

水俣病事件をめぐるメディアテクストにおける意味として、水俣病という病を構築するディスクールとは、日本の高度経済成長期の出発点とも目される、歴史的、社会的背景のもとで特徴的なイデオロギー的ディスクールでもあった。こうしたディスクールが編制されていくなかで、熊大医学部を中心とした「奇病研究班」は、水俣病の原因究明を進めていた。そして、一九五六年十一月に研究班は、「奇病」が水俣湾の魚介類による重金属中毒症であるとの中間報告を発表したのである。それは、「奇病」がマンガン中毒であると考えられるという内容であったが、この中間報告に先立つ十月十日には、すでに『毎日』が「マンガン中毒か、水俣の奇病、熊大が分析」という見出しによって報道するところにもなっていた。そして、こうした研究成果とその報道によって、水俣病の原因はチッソが水俣湾に排出しつづけてきた排水であることが、強く示唆されたのである。この後の新聞報道においても、チッソの排水が原因ではないかという見方で研究が継続していることが伝えられている。

熊大ならびに現地対策委員会では奇病の原因が伝染性のものではないことが明らかになった現在、研究の主力を中毒説に置き解明に全力をあげることになったがこの結果新日窒工場の薬品処理によって生ずる排液が奇病と何らかの関係を持つのではないかとこの点に研究の焦点をしぼることになった。（『熊日』一九五六年十一月二十六日）

水俣の海の異変の歴史は長く、海に生きる人びとにとって、チッソの排水の混じった海水が毒水であることは周知のことであった。漁民の多くが、「工場排水口近くに舟をつなぐと舟底に舟虫がつかなくなり、いけすの魚も百間港の水が混じると死ぬという事実を知っていたのである」(原田 1972:10)。また、水俣病公式発見の数年前には、海とその周辺での異変が、たとえば、一九五四年八月一日の『熊日』の「猫てんかんで全滅、水俣市茂道部落、ねずみの激増に悲鳴」という見出しの記事で新聞報道されてもいた。さらに、水俣の人びとの間では、当初からチッソの排水が水俣病の原因として疑われていた。それを、原田正純は老漁師の語ったところとして次のように紹介している。「私は最初から工場の水がおかしいと思った。雨が降って、工場の泥が流れ込むところにスズキやボラが来て死んでいた。もし魚を食って人間が水俣病になるんだったら、その魚が死ぬ、工場のドベ(泥土)の流れ込むところに原因があると思っていた」(原田 1972:23)。

ここで、ディスクールが、ある状況的、社会的背景のもとで展開されるディスクール的実践によって編制されているということに加えて、「いくつかの側面での現実についての社会的に構築された知」(Kress and van Leeuwen 2001:4) であるということも想起する必要がある。つまり、日常生活のなかで、あるいはすでに織り成されたメディアテクストに編制されたディスクールの語るところとして、水俣の海やその周辺での異変が、「社会的に構築された知」になりえていた状況で、ここに掲げたような記事を「読む」というディスクール的実践によって織り成されるメディアテクストの可能的意味とは、次のようなものにほかならない。まさしくそれこそが、「水俣病の原因は、チッソから排出されつづけてきた工場排水であり、それによって汚染された魚を摂取したことによる重金属中毒症がこの病である」という可能的意味なのだ。

また水俣病による生命、身体、生活にたいする被害だけではなく、水俣では一九五〇年代以降の漁獲高が激減していたところに水俣病が発生、拡大し、水俣湾の魚の摂取による発症が明らかになるとともに、獲れた魚も売れなくなるという漁業被害が広がっていった。そうした経緯についての各紙の報道を見てみよう。

まず、水俣病「伝染病説」がなお十分に払拭されなかった一九五六年八月には、次のように報道している。

水俣市袋湾外の名物ボラ釣りは今が盛りだ。（中略）今年はさっぱり。十数隻しか出ておらず、せいぜい一日三、四貫の水揚げで漁夫たちは生活が苦しくなる一方だと暗い表情だ。（中略）漁夫たちは「新日窒水俣工場のカーバイドの燃えカスが海に流れ込むからだ」といっているが、工場側から漁協を通じ年間四十万円もらっているので、漁協では「何とかよい対策はないものか」と思案している。（『朝日』一九五六年八月十九日）

熊大医学部研究班によって「中毒説」が示され、「海水原因説」も提起されるようになった十一月には、「出漁もやめ生活危機、水俣の奇病・こわい海水」という見出しで、次のような報道がなされるのである。

完全に生活の場を失った形で漁民たちは「海に出ればとれることはわかっているが、もし病気にでもなれば恐ろしい。一日でも早く奇病の原因をハッキリたしかめてもらいたい。安心して出漁できる日まではなんとかほかの仕事で暮らしてゆくより方法がない」といっている。（『毎日』一九五六年十一月二十九日）

ここで重要なのは、漁業被害に苦しむ漁民の、水俣病の原因究明を求める「声」[2]が明示的に報道されている点である。また、漁業被害、生活の危機の原因が、水俣の海を破壊するチッソにあることを示唆する「声」も報道されている。そして、翌五七年二月には各紙が、水俣病の原因について、それまでに明らかにされた研究結果と、漁業被害を受けている漁民の「声」と行動を、次のように報道したのである。

熊本県、水俣保健所は発病経路と思われる魚介類を食べないように指示したが、沿岸の月ノ浦など五部落二百戸はいまボラ子のシーズンにはいったが、奇病を恐れて買手はなく、たまりかねた地元の漁民代表はこのほど熊大を訪れ「死活問題だ。一日も早く原因を究明してほしい」と陳情した。(『西日本』一九五七年二月四日)

水俣市月ノ浦一帯の海岸地帯に発生している奇病は熊大医学部、国立公衆衛生院などの調査で重金属の中毒説が強く、汚染された海水や魚介類に関係があるらしいとの線が出ているが、このため同海岸地区民は二十九年以降から漁獲高減少に加え折角獲ってきた魚も売れず最近ではほとんど出漁をやめ生活の危機に不安の日を送っている。(中略)水俣漁協ではこのほど組合員代表三十名の漁業被害対策委員会を結成、十五日午後一時から水俣保健所で第一回対策協議会を開き、同日県から坂本水産課長、橋本水俣市長、尾田同市市議会議長、西田新日窒工場長、伊藤水俣保健所長、細川新日窒付属病院長、畑中水俣署長、岩本医師会長ら各関係代表者を招いて生活補償問題の具体策を協議する。(『毎日』一九五七年二月十四日)

こうした漁民の窮状、漁民の「声」と行動にかんする報道と、先の一九五六年十一月の「新日窒工場の薬品処理によって生ずる排液が奇病と何らかの関係を持つのではないか」という研究結果についての報道とが、相互テクスト的に関連づけられるとき、メディアテクストにいったいどのような可能的な意味が織り重ねられるであろうか。さらに、茂道での異変についての知、あるいは老漁師のように、生活をつうじての「工場排水、工場の泥土の流入が水俣病の原因」とする知を形成するディスクール的実践が、窮地に立つ漁民の「声」や行動、医学者たちの研究結果についての報道を相互テクスト的に関連させて織り成すメディアテクストには、どのような可能的意味が成立するのであろうか。それは、水俣の海の異変も、漁獲の激減という漁業被害も、水俣病も、そして水俣病を発症させるがために水俣の魚が売れなくなったというもう一つの漁業被害も、これらすべての原因がチッソの排水であり、熊大の医学的研究がこれを科学的に明らかにしているという可能的意味にほかならない。それゆえ、こうした意味からは、健康被害、漁業被害、生活被害の拡大を防ぐための対策として、「チッソの排水の水俣湾への排出を停止すべき」という争点が提起されることも可能であったのだ。

チッソを免責するイデオロギー的ディスクール

ところが、熊大の研究について、水俣病の原因究明へ向かっていると語っていた報道が、一九五七年になるとしだいに、「原因物質」の解明、もしくは特定へ向かっていると語る報道へと変化していく。当初は、中毒を引き起こした「原因物質」としてマンガンが考えられていたが、その後、「タリウム中毒説」、「セレニウム中毒説」などが相次いで報告された。その報道においても、水俣病を発症させる「原因物質」の解明、特定に向けて、熊大の研究がなお継続しており、最終的な結論には到達していないことが伝えられたのである。「マンガン中毒説」については、次のような報道がなされた。

このほど同学部で現地の水俣奇病対策委員会のメンバーをまじえて中間報告を行った。この報告で伝染性のものでなく中毒による中枢神経の障害であることがほぼ明らかとなり、原因は海水や魚介類中に含まれるマンガンが一応有力説とされているが、最終的結論はさらに今後の研究にまたれている。（中略）調査によると水俣の港湾内にいる魚介類は他の魚介類と比べてかなり多量のマンガンを含んでいる。また奇病発生地区のネコも同様の症状でほとんど死んでしまっているが、その毛の中から異常のマンガンを検出した。しかしマンガンと断定するまでには至らず「住民がこれらの魚介類を多食するとはいえその含有量からみて日常の一般健康人がとる諸食品中のマンガン量に比べて大差あるものとは認められない。ただネコの毛の中に異常なマンガン量を認めることは今後なお検討を要する」といっている。（『朝日』一九五七年三月七日）

約一ヶ月後には、「セレニウム中毒説」が提起されたことが、「セレニウム中毒か、熊大医学部、水俣の奇病に警告」の見出しで、次のように報道された。

同学部では、いま奇病の原因究明に全力をあげているが、最近になって、現地で発病したネコの毛や内臓から相当量のセレニウムが検出されたことから、にわかにマンガン、プラス、セレニウム説が有力となった。セレニウムは硫黄鉱、黄鉄鉱などの硫化物中に少量含まれる希有元素の一つでマンガンに少量のセレニウムが加わると強い毒性を発揮するといわれ研究陣を緊張させている。セレニウム中毒については数年前アメリカで家畜が発病した例があるが世界でも珍しいといわれる。（『熊日』一九五七年四月十七日）

そしてさらに六月になると、新たに「タリウム中毒説」までもが考えられはじめたことが、「〝タリウム〟説もでる、厚生省・水俣奇病の中央対策協議会」の見出しで、伝えられた。

現在までに判明した確証は東京および現地での動物実験により同地でとれた魚、さらに〝ドベ〟と称する海岸のどろに相当強力な毒物が含まれているということだけなので、同省食品衛生課としても、従来どおり漁獲の禁止をつづける一方、この夏のキャンプ、海水浴を新たに禁止する以外これといった対策はないがマンガン、セレンのほかに〝あるいはタリウム〟ということも考えられるということが三日の協議会で発言されていることから推して、次回までにはなんらかの進展がみられるのではないかと注目されている。（『西日本』一九五七年六月五日）

おそらく、熊大の研究班は、医学における特定病因論[3]の視点から、水俣病の原因物質の究明を進めていたのであろうが、容易にそれに辿り着くことはできなかった。実際のところ、水俣病の原因物質を有機水銀であるとする「有機水銀中毒説」が浮上するのが一九五八年三月、翌五九年七月の研究班の報告などを経て、厚生省食品衛生調査会常任委員会が厚生大臣に、「水俣病は有機水銀化合物による中枢神経系の中毒性疾患である」と答申したのが同年十一月であった。一九五六年から五七年にかけての初期の研究段階では、中毒症としての水俣病の症状の特徴と、それの原因物質と思われる物質と、海水や水俣の魚介類に多量に含まれる物質との間を行き来するかたちで、「原因物質」についての諸説が研究班によって提起され、その結果が発表されていたのである。

しかし、ここで何よりも重要なことは、「水俣病の原因はチッソの工場排水である」ことが、すでに突き止められていたということである。海とその周辺の異変にかんする知を編制したディスクール的実践が、ここで取り上げてきたような記事を「読む」ことで織り成されるメディアテクストの可能的意味としても、あるいは、熊大研究班の研究成果においても、「水俣病の原因はチッソの排水」であったのだ。とりわけ、メディアテクストに相互テクスト的に織り重ねられる可能的意味は、水俣病だけではなく、漁業被害の原因もまたチッソの排水であるという広がりをもっていた。それゆえに、「こうした被害にたいして、工場排水の排出停止が直ちにとりうる対策ではないのか」といった争点さえ提起されることが可能であった。

ところが他方で、一連の新聞記事を「読む」ことで織り成される水俣病事件報道というメディアテクストには、「原因物質」の解明へ向けての研究がなお継続中であると語りながら、特徴的な言表を配分するディスクールが明示的に編制されていたのである。それが、「最終的結論はさらに今後の研究にまたれている」とか、「次回までにはなんらかの進展がみられるのではないか」といった言表である。すなわち、こうした言表を配分するディスクールとは、「原因物質」の解明、もしくは特定をもって、はじめて水俣病の原因が明らかになるとするディスクールにほかならない。言い換えるなら、それは、「原因物質」が解明、特定されなければ、水俣病の原因が明らかになったとはいえないとするディスクールでもある。

まさに、こうしたディスクールこそが、先に述べたようなメディアテクストの可能的意味とその広がりを抑圧し、それが提起しうる争点を潜在化させていくのである。繰り返し確認するなら、海の異変についての、海に生きる人びとの生活世界における知を編制するディスクール的実践が織り成すメディアテクストにおいては、「チッソの排水が水俣病の原因である」という可能的意味が十分に成立するはずである。あるいは、海の異変と水俣病についての一連の記事を「読む」ことで、それらを相互テクスト的に関連づけるディスクール的実践が織り成すメディアテクストにおいても、同様の可能的意味が成立するに違いない。こうした可能的意味としての水俣病の原因と、「チッソの排水の水俣湾への排出を停止すべき」という争点を、「原因物質」の解明、もしくは特定こそが水俣病の原因の解明であると語るディスクールが、「水俣病の原因はなお未解明である」といった言表を配分することで排除するのである。さらに、「水俣病だけではなく、それを引き起こす海と魚の異変も、漁業被害もチッソ水俣工場の排水が原因である」という可能的意味もまた、同様のディスクールが、「原因についての科学的解明は未だになされてはいない」といった言表を配分することで潜在化することになる。

こうしたディスクールが編制されている間、チッソ水俣工場からは、水俣病の原因となる排水が海に垂れ流されつづけていたという、この事実をこそ、ここで見逃すわけにはいかない。「原因物質」を解明し、特定することが水俣病の原因の解明であると語るディスクールは、「水俣病の原因物質が究明されていないがゆえに、その原因は解明されてはいない」といった言表だけを配分するのではない。それは、「原因解明がなされないので、治療法なども含めた有効な対策が見出されていない」とか、あるいは「原因究明がなされない以上、健康被害と漁業被害の責任の所在も確定されてはいない」という言表さえも配分する。このようなディスクールが、「科学的に有効な対策の不明」、「被害にたいする責任の未確定」といった言表までも撒き散らして、被害拡大にたいする無策の正当化と、チッソ水俣工場の免責を可能にするのだ。(4) そして、「チッソの排水こそが水俣病と漁業被害の原因」というメディアテクストの可能的意味から提起される、水俣病の拡大にとっても、漁業被害の拡大にとっても有効な対策である工場排水の海への排出停止は、争点として排除されるばかりか、その意味的な可能性すら認知されないほどにまで潜在化させられてしまったのである。

こうした、水俣病の原因究明を原因物質の解明、もしくは特定として語り、「水俣病の原因物質が究明されていないがゆえに、その原因は解明されてはいない」とか、「原因＝原因物質が解明されないので有効な対策が講じられない」とか、「被害の責任を問うことができない」といった言表を配分するディスクールが、水俣病事件報道というメディアテクストにおいて編制されるという事態には、次のような問いが向けられなければならない。いったい、「いかなる規則によって、このような言表は構築されたのか、したがって、いかなる規則によって、他の同様の言表が構築されるのだろうか」（Foucault 1969 : 39）。

この問いにたいしては、原因究明を原因物質の解明として語るディスクールが配分する、「水俣病の原因物質の未解明ゆえに原因も未解明」にはじまる一連の言表の展開をつぶさに辿ってみるなら、その答えはおのずと明らかになろう。すなわち、このディスクールとそれが配分する言表こそが、水俣病事件の初期段階において、チッソを免責し、「工場排水の排出停止」という有効な対策の提起を排除し、その結果、チッソが、水俣病の原因である工場排水を引きつづき海に垂れ流しながら操業をつづけ、生産を拡大させていくことを容認したのである。チッソを免責し、工場排水を垂れ流しながらの操業の継続を許容するということは、水俣病被害と漁業被害を拡大させてでも、言い換えるなら水俣の海に生きる人びとの生活を破壊してでも、チッソの生産拡大を優先させるということにほかならない。つまり、このディスクールは、チッソを中核として水俣の経済発展を進めることで日本の経済発展にも寄与し、そうした経済発展によって日本の「真の独立」を可能にするという、「新しいナショナリズム」へと意味的に連動するという点で、高度経済成長の国是にもかなうイデオロギー的ディスクールの一端をなしていたのである。

五　結びにかえて

本稿では、公式発見から数えても半世紀近くが経過しようとしている水俣病事件史のなかでも、最初期のわずか二年ほどの間の、ごく限られた新聞記事の断片を取り上げて批判的ディスクール分析を試みただけである。しかし、そこからは、戦後日本のマスメディアやジャーナリズムの在り様はもちろんのこと、けっしてそれだけにはとどまらない、きわめて重要な問題が提起されることになる。

水俣病事件が、一九五九年以前には全国報道されることもなく、全国規模のメディア環境にこの事件が生じてもいなかったことは、たしかに戦後日本のジャーナリズムの重大な問題ではある。しかし、地域的なマスメディアによって報道されることでその姿を現したこの事件の相貌にも、じつは重大な問題が示されていた。ここで分析の素材とした新聞の記事は、そのいずれもが、報道しようとする出来事を「事実」として記述している。一九五六年という高度経済成長が今まさに始まろうとしていた時期に、水俣が貿易開港をして、さらなる経済成長を遂げようとしていたことも、それにたいする少なからぬ地域住民の期待が寄せられていたことも、いずれも紛れのない「事実」としての出来事であったであろう。あるいは、当時の医療関係者たちが、一時期、水俣病を伝染病として記述したり、語ったりしていたことも「事実」としての出来事である。そして、これらの出来事をそのまま記述していくかぎり、そうしてなされた報道は、ひとまずは誤報ではなく、「不偏不党」の「客観報道」という原則に基づいた報道であるということになる。

しかし、そうして記述された記事も、そうした原則に則ってなされた報道も、新聞の場合では、おもに言語記号の意味としての、あるいは言語記号によって織り成されるテクストの意味としての、そして言語記号によって語られるディスクールの意味としての出来事なのである。つまり、あまりにも当然のことではあるが、出来事それ自体を報道したり、オーディエンスに伝えたり、またオーディエンスもそうした報道によって出来事それ自体を経験することなどできない。まさに、メディア環境に立ち現れるのは、記号、テクスト、そしてディスクールの意味としての出来事なのであって、それを、ありのままの「事実」であるとするのは、ジャーナリズムが「事実」を報道している、あるいはそうしようとしているという、もう一つのディスクールの語るところにほかならない。

当然、水俣病事件のさまざまな局面も、けっしてその例外であるはずもない。むしろ、この水俣病事件報道は、ジャーナリズムが「不偏不党」の「客観報道」などという原則を掲げてみたところで、「ありのままの事実をオーディエンスに伝える報道」などありえないことを見事に暴露しているといえよう。この事件のさまざまな局面を報道することとは、新聞やテレビなどのマスメディアが、事件それ自体とオーディエンスとの間を媒介することなどではありえなかった。水俣病事件報道とは、まさしく、水俣病事件の諸局面をメディアテクストの可能的意味として多層的、かつ多様に成立させたり、ディスクールの意味として収斂させたり、方向づけたりしながら、歴史的、社会的特性や、イデオロギー的特性を備えた出来事として構築することにほかならなかったのである。そうであるがゆえに、この報道に携わるジャーナリズムが、メディア環境における記号、テクスト、そしてディスクールの意味としての出来事であるこの事件の諸局面を、「不偏不党」の「客観報道」などという原則によって、「事実」として語ることそれ自体が、すでにイデオロギー的ディスクールなのだ。

報道されることでメディア環境に立ち現れた水俣病事件は、テクスト的に多層的な意味としての出来事であり、歴史的、社会的、イデオロギー的な意味としてディスクール的に構築された出来事なのである。むしろ、メディア環境における水俣病事件の諸局面が、不可避的にテクスト的多層性やディスクール的被構築性を示しているにもかかわらず、それを「事実」として語り、報道することとは、歴史的、社会的にドミナントなイデオロギーによって、この事件をディスクール的に構築していくことにほかならない。それゆえに、水俣病事件報道の問題点が照射するのは、より正確にいうなら、この報道にかんする批判的ディスクール分析によって明らかになろうとしているのは、戦後日本のジャーナリズムやマスメディアの問題点であると同時に、むしろ、それ以上に次のような事態なのである。すなわち、それは、この事件が、一方で可能的に多層的な意味として成立し、展開を遂げながら、他方で歴史的、社会的特性やイデオロギー的特性をもったディスクールによって構築され、展開を遂げていったということである。もう少し別の言い方をするなら、ジャーナリズムが「事実」として語ろうとする、そうしたイデオロギー的ディスクールを宿主として、戦後日本の「新しいナショナリズム」のイデオロギーが基調となって、水俣病事件をディスクール的に構築してきたこと、これこそが明らかになろうとしているのである。

こうして、水俣病事件報道にかんする批判的ディスクール分析の試みは、戦後日本のジャーナリズムやマスメディアの問題点を剔抉しながら、戦後日本の社会構造とその変動のなかで生成し、それらを正統化してきたイデオロギーの特性を解明することにも途を拓くものである。それゆえに、水俣病事件を、いわば一つの「鏡」として、この事件にかかわった諸科学の問題点を映し出し、さらにそこから諸科学のパラダイム転換を促すような試みを「水俣学」と考えるなら、この水俣病事件報道の批判的ディスクール分析もまた、そうした試みの一端を担うことが十分に可能、かつ重要なのである。

注

（1）　こうしたディスクールを編制するディスクール的実践は、当時の水俣地域の住民の一部の間で囁かれていた、「おおかた腐った魚でも食べて『奇病』になったのだろう」という噂になって現れてもいる。また、生活環境をテーマ化される過程でしばしば語られる「貧しさ」も、多分にディスクール的な被構築性を含んでいると考えられる。二〇〇三年八月に筆者たちが実施した、複数の認定患者への聞き取りからは、水俣病発生以前のこの地域での漁業は大型化し、収益も拡大していて、「三日漁に出れば、チッソの給料の一ヶ月分になる」とまでいわれていたことが明らかになった。たしかに、チッソの生産が拡大するにつれて、「漁は細る、チッソの給料は上がる」といわれてもいたが、それでもなお、一義的に貧しい生活をしていたとすることには留保する必要がある。むしろ、こうしたディスクールによって語られる「貧しさ」の実態を検証することも必要であろう。たとえば、「貧しいために主に魚を食べていた」とはいうが、金銭的な収入の多寡とはかかわりなく、新鮮な魚を多食することは漁民の生活様式としての側面も否定できない。また、水俣病になったがために、魚も売れなければ、漁もできず、地域でも差別され、迫害されたがための「貧しさ」でもありうる。世帯収入のような明示的な現金収入の水準などに準拠して「貧しさ」を語るディスクールのイデオロギー的特性もまた検証する必要があろう。

（2）　原因究明を求める漁民の「声」は、水俣病の原因が明らかになることで、何かしらの対策が講じられ、漁獲が再開できることを求めるものでもあった。のちの漁民騒動にあっても、漁民の要求は漁業補償という金銭的なものよりも、この時点ですでに明らかになっていた水俣病の原因（原因物質などではない！）を取り除くこと、すなわちチッソの排水の停止であったということも、注（1）で参照した聞き取りから明らかにされた。漁民騒動に加わった漁民たちの間には、「金は漁に出て働けば出来る」という意識があったという。そして今日でも、「なぜ、あのときチッソは排水を停止しなかったのか」という思いが強いという。

（3）　特定病因論とは、病気を実体的存在と考え、特定の因子をその病気の原因とみなす病気の原因論であり、一九世紀末の病原微生物学の作業仮説をモデルにしているといわれる。現代医学では、「コッホの三原則」を拡大して、（1）同じ病気には、特定の原因物質の存在もしくは欠如を証明できる、（2）その病気のないところには、そのような変化は出現しない、（3）その原因物質を分離し、存在による発症の場合は正常個体に与えることで病気が再現され、欠如による発症の場合は原病個体に与えることで正常に回復できるとする病因論が支配的となっている。そして、このような病因論が、多くの疾患の「原因─診断─治療」論に適用されている。この特定病因論を、疾患について語る一つのディスクールとみなすなら、それは近代以降の医学のイデオロギー的特性を如実に示している。そこから導き出される治療理論では、ある疾患の原因となる病原菌のような原因物質を特定し、それを撲滅すれば疾患を治癒させることができるということになる。すなわち、疾患は患者の環境などの問題ではなく、患者個人の身体のなかの原因物質の問題に還元され、そこに限定されてしまう（佐藤 1995：22-24）。したがって、たとえば結核のような疾患をめぐっては、特定病因論に準拠した治療理論からすれば、患者の住居や労働条件などは顧慮されることなく放置され、もっぱら原因物質としての病原菌の特定と撲滅が追求されるのである。それゆえに、疾患をこうした特定病因論というディスクールによって語るとき、当のディスクールは、疾患を患者の生活条件や環境などからとらえて、それらの改善を病気の予防や対策として考えていこうとする視点──たとえば、公衆衛生学などの視点──などとは拮抗しながら（村上 1993:10-11, 151-152）、むしろ、患者の生活条件や環境の劣悪さを放置させるようなイデオロギー的ディスクールとなる。

（4）　こうした問題について、原田正純は次のように述べている。「疫学的に、工場排水に起因する中毒であることがわかれば企業の責任の立証はそれで十分なのである。医学的研究においては、未解決の点はつねに残るし、ある事実が九九%確実であっても、一%の疑問が残れば、研究者の態度としては、その一%に取り組まなければならないものである。しかしその一%の部分が、責任を取らない企業の、あるいは行政の口実になってはならない」（原田 1972:55）。この「口実」が、原因物質の解明、特定をもって原因の解明とするディスクールが配分する、「水俣病の原因物質が解明されていないがゆえに、その原因はいまだ解明されてはいない」という言表にほかならない。そして、そうしたディスクールと言表は、企業や行政ばかりではなく、マスメディアの事件報道においても編制され、配分されていた。

引用文献（著者名アルファベット順）

Althusser, L.（1993）*Écrits sur la psychanalyse : Freud et Lacan,* Éditions STOCK/IMEC.（邦訳、小倉孝誠・石田靖夫訳（2001）『フロイトとラカン――精神分析論集』、人文書院）。

朝日新聞取材班（1996）『戦後五〇年　メディアの検証』、三一書房。

Fairclough, N.（1995）*Media Discourse,* Arnold.

Foucault, M.（1969）*L'archéologie du savoir,* Gallimard.（邦訳、中村雄二郎訳、『知の考古学』新装版、一九九五年）。

原田正純（1972）『水俣病』、岩波書店。

Kress, G. and van Leeuwen, T.（2001）*Multimodal Discourse : The modes and media of contemporary communication,* Arnold.

宮澤信雄（1997）『水俣病事件四十年』、葦書房。

門奈直樹（2001）『ジャーナリズムの科学』、有斐閣。

村上陽一郎（1993）『生と死への眼差し』、青土社。

佐藤純一（1995）「医学」黒田浩一郎編『現代医療の社会学』、世界思想社。

Sontag, S.（1978）*Illness as Metaphors,* Farrar, Straus and Giroux. Sontag, S.（1989）*Illness as Metaphors, and, AIDS and its Metaphors,* Farrar, Straus and Giroux.（邦訳、富山太佳夫訳（1992）『隠喩としての病、エイズとその隠喩』、みすず書房）。

van Dijk, T. A.（1985）"Introduction : Discourse Analysis in（Mass）Communication Research". In T. A. van Dijk（ed.）*Discourse and Communication : New Approaches to the Analysis of Mass Media Discourse and Communication,* Walter de Gruyter.

van Dijk, T. A.（1998）*Ideology : A Multidisciplinary Approach.* SAGE.

Wodak, R.（2001）"The Discourse-Historical Approach". In R. Wodak and M. Meyer（eds.）*Methods of Critical Discourse Analysis,* SAGE.

第Ⅱ部　現代的課題としての水俣学

第四章　水俣病における認定制度の政治学

原田正純

一　水俣病は解決したか

一九九六（平成八）年五月、政府の水俣病に関する解決案を関西訴訟[1]を除く全患者団体が受け入れることによって和解が成立した。これによって四〇年間続いた水俣病紛争は表面上は一応の決着がついたように見える。しかし、本当に問題は解決したのだろうか。一九五六（昭和三十一）年五月に正式に水俣病が発見されて以来、この四〇余年間、患者たちは何を求めて闘ってきたのだったろうか。それを要約すると、第一に事件における責任の所在を明らかにすること、第二には被害の全貌を解明することであった。したがって、この四〇年来のこの二つの問題がこの和解によってどのように決着したかを見ていくことによって和解の評価は決まる。[2]

今回の和解の内容を見てみよう。解決案の内容は責任についてはチッソの加害責任は明らかになったが、行政責任は曖昧のままであった。それについては時の村山首相は談話を発表して、問題解決が遅れたことを陳謝したが責任を認めたことには全くなっていない。第二の点についても決して水俣病（被害者）と認めているわけではない。したがって、補償額も一人当たり二六〇万円という低額であった。認定による補償額は一六〇〇万円から一八〇〇万円である。

確かに加害企業チッソの責任は一九七三（昭和四十八）年三月二十日の水俣病第一次訴訟判決以後確定したようにみえるが、それとてなお一部であって、未解明な部分を残している。さらに、被害の拡大に手を貸した行政の責任は曖昧のままである。一九九五（平成七）年十二月十五日の「多年にわたり筆舌に尽くしがたい苦悩を強いられてこられた多くの方々の癒しがたい心情を思うとき、誠に申し訳ないという気持ちでいっぱいであります」

と言う村山富市首相の陳謝の談話で終わった。過ちを繰り返さないためにも今後さらに、専門家、市民も含むそれぞれの責任の所在を明解にしていかねばならない。

また、この史上初の広範にして、濃厚な環境汚染の被害がどのような深さと広がりを持っていたかを明らかにすることは健康被害を明らかにして被害者を確定し、単に救済するということだけではなかった。しかも、被害は見える健康被害ばかりでなく、見えない健康被害から生活障害、地域の経済的、文化的崩壊、生態系の変化を含む広範なものである。これらの原因、経過、結果を明らかにすることは人類が初めて経験した「負の遺産」を後世に教訓として残すことになる。しかし、残念ながら健康被害すらそのほんの一部を明らかにできたに過ぎなかった。公的に被害者（水俣病）と認められたものは二二〇〇人で多くの被害者が被害者としてさえ認められなかったのであるから、まさに被害は氷山の一角でしかない。同時に、責任の所在を明らかにすることと被害の全貌を明らかにすることは別の問題ではない。被害の全貌が明らかでないこと自体が水俣病事件における行政、専門家の重大な責任であり、全貌が明らかになればなるほどその責任は重大になる。(3)

二　救済の壁

第一次訴訟判決でチッソの過失責任が認められたことによって患者救済は一挙に解決するかのように見えた。しかし、事態はそう甘くはなかった。さらに、救済のためには一年半以上におよぶチッソ本社前の座り込み、チッソとの直接交渉など長く激しい患者の闘いが必要であった。その闘いがどのように激しかったかは患者や支援者が逮捕されたこと、双方に怪我人がでたことでも分かる。しかし、その結果、訴訟に加わらなかった患者も新しく認定された患者も判決並みの補償金が支払われ、年金、医療費などが支給されることになるという一定の成果が得られた。[4]そこで今度こそは患者救済の扉が完全に開かれたかと思えた時、そこに大きく立ちはだかったのが認定制度であった。

水俣病と認定されることが救済される前提であるから、一九七三（昭和四十八）年一月に提訴された第二次訴訟といわれる水俣病裁判以降、原告たちがまず水俣病であるかどうかということ（病像論）が大きな争点の一つとなった。それは原告が全員未認定患者であったからである。それで、その法廷では「何が水俣病か」ということが延々と論争されたのである。したがって、その判断（認定）基準が問題となった。水俣病認定審査会から「水俣病ではない」として棄却された患者の数は延べ一万四千人を超えた、その処分に不満なものの一部は行政不服審査請求に、一部は損害賠償請求を提訴していった。そのために原告約二二〇〇人というマンモス訴訟となってしまった。しかし、その重要な点についても和解案では「メチル水銀の影響が全くないと判断したことを意味するものではない」、「ニセ患者といわれるいわれのないもの」ということでついに、「水俣病」という文言はなかった。仮に認定基準を満たしていなかったとしても和解で「汚染地域に住み汚染魚を多食し、家庭に水俣病患者がいるなどの疫学的条件を有し、水俣病にみられる四肢末端優位の感覚障害などの神経症状を認めるもの」と正式に認められた患者だけでもその数は不知火海沿岸で約一万三〇〇人にのぼった。[5]この多数の「医学的には水俣病とは診断できないが一定の症状を訴える人たち」という患者たちは一体何の病気と言うのだろうか。さらに、世界各地で今なお、メチル水銀汚染事件が絶えないことを考えると、今後ますます「メチル水銀の環境汚染の結果、ヒトの健康に及ぼす最もミニマムな影響は何か」を明らかにしていく必要がある。したがって、水俣病事件は医学の狭い症候学に限ってみてもまだ、解決した訳ではない。

四分一世紀も延々と続いた裁判を含む水俣病事件の経過をみて、患者の救済を阻む壁になり、加害者の責任を矮小化し、医学の実態解明を阻害した重要な政治的な構造の一つは認定制度であった。

三　認定制度の始まり

では一体水俣病の認定制度は誰によってどのようにして創られたのであろうか。一九五九（昭和三十四）年七月に熊本大学が水俣病有機水銀説を公表し十一月十二日には厚生省食品衛生調査会食中毒部会は「水俣病は水俣湾の魚介類中のある種の有機水銀化合物による」と厚生大臣に答申し原因を確定した。これによって同十一月二十八日から患者家庭互助会はチッソ水俣工場正門前に患者補償を要求して座り込みを開始した。一方、熊本県は知事による患者への補償の斡旋工作を始めた。その中で十二月四日付『毎日新聞』は「浜崎衛生部長が三日明らかにしたところによると、厚生省に水俣病審査委員会（仮称）を新設するため二日大蔵省に予備費から約三千万円出すように要求した。現在患者は熊大徳臣助教授や、水俣市立病院正副院長、同医師会幹部、県水俣保健所長ら八人で診断してきたが、同市外に発生しはじめたので国費治療や今後の補償問題もあり正式な審査機関を設けるものになったもの」と報じている。また、互助会幹部に対して県は「水俣病と断定できる権威が必要である。一個人の医師の診断では、原因の立証があっても、会社は補償に応じないと言っている」と説明している。(6)そして十二月三十日にチッソと患者家庭互助会との間で締結される「見舞金契約」の前、十二月二十五日に「水俣病診査協議委員会」を熊本県が発足させる。

「見舞金契約」には次のように書き込まれている。

「第三条　本契約締結日以降において発生した患者（協議会の認定した者）に対する見舞金については甲（チッソ）はこの契約の内容に準じて別途交付するものとする。」

ここにおいて始めて水俣病の歴史の中で「認定」という概念ができる。したがって、この認定制度は見舞金の交付を受ける資格があるか否かを判定するためのものであることは疑う余地がない。医師に仮に診断権というものがあるとすれば、（それは診断に対する全責任を伴うものであるが、）その権利の侵害であった。

さらに、この見舞金契約は「第四条　甲は将来水俣病が甲の工場排水に起因しないことが決定した場合においてはその月をもって見舞金の交付は打ち切るものとする。」「第五条　乙（互助会）は将来、水俣病が甲の工場排水に起因することが決定した場合においても新たな補償金の要求は一切行なわないものとする」と続く。この時の年金は成人が年間十万円、未成年が三万円というものであった。この時、チッソは内部の秘密実験によってすでに原因が自社にあることを知っていたのであった。(7)

この見舞金契約は後の一九七三年、一次訴訟判決で「被害者の無知、窮迫に乗じて、低額の補償をするのとひきかえに被害者の正当な損害賠償請求権を放棄させたような場合には、そのような契約は、社会の一般的な秩序、道徳観念（公序良俗）に違反するから無効と言わざるを得ない」とまで言わしめたものであった。その同一の背景で成立したのがこの認定制度であるから、認定制度もこれも公序良俗違反ではなかろうか。

四　業務上疾患の認定

一九六八（昭和四十三）年九月、政府は正式見解として「熊本水俣病は、新日窒（チッソ）水俣工場のアセトアルデヒド酢酸設備内で生成されたメチル水銀化合物が原因であると断定し、」として公式に水俣病を公害と認定した。[8]これにより、一九六九（昭和四十四）年四月に発足した水俣病補償処理委員会の構成は中労委公益委員千種達夫、地方制度調査会副会長三好重夫、労働者障害等級専門会議委員長笠松章からなっている。このメンバーからみて、これは労災を下敷きに水俣病補償を考えていたことが分かる。[9]確かに認定制度や認定基準は公害より労災が歴史が古い。

「労働基準法第七五条には業務災害のうち疾病についてだけその範囲を命令で定めると規定されており、これを受けて労働基準法施行規則において業務上疾病の範囲が具体的に定められていて……。」「認定基準は形式上は労働省基準局長から都道府県労働基準局長に対する通達として施行されるが、都道府県労働基準局長の指揮監督下にある労働基準監督署長を拘束することはいうまでもない。従って、認定基準は業務上疾病を定めた労働基準法施行規則題五条の規定の行政解釈およびその運用通達といえよう。」

「労働者に発生した疾病が業務に起因したものか否かの判断は労働基準監督署長が行なうことになっているが、これを一般に〝業務上外の認定〟という。この認定は補償に直結するために重要であるとともに、後で述べるに技術的に困難な場合が少なくない。そこで認定の斉一性を確保し、迅速、適正な処理を行なうため、具体的な判断基準を明らかにする必要があるが、認定基準にはこの判断基準たる認定の要件が定められている。なお、認定基準は罹患するおそれのある業務への従事労働者が多く、かつ医学経験則上の知見から業務起因性の判断に必要な情報が得られている疾病について定められている。」と認定基準の性格は規定されている。

業務起因性の判断に当たっては三つの事項の確認が重要としている。「①疾病の発生原因となった有害因子の確認、②業務上の有害因子へのばく露条件の把握（過去のばく露濃度とばく露期間）、③各有害因子に特徴的な症状または障害の確認とその発生ないし消退の仕方などの把握(正しい治療を施すために必要な鑑別診断により、業務以外の原因疾患を発見することを含む。)

この三つの事項についての立証を確実に行なうことは困難であるので、疾病ごとに認定基準を定めて、特定の要件を満たせば他に業務以外の原因が認められない限り、業務上の認定を行なうべきことが示されている。これにより、前述したように認定の斉一性と促進が図られることが認定基準の最大のメリットである」と解説されている。

認定基準の定め方については「特定の有害因子による健康被害に関する評価が十分になされ、その後にその有害因子によって引き起こされると考えられるあらゆる疾病をもれなく選び出す必要がある」と定められている。たとえば、塩化ビニール障害については急性中毒の他、強皮症様皮膚障害、指端骨溶解、門脈圧亢進症等の肝脾症候群、肝血管肉腫など各種続発性の疾病が挙げられている。

このように見てくると職業病に関する認定は行政の立場ではあるが判断は救済・補償のためという割り切り方がはっきりしている。[10]

これは明治三十八(一九〇五)年の鉱業法、大正五(一九一六)年鉱夫労役扶助規則、昭和十一(一九三六)年工場法と変遷を経て、戦後アメリカの影響下で昭和二十二(一九四七)年三月、労働基準法制定に至る歴史があった。たとえば、じん肺を例にとると一九五五(昭和三十)年から三年間で三三万九五〇〇人の鉱夫の健診を行ない、その際診断基準の統一化が諮られている。

一九五八(昭和三十三)年には「けい肺健康診断結果報告書」がまとめられ、じん肺診査医制度を設け管理区分(程度の区分)は国の責任において統一的に行なうことを提言している。そして、一九六〇年三月「じん肺法」

が成立した。もちろん、これで患者が全て救済されたわけでなく一九七七年六月、改正法が成立、一九七八（昭和五十三）年三月には「じん肺法施行規則一部を改正する省令」など改正が繰り返されていく。その過程で「じん肺標準フィルム検討専門家会議」、「じん肺合併症検討専門家会議」、「じん肺健康診断の方法等についての専門委員会」など専門家が動員されているなど、それなりの変革が行なわれてきた足跡はある。

確かに労災認定の歴史は古く公害よりも進歩しているように見えるが、それでも各地で労災認定をめぐる訴訟が未だ少なくなく、それも認定条件が争点になっていることを見ても不十分であることが明らかである。しかし、そのような不十分さを含みながらこれらの制度が労災で容認されているのは、公平性（斉一性）、合理性（科学性）、迅速性が求められる、一方で公的な性格の資金が使われるので、すべての申請を容認できないから、一定の基準以上に制限しようとすることはやむを得ないという考え、さらに、不正・不当な申請をチェックすることは必要ということなどからであろう。

五　水俣病の診断基準

水俣病の診断基準について、一九六九（昭和四十四）年、熊本県議会六月定例議会議会では時の衛生部長は次のような珍妙な答弁をしている。

「審査会の基準ということを申されましたけれども、基準というものは特にこれはないわけでございまして、学問的に水俣病という証拠がそろいますことが、すなわち基準でございます。[8]」

その後、同年八月に厚生省の委託で「公害の影響による疾病の指定に関する検討委員会」（佐々貫之委員長）が発足して判断基準が検討された。有機水銀関係は熊本大学から貴田丈夫、徳臣晴比古、新潟大学から椿忠雄、三国政吉が参加して、一九七〇（昭和四十五）年三月「公害の影響による疾病の範囲等に関する研究」として答申している。[11] しかし、それより前二月二十日、熊本県公害被害者認定審査会は「水俣病審査認定基準」なるものをマル秘として作成していたのである。そのことが一九七一年五月の県議会ですっぱ抜かれて内容が明らかにされた。それによると、

「一、疫学的事項

（１）水俣病発生当時、指定地域及びその周辺に居住していたこと。

（２）有機水銀摂取の機会があったこと。

（３）過去に毛髪、尿中水銀が多量に証明されたこと。

二、臨床所見

Ａ　求心性視野狭窄、聴力障害、知覚障害、運動失調

Ｂ　知能障害、性格障害

Ｃ　構音障害、書字障害、歩行障害、企図振戦

Ｄ　不随意運動、流涎、病的反射、けいれん

三、臨床診断

（１）Ａの四項目はもっとも重要であり、この四項目と疫学的条件がそろえば水俣病と診断する。

（２）Ａの四項目がない症例の判定には慎重を要する。

（３）ＢはＡに伴っていることが多いので、実際的には問題ないが、もしＢのみの症状（Ａを欠く）では、水

俣病を診断するには慎重を要する。
（4）Cは主して脳症状であり、Cのみを呈する場合には一応可能ありとして要再検とする。
（5）Dのみの症例は他の疾患の可能性が強い。
（6）類似疾患を鑑別する必要がある。

例えば、糖尿病等代謝性疾患に伴う神経障害、動脈硬化症、頚椎変性症等に伴う神経障害、心因性症状等を除外すること」としている。

ここでAに挙げられているものは、いわゆるハンター・ラッセル症候群と言われるものであって、この基準はメチル水銀中毒のきわめて重症なものに絞られていることが分かる。[12]その後、一九七二年に椿は新潟水俣病に関して診断要項を発表して補足している。

「①　神経症状発現以前に阿賀野川の川魚を多量に摂取していたこと。
②　頭髪（または血液、尿）中の水銀量が高値をしめしたこと。
③　下記の臨床症候を基本とすること。
　a　感覚障害（しびれ感、感覚鈍麻）
　b　求心性視野狭窄
　c　聴力障害
　d　小脳症候（言語障害、歩行障害、運動失調、平衡障害）。
＊　以上の四症候をすべて具備しなければならないわけではない。また、感覚障害は最も頻度が高く、とくに、四肢末端、口囲、舌に著明であること、またこれが軽快し難いことを重視する。

④類似の症候を呈する他の疾患を鑑別できること。

＊　糖尿病などによる末梢神経障害、脳血管障害、頚椎症、心因性疾患は、とくに注意を要する。ただし、上記の疾患をもっていても、患者の症候がそれのみで説明し難い場合は、水俣病と診断することができる。」

新潟では汚染住民の一斉検診を行なった結果からハンター・ラッセル症候群の他に多くの不全型や軽症例が存在することが明らかになっていたから、この基準は水俣の例より広がった。[13] そして、椿は第六三回内科学会総会（一九六六年）で「この新潟の新しい例では毛髪水銀値と魚の摂取状況、症状の発生の時期、感覚障害の特異性（四肢末端に強い、および口周辺）と経過により有機水銀中毒と診断したものであるが、それは必ずしも典型的ハンター・ラッセルの症状を呈していないことを強調したい」と述べている。[14] これに対して熊大の徳臣は「補償問題が起こってきた際に水俣病志願者が出現したので過去において、われわれはハンター・ラッセル症候群とすることで処理した」と述べている。その結果、新潟と水俣では認定された患者に大きな症状の差がでた。この時、すでにこの問題は決着がついているはずであった。それがなぜ、三〇年も裁判で争わなくてはならないのか、これはもう引き伸ばし以外のなにものでもないのでは。

六　行政不服審査請求事件

環境汚染によって重大な健康被害が発生し、その補償をめぐって認定制度ができたのは水俣病では一九五九（昭和三十四）年であった。実はこの認定制度の発足によって実質的には水俣病患者の発生は政治的に抑えられていたのであるが、それを当時、指摘したものは居なかった。しかも、認定制度に対する疑問や不満が聞こえてくることもなかった。認定審査の仕組みが明らかになり、「専門家とは何か」が問われたのは一九七〇（昭和四十五）年八月、川本輝夫らによって行なわれた行政不服審査請求によってであった。[15] 熊本県が認定申請棄却処分をした一一人（同年六月十九日、第三回審査会）のうち九人が処分を不服として厚生大臣に申し立てたのである。

それに対して県の弁明書は、

「熊本県が医学的検査を委託している国民健康保険水俣市立病院の検診を実施し、更に医学者或は本疾病の診断に熟練した医師で構成している熊本県公害被害者認定審査会の委員が現地検診計画により、内科・精神神経科・小児科・病理の専門的立場から申請者ごとに長時間にわたり診察検査を実施し、資料をまとめたうえ、同審査会において各委員が検診資料（スライド等の映写を含む）に基づいて、認定申請者ごとに審査を行ない審査請求人〇〇〇〇については、水俣病患者として認定を行なわない旨全委員の診断が一致したものであり、これ以上正確で権威ある診断はないと確信する」といったものであった。

これに対して川本らは「これでは弁明になっていない、権威があるから黙れ」と言っているだけだと反撥して再度弁明を求めた。その結果、再度各個人についての検査所見と診断が示された。それによると「ダウン症候群」「甲状腺機能亢進に伴うミオパチー」「精神薄弱」「広範性大脳障害」「多発神経炎兼脊髄障害」「前頭葉、頭頂葉を含む広範な脳障害、おそらく初老期痴呆と思われる」「脳卒中後遺症」「高血圧症、頚部脊椎症性ミエロパチー及び老人性難聴」「脳性小児麻痺」というものであった。これは医師がみれば否定の理由にならないおかしなものであることが分る。たとえば、水俣病は広汎性に大脳が障害されるものであり、多発神経炎様症状が特徴であり、胎児性水俣病は脳性小児麻痺だし精神薄弱でもある。

そこで、これらの診断はどのような根拠でなされたのかここで改めて診断基準が問題になってきた。[8][11]

先の県衛生部長のような素人ごまかしでは済まされなくなって、どのような基準で、どのような症状で、どのように決めたかの審査会の議論が初めて明らかになった。これまで素人では踏み込めない専門領域の議論が公開されたのは異例で初めてのことであった。したがって、その意味は大きかった。それはその後、新潟水俣病、土呂久鉱毒病、イタイイタイ病などでも認定をめぐって行政不服審査請求がおこり一定の成果を挙げていることで明らかである。

七　環境庁裁決

一九七一（昭和四十六）年八月七日。先の川本らの審査請求に対して裁決が行なわれた。

「主文

本件審査請求に係わる熊本県知事の行なった水俣病認定申請棄却処分は、これを取り消す。」この時の環境庁長官は大石武一であった。「これより権威ある診断はない」としたものが完全に覆されたのであった。さらに、同日環境庁事務次官通知として「公害に係わる健康被害の救済に関する特別措置法の認定について（通知）」（四十六年次官通知）を熊本県衛生部長あてに出した。(15)

水俣病の認定要件として「上記（一）の症状（筆者略）のうちいずれかの症状がある場合において、当該症状のすべてが明らかに他の原因によるものであると認められる場合には水俣病の範囲に含まないが、当該症状の発現または経過に関し魚介類に蓄積された有機水銀の経口摂取の影響が認められる場合には他の原因がある場合であっても、これを水俣病の範囲に含むものであること」、（略）

「当該症状が経口摂取した有機水銀の影響を否定し得ない場合においては、法の趣旨に照らし、これを当該影響が認められる場合に含むものであること」、（略）「生活史、その他当該疾病についての疫学的資料等から判断して当該地域に係わる水質汚濁の影響によるものであることを否定し得ない場合においては、その者の水俣病は当該影響でよるものであると認め、すみやかに認定を行なうこと」

さらに、通知は「当該認定に係わる疾病が医療を要するものであればその症状の軽重を考慮する必要はなく、もっぱら（略）汚濁の影響によるものであるか否かの事実を判断すれば足りること」、「都道府県知事が行なった認定に係わる行政処分は、ただちに当該認定に係わる指定疾病の原因者の民事上の損害賠償責任の有無を確定するものではないこと」と述べている。[15] これによって一挙に認定患者が増加する。しかし、この後、前述のようにチッソとの直接交渉によって協定書が交わされ、新認定患者も旧認定患者なみの補償が約束された。すると、協定書締結後、にわかに認定が厳しくなっていった。これらの一連の流れは当事者が仮に意識しまいと医学の名において政治的に救済の枠を狭くも広くもできたことを示している。

そして、その後、この四十六年次官通知の趣旨はついに大きく転換されることになる。

その原因となったのは第三水俣病事件といわれるものであった。水俣市を中心とした不知火海一帯には一九六〇（昭和三十五）年の国勢調査で約二〇万人が漁業に従事するか、ないしは海岸に近く生活していた。当時この地区ではネコがほとんど狂死したのである。にもかかわらず、ここの住民の健康調査は一度も行なわれたことがなかった。遅れ馳せながら熊本大学医学部の「二〇年後の水俣病研究班（二次研究班）」は一九七一（昭和四十六）年から住民の一斉検診を始めた。濃厚汚染地区として水俣病患者の多発地区九二八人、中等度の汚染地区として御所浦（この時点で認定患者はいなかった）一七二三人、対照として有明海に面した天草の有明地区九〇四人の検診を行なった。その時、対照地区であったはずの有明地区にも水俣病が疑われた患者が見つかった。さらに、有明海でもチッソ以外のメチル水銀汚染源（アセトアルデヒド工場）が発見された。一九七三（昭和四十八）年五月二十二日、『朝日新聞』が「有明町に第三水俣病」と報じて日本国中が水銀パニックに陥らせてしまった。(16)

健康調査分科会は一九七三（昭和四十八）年八月には早々と有明地区の第三水俣病が疑われた患者二人の水俣病を否定した。さらに、翌年六月七日、「現時点では水俣病の疑いはない」と最終結論を出した。七月十一日には徳山湾沿岸地区の水俣病類似患者と言われた患者たちも水俣病を否定された。その後関川地区（新潟県）などの患者も水俣病ではないとして否定した。このことによって日本中を水銀パニックにした第三水俣病事件は半年以内で「否定」で決着させられてしまった。

八　判断条件の改悪の背景

環境庁はその八月に水銀汚染調査検討委員会を発足させて、そのもとに健康調査分科会（椿忠雄会長）をつくり第三水俣病対策を立てた。そこで行なわれたことは第三水俣病の否定と水俣病の診断基準の再検討であった。さらに熊本県は第二次水俣病研究班の主力メンバーであった武内忠男、立津政順らを認定審査から排除して新しい審査会を発足させた。

一九七三年の秋の石油ショック以来、財界、行政の環境政策全般の後退にこの決着が一つの大きな契機となった。その際に公害病の判定基準についても再検討が加えられ、判決、自主交渉、協定書により開かれたように見えた救済の門戸がさらに狭められていった。まず、熊本大学第二次研究班の医師たちを除いた集中検診や新しい認定審査会設置など患者の反撥が予想されることを強行したために、患者の反対で認定審査会の開催ができずに一年以上も患者認定はなかった。一九七五年五月、一年二ヵ月ぶりに審査会（大橋登会長）が発足した。環境庁は先の健康調査分科会を改組して六月には水俣病認定検討会（椿忠雄会長）を発足させて、具体的に認定基準の見直しの作業に入った。

一方、遅滞する認定業務に対して、一九七四（昭和四十九）年には「申請から処分まで五十日位で充分であるのに三年から一四年もかかっているのは行政の怠慢である」ということを確認する訴訟が起されていた（不作為の違法確認）。認定を厳密にすればするほど時間がかかるのは当然である。

第一次訴訟判決以来申請患者が増え、それに伴って認定患者も飛躍的に増えた。すなわち、一九七〇（昭和四十五）年までに一二一人であった認定患者が一九七五（昭和五十）年までには八五八人で、千人に達するのは時間の問題となっていた。また一方ではチッソの経営状態も患者補償金支払いなどのために悪化してきたために一九七八（昭和五十三）年からは県債で援助することになる。

一九七六（昭和五十一）年十二月十五日、熊本地裁は不作為に対して「法は迅速な救済が目的だから、救済の前提となる認定処分が迅速に行なわれねばならない。認定処分の遅れは救済を受ける権利を実質的に否定する結果になるだけでなく、相当期間が特定できないとすれば申請者は行政庁に対する不服の道を閉ざされ、いわば泣き寝入りするほかないことになる。特に本件は水俣病の有無という人の生命身体にかかる重大かつ深刻な問題について、申請者らの不安定な状態を永続させ、さらに不服の道を閉ざすことは人道上からも条理上からも到底容認することはできない。」と認定業務の遅れを行政の怠慢であると明確に示した。その後、さらに起こったいわゆる、「待たせ賃訴訟」では認定や棄却関係なく、行政が一定期間以上処分しないと行政責任が生じ、賠償責任を負うことになるという判決が出た（一九八三年七月二十日判決）。

このように認定制度をめぐる複雑でめまぐるしく動く状況の中で一九七七（昭和五十二）年七月一日、「後天性水俣病の判断条件について」が環境庁企画調整局環境保健部長名で通知された。これが「五二年判断条件」と言われるもので、その内容は「症候は、それぞれ単独では一般に非特異的であると考えられるので、水俣病であることを判断するに当たっては、高度の学識と豊富な経験に基づき、総合的に検討する必要がある——」と症候の組み合わせを重視し、その組み合わせについて具体的に示したところに特徴があった。後に判決で指摘されるようにこれは明らかに「四六年判断条件」（広い救済）の後退を意味するものであった。その証拠にこれ以来認定患者の数は激減し、棄却患者は一万人を超えたのである。

行政が出す「通知」とか「判断基準」というものはその文言の比較では大した差がないように見えても文言の中に行政の意向（意志）が含まれているのであって、それは驚くほど忠実に具現化する。この事実が危険な政治的側面を生む。しかも、患者の数が少なく補償金額が膨大でないと比較的簡素に容易に広く認定が行なわれる一方、患者数、金額ともに膨大なものになると認定は厳密かつ慎重になっていく。認定制度は結果的に行政の意志を代弁して政治的調整機能を果たしていることになる。また、チッソの支払い能力に応じて患者の数が設定されていた疑いもある。一九八〇年から八六年にかけて年平均が四〇前後と一定しており、特別医療事業が開始されると認定患者の数は激減するなど行政の動きによって認定患者数は動いた。

九　相次ぐ判決によって

熊本地方裁判所では第二次訴訟、棄却取り消し行政訴訟、第三次訴訟、さらに各地で関西訴訟（大阪地裁）、東京訴訟、京都訴訟、福岡訴訟など次々と訴訟が起こった[17][18]（**表参照**）。国・県の責任も同時に問われたのであったが、原告がすべて認定審査会によって「水俣病ではない」として棄却された患者たちであったから、当然原告が水俣病であるか否かが主な争点となってしまった。

判決の結果は原告の六五・五％から一〇〇％が裁判所から「水俣病として救済を受けるべき者」として認定された。専門家であるはずの審査会の判定がこのように裁判所によってひっくり返されたことは今までに前例がなかった[17][18]。とくに、一九八五（昭和六十）年八月十六日の第二次訴訟控訴審における福岡高等裁判所の判決には審査会および環境庁は危機感をもった。判決は次のように述べた。

「四肢の感覚障害でも遠位部優位の手袋、足袋様の知覚障害は、脊椎変形症による場合との判別困難な例がないではないが、極めて特徴的な症状であるので、このような知覚障害の診断所見しか得られない場合も、当該患者の家族に水俣病症状が集積し疫学条件が極めて高度と認められれば、右症状が他の疾患に基づくことの反証がない限り水俣病と事実上推定するのが相当であり、高度の蓋然性をもって水俣病と認定できたものというべきである。」

「昭和五十二年の判断条件は、昭和四十六年事務次官通知に示された水俣病認定業務に資するための条件を示したまでのことであるとの行政当局の説明ではあるが、昭和四十六年の認定要件の是非はともかくとして、昭和五十二年の判断条件は、昭和四十六年の水俣病にみられる主要症状として求心性視野狭窄、運動失調、難聴、知覚障害のうちいずれかの症状があればよいとしたものを、水俣病にみられる症状は、一般に感覚障害に運動失調、求心性視野狭窄など中枢神経系障害の症状が複数組み合わさって発症をみることが多いとして、感覚障害に他の症状が複数組み合わさっていることを水俣病の症状として要求する内容のもので、少なくとも認定審査の運営上水俣病の認定要件を厳しくしたものということができる。」

さらに、「前記協定書による協定は、その成立時期、補償金額からして極めて軽微で不全型の水俣病症状を有するものが、審査会において水俣病として認定されることを予測していなかったものと思料される。しかるに水俣病の病像は前述のように典型的なハンター・ラッセル症候群ないしこれに準ずる症候を備えたものだけにとどまらず、極めて軽微で症状の把握も困難な慢性不全型にまで及んでいることが明らかになり、水俣病の病像は極めて広範囲のものとなった。しかし、審査会における水俣病の認定と前記協定書による補償金の支払が直結（認定を受けた患者の希望による）していて、軽微な水俣病症状のものが、水俣病と認定されると補償金の受給の点では必ずしも妥当でない面があるのは否めないのであって、昭和五十二年の判断条件は、いわば前記協定書に定められた補償金を受給するに適する水俣病患者を選別するための判断条件となっているものと評せざるを得ない。従って、昭和五十二年の判断条件は前述のような広範囲の水俣病像の水俣病患者を網羅的に認定されるための要件としてはいささか厳格に失しているというべきである。要するに、昭和五十二年の判断条件が審査会における認定審査の指針となっていて、審査会の認定審査が必ずしも公害病救済のための医学的判断に徹していないきらいがあるのも、前記協定書の存在がこれを制約しているからであって、少なくとも前記協定書に、極めて軽微な水俣病の症状を有するものも水俣病として認定されることを予測し、その症度に妥当する額の補償金の協定が定

表　水俣病裁判の概要

（原田正純作成）

	事件名（通称）	提訴日	原　告	被告	内　容	判決、その他
責任論	第 1 次訴訟	1969. 6. 14	急性（初期）患者と家族、29 世帯 112 人	チッソ	チッソの企業責任、因果関係、賠償要求	・1973. 3. 20、原告全面勝訴。 ・1 人当たり 1600 ～ 1800 万円支払い命令、チッソ控訴せず。
病像論（水俣病かどうか争われている）・国と県の責任	第 2 次訴訟	1973. 1. 20	棄却患者 13 人 死亡患者 1 人	チッソ	棄却患者が水俣病であることの確認、賠償要求	・1979. 3. 28、14 人中 12 人水俣病。 ・1985. 8. 16、控訴審 5 人中 4 人が水俣病。残り 9 人は裁判中に水俣病と認定。控訴取り下げ。
	行政訴訟（棄却取り消し）	1978. 11. 8	棄却患者 4 人	県・環境庁	棄却処分は不当であるので処分取り消しを求める	・1986. 3. 27、処分取り消し、原告勝訴。被告控訴。 ・1996. 2. 28、原告 3 人が訴えを取り下げ。 ・1997. 3. 11、控訴審判決。原告勝訴、県上告せず。
	第 3 次訴訟	1980. 5. 21（第 1 陣） 1996. 3. 31（第 16 陣）	保留、棄却者患者 1362 人	国・県・チッソ	水俣病であることの確認、賠償は国・県・チッソの共同責任	・1987. 3. 30、第 1 陣、国・県に責任あり。69 人全員水俣病。国・県控訴。 ・1990. 10. 4、和解勧告。 ・1993. 3. 25、第 2 陣、国・県・チッソの責任あり。118 人中 105 人は水俣病。国・県控訴。 ・1996 年 5 月 22 日、訴えを取り下げ。和解。
	関西訴訟	1982. 10. 27	関西在住の未認定患者 59 人	国・県・チッソ	水俣病であることの確認、国・県にも賠償責任	・1994. 7. 11、国・県に責任なし、59 人中 12 人は除斥期間経過で請求を棄却、残る 47 人中 42 人は水俣病。控訴。 ・2001. 4. 27、逆転判決。国・県の責任を認めた。国・県上告。
	東京訴訟	1984. 5. 2	関東・鹿児島在住の未認定患者 433 人	国・県・チッソ・子会社	水俣病であることの確認、国・県にも賠償責任	・1990. 9. 28、和解勧告。1992. 2. 7、第 1 陣、国・県に責任なし、64 人中 42 人は水俣病。 ・1996. 5. 23、訴えを取り下げ。和解。
	京都訴訟	1985. 11. 28	京都近郊在住の未認定患者 141 人	国・県・チッソ・子会社	水俣病であることの確認、国・県にも賠償責任	・1990. 11. 9、和解勧告 ・1993. 11. 26、国・県・チッソに責任あり、子会社になし。46 人中 38 人は水俣病。 ・1996. 5. 22、訴えを取り下げ。和解。
	福岡控訴審	1987. 3. 30	第 3 次訴訟第 1 陣 63 人および第 2 陣 117 人	国・県・チッソ	第 3 次訴訟と同じ。原告が一審で勝訴、国・県が控訴	・1990. 10. 12、和解勧告 ・1996. 5. 22、訴えを取り下げ。和解。
	福岡訴訟	1988. 2. 19	福岡市周辺在住の未認定患者 55 人	国・県・チッソ・子会社	水俣病であることの確認、国・県にも賠償責任	・1990. 10. 18、和解勧告。 ・1996. 5. 22、訴えを取り下げ。和解。

められていたのであれば、審査会における水俣病の認定審査も水俣病の病像の広がりに応じてそれなりの対処ができたものと思われる。」と述べている。[19] これは、要するに「補償金支給との関係で審査会が枠を狭くしている」と述べているのであって、この判決は実によく水俣病の認定制度の本質を言い表わしていたのである。

一〇 水俣病医学専門家会議

行政と認定審査会は「(認定は) 高度な学識と豊富な経験による医学的な判断である」、「四六年次官通知と五二年の判断条件は同じ」と主張してきたのであるから福岡高裁の判決によって環境庁と県は苦境に立たされた。そこで環境庁は一九八五年十月十一、十二日、「水俣病の判断条件に関する医学専門家会議」を急遽招集して、この判断条件の医学的な権威付けを行なう。この時、問われたのはこの認定制度がそもそも法の主旨である救済になっていないということであった。しかし実際には「感覚障害だけの水俣病がある」という判決に対する反論を検討したに過ぎなかった。

しかも、この医学専門家会議は最初から結論が決まっていた。なぜなら八人の委員の全てが神経内科医であったこと、五人は現職の審査会委員であったことで公平さを欠いていた。当事者が自分たちの過ちを素直に認めるとは思えなかった。この場合も人選は環境庁が独断で行なっている。武内教授と私 (原田) は参考人として約一時間ずつの意見聴取を受けた。双方の意見を聴いたというポーズをとるためとしか思えない意見聴取であった。それであれば、当事者である審査委員も参考人であるべきであった。

当然の如く、「水俣病においては、ほとんどの症例で四肢の感覚障害が他の症候と併存しつつ出現するが、感覚障害のみが単独で出現することは現時点では医学的に実証されていない。他方、単独で起こる四肢の感覚障害は極めて多くの原因で生じる多発神経炎の症候であり、臨床医学的に特異性がないし、また、四肢の感覚障害は、現時点で可能な種々の検査を行なってもその原因を特定できない特発性のものも少なくない。したがって、四肢の感覚障害のみでは水俣病である蓋然性が低く、その徴候が水俣病であると判断することは医学的に無理がある。」「一症候のみの例がありうるとしても、このような例の存在は臨床病理学的には実証されておらず、現在得られておる医学的知見を踏まえると、一症候のみの場合は水俣病としての蓋然性は低く、現時点では現行の判断条件により判断するのが妥当である。」と専門家会議は報告した。[20][21] しかし、その根拠も根拠となる論文も示していない。特発性の多発神経炎や他の原因による感覚障害の一般住民の存在率さえも示していない。では、不知火海沿岸に診られる一万人以上の患者たちは一体何と診断するのだろうか。専門家であるならばそのことを明らかにする必要があった。感覚障害が多発神経炎であるということは医学的には明らかに間違いであった。

後でこの文章を作ったのは環境庁であったことも明らかになっているのに、当時の環境保健部長は新聞紙上で、「水俣病の認定業務は医学を基礎にしているため医学専門家会議の意見を尊重する」、「判決を下した裁判官は医者ではないが、専門家会議は神経内科の世界的権威を集めたもの。双方の見解にズレがあるなら、医者の考えをとる」とコメントしている。こんな茶番はない。

日本精神神経学会「研究と人権問題委員会」は一九九八（平成十）年九月十九日、「後天性水俣病の判断条件について」（五二年通知）は医学的根拠を挙げて誤りであったという見解を公表し、[22] さらに、一九九九年三月二十日、医学専門家会議の意見についても医学的根拠がないという見解を公表している。[23]

水俣病は解決していないことを象徴的に示す事件が一九九九年一月に明るみになった。同時に、専門的、プライバシー保護などという名目で情報がいかに公開されていないかも明らかになった。

山本（仮名）さんは（大正十一年九月二十一日生まれ）水俣市に一九七七（昭和五十二）年まで住み、チッソ（硫酸係）に務めていた。一九七四（昭和四十九）年に認定申請して一九七九（昭和五十四）年に熊本県から棄却処分を受けた。そのために山本さんは行政不服審査請求を行なった。しかし、山本さんは棄却の五ヵ月後の一九八〇（昭和五十五）年一月二十八日に五七歳で死亡して順天堂医大で解剖されていた。この解剖所見は一九八一（昭和五十六）年三月、順天堂医大によって「水俣病に関する総合的研究班」会議で発表されていたのである。そこには新旧脳梗塞の所見以外に「大脳の鳥距野や前・後中心回に強調されるグリオーシス、小脳の顆粒細胞の間引き脱落、延髄の前庭神経核の変化など水俣病による変化と考えられる。特に著明な末梢神経病変は生前臨床的に観察された下肢遠位部の知覚障害とよく一致していた。」とある。

しかも、環境庁は一九九四（平成六）年には「認定相当」の裁決書案をつくりながら熊本県の反撥によってうやむやにされてきた。(24)

熊本県環境保健部長の発言骨子によると（環境庁資料）(25)「従来剖検認定者の生前の臨床症状については、公表していない。臨床所見では感覚障害のない者でも認定相当の場合がありうることを公にすることになる」、「本例の公表により、従来からの患者団体の主張に根拠を与えることになり、昭和五十二年の判断基準の見直し、あるいは山本例のような所見を有するものの洗い出しの要請が、患者団体等から強まってくるのみならず、訴訟、行服においても新たな紛争の種をまくことになりかねず、多大な影響が（認定業務）でるのではないかと思っている。」

「この剖検資料で、認定相当の判断が示されるならば、県の行なっている病理の判断条件基準との齟齬が生じることになり、行政的のみならず、司法の場で批判されることになる。」

「県の通常依頼する施設以外の資料によって判断されることで、県の検診体制の批判とともに、待たせ賃料訴訟等での主張がくずれる可能性まででてくる。また、剖検所見からみて、神経内科医の検診では、所見の見落とし等があったということにでもなれば、今後、検診医の協力を得るのがより困難になろうし、また、訴訟等では、審査会資料の信用性をくずす証拠として活用されることになると思われる。」

さらに、「裁決を三年先まで待ってくれ」など認定業務や認定基準に関するトラブルを避けることに必死の姿勢が見られる。そこには患者救済のための配慮など全くかけらも見られない。

また、熊本県が反撥した理由の一つは棄却処分後の資料は採用しないということであった。つまり、処分時の資料で判断に誤りがなかったかどうかという判断（処分時主義）をすれば足りるというものである。これはまさに官僚主義そのものではないか。

なかなか裁決が出ないので家族は和解の条件のために遺族は一九九七年二月、諦めて請求を取り下げていたのである。問題が公になった本年二月、審査をやり直し調査することを決定した。当時の内部資料も公開された。それによると、県と環境庁との生々しいやり取りが記録されている。(21)

県――「（病理の）鑑定内容がが正しいのか信用できない。そもそも鑑定に出すということがおかしい。（環境庁の）前々室長が取り消しにしてやるという考えをまず、最初にもって、そのために鑑定に出した。いつだったか、その鑑定書を得意げに持ってきたが、内容を詳しく検討させてもらえなかった。」

環境庁――「いまさら鑑定を行なったことの是非を言っても始まらない。環境庁長官が依頼した専門家の鑑定結果を、さらに熊本県が鑑定するつもりか。あなた方にそんな権限はない。あなた方は医学の専門家ではないのだから、そんなことまで考える必要はない。それに感覚障害もないと言うが、熊本県でも感覚障害のない例を病理で認定しているではないか。」

県――「感覚障害もないというのだから、こんなものを認定相当にされては綜合対策（医療事業）に影響がでる。感覚障害がなくても、綜合対策に乗せろと騒がれる。」

環境庁――「解剖所見による認定は別だと、今までも裁判で主張しているはずだ。病理と臨床を関連させる必要ないと、今まで通り頑張ればよいではないか。」

県――「不服審査で一例でも出ると、また患者団体が騒ぎ出す。裁決時期が福岡高裁（判決）後だということだが、判決はずっと延びているので、簡単には裁決できないだろう。なにもそう急ぐことはない。」

環境庁――「失礼ながら、そういうふうに、われわれの異動が入って結局振り出しにもどることを期待しているのなら無駄だ。必ずこの方針で裁決される。」

幸い山本さんは闇に葬られずにすんだが時間がかかり過ぎた。(25) 環境庁が裁決を決定したのは一九九二年であるというから、それでも申請から一八年、棄却から一三年も経っていた。それなのに今回の最終認定にさらに六年も経っている。これはまさに人権問題である。その責任は一体誰が取るのか。

一二　土呂久鉱毒病でも

一九七一（昭和四十六）年十一月、宮崎市で開催された宮崎県教育研究集会で一人の青年教師が「土呂久には過去五十年の間に多くの人々が亜砒酸鉱山の鉱毒を浴びながら死んでいきました。平均寿命は三九歳でした。そして、今なお、生き残った住民はさまざまな病気に苦しめられているのです。」と衝撃的な発表をした。この青年教師は宮崎県西臼杵郡高千穂町岩戸小学校の斎藤正健教諭であって、医師でも研究者でもなかった。

土呂久鉱山の歴史は古く十七世紀前半から金銀の鉱山として知られていた。一九一八（大正七）年から亜砒酸を掘り始めた。総生産量は推定三千トンに達すると言われている。現地で掘った硫砒鉄鉱を炭焼き窯に似た原始的な焙焼炉で焼いて亜砒酸を生産した。この窯には脱硫装置も除塵装置もなかったので亜砒酸粉じんを含む多量・多種の粉じん、亜硫酸ガスなどが周辺を汚染し続けた。実際に土壌、飲料水、食物、家塵などから高濃度の砒素、鉛、カドミウム、亜鉛、銅、アンチモンなどが検出された。したがって、土呂久鉱毒事件は単純な砒素中毒事件ではなく、反復・慢性、大気、水、食物、皮膚など多経路・複合汚染であった。[22]

斎藤教諭の発表に驚いた宮崎県環境保健部長は「現在までの分析結果からみて、土呂久には砒素中毒はありえないし、発生報告もない」と言いながらも、「住民の無用な不安を解消するために」医師会に依頼して住民の一斉検診を行なう。

高千穂保健所長は「煙害による気管支炎、ぜん息等は昔あったかもしれないが、戦後は見受けられない。これは医師会の意見でもある。斎藤レポートは昔の事実である。」とコメントしていた。一斉検診の結果は二二四人の住民のうち八人を亜砒酸後遺症の疑いとした。

国立公衆衛生院（重松逸造）、慶応大学医学部公衆衛生（土屋健三郎）らによる専門委員会が派遣されて「土呂久地区の社会医学的調査」という報告書をまとめた。「今回の調査の結果、症状から一応砒素との関係が疑われる者は八人。これ以外の人たちには、臨床的にみて、砒素との関係があると思われる者は見当たらなかった。」、「今後、砒素によって新しい健康被害が起こる危険は一応ないと思われる。」、「公害病の認定は土呂久の場合、むずかしい。強いて言えば、労災事件です。」

その後の土呂久鉱毒事件の経過を知る者には信じられない結論である。

さらに、住民の不満と不安はたかまるばかりであった。そのために倉恒匡徳（九州大学医学部）を代表に一九七二年三月、「土呂久地区社会医学的調査委員会」を発足させ、再調査を委託した。この倉恒報告書は亜砒酸中毒であることを認め、さらに複合汚染、皮膚以外の健康障害、肺ガンとの関係を示唆するなど一歩進んだものであったが、一方行政の要請に応じて慢性砒素中毒の認定条件を決定した。
1　鉱山が稼働している時に汚染地区に住み汚染を受けている事。
2　皮膚に砒素中毒に特徴的な色素沈着、角化の多発がみられること。
3　鼻中隔穿孔、または鼻粘膜に特有の傷痕があること。
すなわち、認定の基準を職業性砒素中毒の代表的な二症状に限定したためにその後、土呂久の多くの被害者が救済の枠外に置かれてしまった。そこで、この基準に疑問を持った多くの医師たちが自主的に実態調査を行ない、実態を明らかにする一方で、認定棄却された患者たちは水俣病にならって行政不服審査請求を起し（一九七六年三月）、一九八〇（昭和五十五）年五月二十一日、棄却取り消しの裁決をかちとった。

さらに、それより先の一九七五（昭和五十）年十二月二十七日に提訴された土呂久鉱毒事件損害賠償請求訴訟では原告側の病像論が採用されて、一九八四（昭和五十九）年三月二十八日勝訴した。ここ土呂久でも、実態が明らかにされることによって権威的な認定基準は否定されたのである。こうなってくると認定基準は一体誰のためにあるかということが問題になる。それでも、控訴審判決（一九八八年九月三十日）、さらに最高裁による和解（一九八九年十月三十一日）に至るまで一度権威によって創られた認定基準を覆し、実態に合ったものにするには長い歳月が必要であった。(18)(26)

一三　イタイイタイ病事件でも

富山県神通川流域では上流にある神岡鉱山から流出した重金属、主としてカドミウム（Ｃｄ）が土壌や水を長期にわたって汚染した。最初にイタイイタイ病が報告されたのは一九五五（昭和三十）年であった。しかし、患者の発生は古く一九一九（大正八）年までさかのぼれるという説もある。イタイイタイ病の認定患者数は一八一人（生存者は現在わずか九人）、要観察者（腎障害の疑い）は三三三人にのぼる。

一九六一（昭和三十六）年に地元開業医萩野昇、小林純（岡山大学）は「患者発生地区の水、土壌、植物、剖検者の臓器、骨から重金属とくにＣｄが高濃度に証明されたことから、原因はＣｄが重要な役割を果たしている」と報告した。そこで富山県は「富山県地方特殊病対策委員会」を設置して原因究明にのりだした。

一九六八（昭和四十三）年五月、厚生省は「イタイイタイ病はカドミウムの慢性中毒により、まず腎臓障害を生じ、次いで骨軟化症をきたし、これに妊娠、授乳、内分泌の変調、老化およびカルシウム等の不足などが誘因となって形成されたものであり、その発生地域は神通川流域の一部に限られている。この地域を汚染しているカドミウムについては、付近河川の流域にも存在する程度の自然界に由来するものの他には、神通川上流の三井金属神岡鉱業所の事業活動に伴って排出されたもの以外には見当たらない」として公害認定を行なった。(18)

一方、県は「富山県イタイイタイ病審査協議会」を設置し患者の認定と記録、治療費負担など行なうことになった。イタイイタイ病認定基準は次の通りであった（一九七二年厚生省通知）。

1　イタイイタイ病の認定条件

次のⅠからⅣのすべての項目に該当する場合には、イタイイタイ病と認定する。

Ⅰ　カドミウム濃厚汚染地に居住し、カドミウムに対するばく露歴があったこと。

Ⅱ　次のⅢ及びⅣの状態が先天性のものではなく、成年期以後（主として更年期以後の女性）に発したこと。

Ⅲ　尿細管障害が認められること。

Ⅳ　X線検査あるいは骨生検によって骨粗鬆症を伴う骨軟化症の所見が認められること、この場合、骨軟化症の所見については、骨所見のみで確定できない場合でも、骨軟化症を疑わせる骨所見に加えて、次の二に掲げる検査事項結果が骨軟化症に一致するものを含める。

2　イタイイタイ病認定に必要な検査事項

①　一般的所見

既往歴――カドミウムばく露歴、治療歴、遺伝関係など。

臨床所見――骨格変形、疼痛（とくに運動により増強）、運動障害（あひる歩行など）など。

②　血液検査――リン、アルカリホスファターゼ、カルシウムなど。

③　X線検査――骨萎縮像、骨改変層またはその治癒像、骨変形など。
④　尿検査――蛋白、糖の定性・定量、カドミウム量など。

3　要観察者

前記1のイタイイタイ病認定条件のうち、Ⅳの条件を欠く場合、将来イタイイタイ病に発展する可能性を否定できないので、要観察者として経過を観察する必要のあるもの。

この認定を受けた患者（遺族）は「イ病の賠償に関する誓約書」、「医療補償協定」によって加害企業から直接支払われることになっている。[18][26]

一九七五年二月に『文藝春秋』誌（昭和五十年二月号）に「イタイイタイ病は幻の公害病か」などのイ病Cd説否定のキャンペーンによって国会質問でも取り上げられるほど問題になった。自民党環境部会が「厚生省見解の見直し」、「汚染土壌復元事業の中止、汚染米基準の緩和」などを迫るという場面もあった。その根拠になったものは武内重五郎、梶川欽一郎らの論文であった（一九七三年、一九七四年）。イ病のCd原因説は医学的根拠に乏しいとしたもので、イ病はビタミンD欠乏性骨軟化症の治療に用いられたビタミンDの大量投与によって生じた腎尿細管障害が加わったもので、他の汚染地区には発生していない、動物実験でも証明されていないというものであった。[18][26]一九七五年のこの時以降認定患者は著しく減った。

さらに、富山県は一九七七（昭和五十二）年にはそのイ病否定論者の梶川教授を審査会会長にして委員の入れ替えを行なった。これらの一連の政治的動きは認定に重大な圧力となり、審査会内部で内規を作成して厳しく適用をすることを決定した。たとえば、尿細管障害の基準や骨の病理所見を厳しくとったり、吉木法（生検法）による病理所見を不当に軽視することによって事実上認定を困難にした。

一九八七（昭和六十二）年、認定棄却となった七名が棄却処分に対して行政不服審査請求を行なった。激しい論争の結果、吉木法による病理所見を再評価することによって七名中四名の処分が取り消された。これによって、環境庁は一九九三年三月、内規の廃止、新認定基準の策定、棄却処分の見直しを指示し、一九名中一三名が逆転認定された。(18)(27)

水俣病事件だけでなく、このように認定制度はその時の政治的な圧力によって容易に影響を受けるものであることを示した例であった。認定基準の文言より運用によって左右されること、その裏には政治的圧力があることを示した。

一四 認定制度の政治性

水俣病における認定制度と認定条件を中心に検討して同時に、労災・職業病、土呂久鉱毒事件、イタイイタイ病の認定制度も簡単に触れたが、そこには共通の構造を見ることができた。おそらく程度の差はあっても労災・職業病、その他の公害、難病など認定制度には共通点が見られるに違いない。

本来、認定制度における判断（認定）条件の設定は救済の「公平さ（斉一性）」と「合理性（科学性）」「迅速さ（緊急性）」を期待されたものであった。また、同時に金銭が動くことから（公金の場合もある）無制限に認容できないために「受給の制限」、さらに「不正のチェック」という機能も持たされたと考えられる。ある種の必要矛盾とも考えることができる。しかし、それが行き過ぎると、予算に合わせた基準つくりとなったり、同じ基準であってもその適用を厳しくすることで恣意的に調整する機能をもつことになる。

そのような矛盾を認めつつも一定の認定基準が必要であるとしても、それはある時点で明らかになった仮説を基に作成されたものにすぎない。仮説である以上は新しい事実が明らかになれば当然変らねばならない。それは最初、毒物は胎盤を通過しないとされたものが、実際は通過することが明らかになった時点で変更されたことでわかる。[8]しかし、それが補償や救済と結びつく場合には救済の拡大を好まない政治的意図が圧力になることがある。その場合は仮説が定説となり、さらに確固たるものとなる。それは専門的な部分を含む故に、一般の市民や被害者がこれを変革させることは容易ではない。政治的意図はそれを利用し、認定制度は政治的調節の装置と化し、それを隠れ蓑にして対策を怠り、結果的に医学が救済の壁となるという構造をつくる。そればかりでなく、医学面からは影響の全貌を明らかにするという命題を阻害する役割をも果たす。[7]

水俣病で典型的に見られるように医学的診断基準と認定のための判断基準とが意図的に混同され、都合によって使い分けされ、「どこまでメチル水銀の影響と言えるか」という医学上の命題は、「どこまで補償金を払うか」という政治的命題にすりかえられてしまうのである。

このようなさまざまな問題点がある以上極端な意見として認定制度そのものを否定する考えもある。確かに、一見医学的に見えるものが、実は政治的な装置に組み込まれることであれば良心的科学者は最初から参加しない方がいいのかもしれない。しかし、現実には専門家として発言し、一定の影響を行使する責任もある。国民の信頼を得るためにも、認定制度を本来の救済のために機能するように監視し、政治によって歪められることなく、医学の任務が果たされるように、過去の経験から反省しなくてはならない。

まず、認定（判断）基準と診断（医学的）基準とを明確に区別すべきであろう。また、国民が合意できる程度の科学性（合理性）は要求されるのであるから、新しい事実の発見やあるいは矛盾が生じたような場合、大胆かつ迅速に変革できるものでなくてはならない。したがって、あくまで判断条件は暫定的なものであって固定的であってはならないし、それらを実行する法律もその目的である救済から逸脱してならないことは言うまでもない。

さらに、この種の事例ではプライバシーを口実に情報が公開されないことが多い。しかし、公共性をもち、かつ被害者救済という大前提がある以上はある程度の公開は必要である。とくに「専門委員はどうやって選ばれたか」、「基準はどうなっているか」、「何故、そのような判定になったのか」などの議事録やカルテも必要に応じて公開されねばならない。不服申立などは素人にとっては困難さが伴うのでサポートシステムが必要と同時に簡素化すべきであろう。

また、医学者はたしかに医学の専門家かもしれないが救済の専門家ではない。被害者の救済という明確な目的がある場合には医学専門家ばかりでなく多様な専門家の参加が必要である。その選考も開かれたものであって、行政の独断的・一方的なものであってはならない。

波平[28]は病的状態を Disease（疾病）、Sickness（病気）、Illness（病・やまい）に分類している。「疾病は現代医学の知識と方法によって知見が得られ認定される医学的レベルで認知された身体上の異常である」としている。これは、科学的に立証できるもので、たとえば、血中の肝機能障害の所見に基づく肝臓病、血圧測定による高血圧などであると考えられる。

「病気は多くは現代医療の制度によって認定されている公的医療費によって治療費が支払われる対象となっているもの」として、医療制度、各種認定制度など制度的な異常、すなわち、社会制度に重点が置かれた異常を指している。これには健保上の診断やハンセン病、認定公害病などがある。

病（やまい）は「体験としての病気である。個人が自分の身体の、あるいは気分のあるいは精神的な状態の異常を感じたり違和感や不快感や障害を体験した場合、かりにそれが現代医学によって異常が発見されなくとも、また、社会的制度の中で認定されなくとも、体験としての異常や苦痛や不快が存在している限りにおいてはその人は〝病気を体験している〟という意味において病気は存在することになる」といっている。

「客観的」といわれる所見に基づく疾病（Disease）だけが狭義の医療の対象となり、制度的な病気（Sickness）だけがケア、救済など制度の対象となった。長い水俣病の紛争（裁判など）や論争は個人の体験としての苦痛、内なる病（Illness）が無視され続けてきたことが原因の主たるものである。認定制度こそはまさに「客観的」といわれる一定の基準によって認定されたもの（制度的病気）と体験的病（やまい）とを分断する機能であった。「客観的」と言われているそのものが暫定的で仮説で確定した絶対的なものではない。水俣病では個人の体験、内なる病（やまい）が無視され、「客観的」といわれる所見が偏重され、機械的な基準への当て嵌めが行なわれてきた。その結果、「客観的」な証明がないという理由で被害としてとらえられず、ケアも為されてこなかったというのが実情であった。したがって、必要なことは個人の体験、内なる病（やまい）を被害としてとらえていくことである。水俣病に限らず体験としての病を被害として捉えきれないでケアーはありえないし、ＱＯＬとは実は体験的なものに基づくものに他ならない。

認定制度ではその認定（判断）基準が常に問題になるが、実際に運用される時はその文言ではなく行政・委員（専門家）の（意図しようとしまいと）政治的意図に左右される構造になっていることが多く、最終的には行政官や専門家の思想と倫理が問われることになる。

＊　本稿は「医学における認定制度の政治学」（『思想』、岩波書店、九〇八号、一〇三〜一二三頁、二〇〇〇年、二月号）に加筆、大幅修正したものである。

注

(1) 関西訴訟、八二年提訴、九四年第一審判決、二〇〇〇年四月控訴審判決、国・熊本県、最高裁へ上告。
(2) 原田正純『法律時報』、六八巻一〇号、一九九六年。
(3) 原田正純「水俣病事件史研究のはじまり」『環境と公害』、二六巻三号、一九九七年。
(4) 昭和四十七年七月九日、環境庁(三木武夫)を仲介にチッソと補償協定を結んだ。
(5) 水俣病被害者・弁護団全国連絡会議編『水俣病裁判』、かもがわ出版、一九九七年。
(6) 原田正純『ジュリスト』、五七九号、一九七五年一月。
(7) 原田正純『裁かれるのは誰か』、世織書房、一九九五年。
(8) 原田正純『水俣病』、岩波新書、一九九二年。
(9) 一九六八年の水俣病の公害認定後厚生省が第三者機関を作りそこで補償の斡旋を行なうとした。その際、結論には一切従うという念書を要求したことから訴訟派(自主交渉派)に分裂していく。
(10) 労働省労働基準局補償課編『新・業務上疾病の範囲と分類』、労働法令実務センター、一九七九年。
(11) 原田正純『水俣病に学ぶ旅』、日本評論社、一九八五年。
(12) 土井陸雄「ハンター・ラッセル症候群の再評価」『科学』、四一巻五号、一九七一年。
(13) 椿忠雄『科学』、四二巻一〇号、一九七二年。
(14) 椿忠雄ら『日本内科学会誌』、五五巻六号、六四六頁、一九六六年。
(15) 行政不服申立書、『認定制度への挑戦』(水俣病研究会編)、一九七二年。又は注(8)。
(16) 原田正純『水俣病は終わっていない』、岩波新書、一九八五年。
(17) 木野茂編『環境と人間』、東京教学社、一九九六年、二七頁。または、『水俣から未来を見つめて』(水俣病訴訟弁護団編）、一九九七年。
(18) 原田正純『環境と人体』、世界書院、二〇〇二年。
(19) 原田正純「水俣病第二次訴訟控訴審判決と補償問題」『公害研究』、一五巻三号、一九八六年。
(20) 原田正純「水俣病最近の動向」『公害研究』、二一巻三号、一九九二年。
(21) 原田正純『慢性水俣病――何が病像論なのか』、実教出版、一九九四年。
(22)『日本精神神経学会雑誌』、一〇〇巻九号、一九九八年。
(23)『日本精神神経学会雑誌』、一〇一巻六号、一九九九年。
(24)『熊本日日新聞』、一九九九（平成十一）年二月六日付。
(25) 水俣病研究会編「Y氏裁決放置事件」『水俣病研究』、二号、二〇〇〇年。
(26) 川名英之『日本の公害』、第二巻、環境庁、緑風書房、一九八八年。
(27)『カドミウム環境汚染の予防と対策における進歩と成果』（イタイイタイ病とカドミウム環境汚染対策に関する国際シンポジウム、一九九八年。富山市）、栄光ラボラトリ、一九九九年。
(28) 波平恵美子『日本農村医学会雑誌』、五一巻六号、八七二頁、二〇〇三年。

第五章　水俣病問題と社会福祉の課題

小野達也

一　はじめに

水俣病者(1)の抱える社会福祉の対象は何か。

以下ではこの点を中心に論を展開したい。なぜならば、公式発見から半世紀近くたちながらもこの問いかけについて、社会福祉の立場から未だ応えられていないからだ。(2)どうしてそのようなことになったのだろうか。水俣病問題は環境や医療の問題であり社会福祉のかかわる余地はないと考えてきたのか。加害企業と被害者の間で完結的に解決すべき性質と位置づけたのか。

そうとは言えまい。水俣病は公害病であり、不特定多数の人々の健康や生活に被害を与えた。社会成員の暮らし、「しあわせ」に関心を寄せる社会福祉にとっては無関係でいられるものではない。

だが、実際には社会福祉が水俣病問題にどのようにかかわってきたのか未解明な部分が多い。社会福祉からの水俣病問題研究の蓄積は乏しい。(3)なぜこうした「放置」が生じたかを検討することも捨てておくことはできないが、ここではやはりまず、被害者自身がどのような課題を抱えているのかを学ぶことから始めるべきだろう。水俣病者の生活上の困難、社会福祉の対象を明らかにすることこそが問題に取り組むための出発点となるからだ。

もとより水俣病者の生活に対しては、社会的調査もおこなわれてきている。(4)これらは水俣病問題の解明にとって重要な資料である。水俣病者の実態を知るためには有意義である。しかし、社会福祉は問題を認識するだけでなく、実践する学である。対応、対策につなげていくことを目指す問題の把握が求められる。それにはあらかじめ社会福祉の対象を分析する枠組みを用意し、これを用いて水俣病者の生活を検討することが有効である。

このような理由から、社会福祉理論をもとに水俣病者の持つ生活上の諸問題や社会福祉の対象を把握することを試みる。これによって社会福祉から水俣病問題の研究をすすめるための基礎ができるのではないかとも考える。

二　社会福祉の対象の分析枠組み

社会福祉の対象

水俣病問題を社会福祉の視点からとらえるために社会福祉の対象論を用いる。社会福祉の対象とは何かということは社会福祉の考え方そのものと直結することであり、これまでいくつかの立場が示されてきている。(5)

本稿では岡村重夫の考え方をもとに分析の枠組みを設定する。(6) その理由として、社会福祉理論での岡村の貢献は大きく、社会福祉論の礎を築いた人であること。現在でも代表的な論者であること。(7) その理論は包括的で統一性があり、問題の全体像をとらえるのに適していること。さらに、具体的な分析視点を示しており、個別ケースの検討に応用できることがあげられる。

では、岡村の社会福祉の対象論について、その考え方を整理しておこう。(8)

岡村の対象論

岡村は社会福祉を社会成員である個人の生活困難にかかわるものとしている。この場合の生活困難とは個人的、主観的な困難ではなく、個人が社会との交渉をもつことで生まれる社会生活上の困難である。「社会福祉が問題とする生活困難ないし生活問題とは、常に個人の社会生活上の困難ないし問題である」(9)。では、この生活困難と

表１　社会生活上の基本的要求と社会制度

	基本的要求	社会制度
①	経済的安定	産業・経済、社会保障制度
②	職業的安定	職業安定制度、失業保険
③	保健・医療の保障	医療・保健・衛生制度
④	家族的安定	家庭、住宅制度
⑤	教育の保障	学校教育、社会教育
⑥	社会的協同の機会	司法、道徳、地域社会
⑦	文化・娯楽の機会	文化・娯楽制度

出典）岡村『社会福祉原論』85頁より作成、一部表現など修正。

は何を指すのか。

岡村の社会福祉論を理解するには、さしあたり三つの概念が鍵となる。それが、基本的要求の主体者たる個人、社会制度、社会関係、である。

岡村は社会福祉の対象を提示する上で法律や政策から論を展開するのではなく、個人が生きること、それも社会生活を送ることから説き起こす。出発点は社会生活の「基本的要求」を持つ個人である。この社会なるものへのこだわりが岡村の特徴である。人間には動物的な衝動や生理的、心理的な基本的欲求もある。しかし、岡村はこれらの衝動や欲求を持つ個人を社会的存在としてとらえる。社会的存在としての個人が生活を送る上でどうしても満たさなければならないものが社会生活の「基本的要求」である。基本的要求は個人にとって必然的であると同時に、社会自体にとっても存続のための最低必要条件を満たすものである。岡村は、この基本的要求の内容を表の通り七種類あげている。

基本的要求の内容としては、衣食住といった項目が想像されるだろう。しかし、これらは現代の貨幣経済にあって、財の生産、流通、消費としてまかなわれている。つまり衣食住を満たそうとすると、それを購入して消費するのであり、そのための経済的収入がなければならない。これが①の経済的安定の要求である。また、継続的に収入を得るには職業を持つこと、あるいは、経済的に保障される何らかの仕組みがなければならない。これを②の職業的安定の要求としている。次の③~⑤についてはそれほど説明を要すまい。健康を維持したいという要求、家族を形成する要求、教育の機会を持つ要求である。⑥は社会にとって基本的な社会的協同や連帯を維持していく上での要求である。この社会的協同がなければ経済的行為や職業の安定もありえないとされている。最後の文化・娯楽は個人の自由な自己の表現であり、社会的行為としての文化的参加の要求である。

われわれはこれらの基本的要求を「社会制度」を使って満たしている。各種の基本的要求に関連する社会制度を発達させてきているのが現代社会なのである。[10] さきの表にあるように例えば健康を維持、回復したいという医療の保障の要求に対しては医療・保健・衛生制度が整えられてきた。こうした社会制度を利用することで基本的要求は満たされる。

この時、個人が社会制度を使う・利用するために結ぶ関係を「社会関係」と呼ぶ。この表現も岡村独特である。一般には人と人、集団と集団、あるいは、人と集団の関係を指すと思われる社会関係という用語を、岡村は個人と社会制度の結びつきに用いている。個人が社会制度と社会関係を結んでいれば基本的要求は充足されている。例えば病気であっても病人と医療制度との間に社会関係があれば、基本的要求は充足されると考える。病気の治療をおこなうのが医療制度だからである。

「基本的要求を持っている個人が社会制度と社会関係を結んでいること」これが岡村の説明する現代の社会生活のなりたちである。

さて、個人と社会制度の間の社会関係には社会福祉の固有性にかかわる重要な点がある。それは社会関係が「客体的側面」と「主体的側面」という二重構造になっていることに起因している。各社会制度はそれぞれ特定の役割を個人に課す。個人はその役割要求に応えることで社会関係を維持することができ、その結果、基本的要求を満たす。この社会制度側から個人に向かって役割を要求し、個人を規定する側面が社会関係の客体的側面である。客体的側面の性格として、それぞれの社会制度は他の社会制度とは無関係に個人に対して役割を要求する。医療制度の利用者であれば患者という役割、学校制度の利用者であれば学生の役割、というように。

一方、個人の側は基本的要求を満たすために多数の社会制度と社会関係を結んでいる。個人はそれぞれの社会制度から求められる役割をこなさなければならない。個人は生活主体として多数の社会関係を統合し、調和させながら役割を遂行していく。この個人の側から社会関係をとらえていく側面が社会関係の主体的側面である。社会関係の主体的側面は専門分化した社会制度からはとらえることができない。なぜなら社会制度はそれぞれに独立しており、他の社会制度の事情を考慮しない。個人に対して期待するのは当該の社会制度からの役割要求をこなすことであり、その個人が他の社会制度との関係でどのような状況に置かれているのかは問題とならない。この社会関係の主体的側面をとらえることができるのが社会福祉であり、この面に着目することが社会福祉固有の視点なのである。様々な社会制度と社会関係を結んでいる個人の側の困難、すなわち社会関係の主体的側面の困難が、社会福祉の対象領域となる。

では、社会福祉の対象とは具体的には何か。個人と社会制度との間の社会関係が保持できていれば生活の困難は生じない。しかし、その社会関係に何らかの不具合が生じる状態、この時が社会福祉の対象となる。社会制度と社会関係を結べなければ、個人は基本的要求を満たせなくなるからだ。社会福祉の対象は三つに区分される。

ひとつめは個人の持つ多数の社会関係が相互に矛盾し、社会関係の両立が難しくなる「社会関係の不調和」である。別々の社会制度が個人に期待する役割と役割の間に葛藤が生じる時に起こる。医療を受ける必要と仕事をする必要が同時にある場合などである。この不調和がさらに進んだり、あるいは、社会制度の運営上の問題によって個人と社会制度の間の社会関係が失われるのが「社会関係の欠損」である。この状態では何らかの基本的要求を満たせなくなっている。第三が、社会制度自体に問題があり、かつその改善が求められず、多くの個人が社会制度を使えなくなってしまう「社会制度の欠陥」である。

こうした社会福祉の対象を浮かび上がらせるには、個人が社会関係を結んでいる社会制度の各分野で問題を把握しておくことが前提となる。ついでそうした問題のうち社会福祉の対象であるものを抽出するという展開となる。

以上、岡村による社会福祉の対象論を整理してきた[11]。この岡村の考え方についてはいくつかの疑問や批判も投げかけられている[12]。役割論や適応論をベースにしており、社会変動やジェンダーに対しての理論的耐性には不明解さも残る。それでも見てきたように生活のなりたち自体から論を組み上げており、この考え方をもとにして水俣病者の生活を検討し分析するだけの理論的な水準は確保されていると考えられる。

三　水俣病者の生活上の諸問題

検討の方法と進め方

以下では岡村重夫による社会福祉の対象論によって水俣病者の生活を検討する[13]。そのために何点か確認しておこう。

とりあげる素材は岩波新書の『証言　水俣病』[14]である。栗原彬の編集によるこの本は一九九六年に東京で開催された「水俣・東京展」で水俣病者が講演した記録を補足・構成した証言集である。一〇人の講演者は水俣病問題に深く関わってきた当事者であり、中には自らの水俣病体験をはじめて話したケースもある。この中で彼／彼女たちは水俣病問題が顕在化する以前の暮らしの様子から一九九六年の「和解」をめぐる思いまで長い期間にわたって証言している。

分析の対象としてこの素材は次のような性格を持つ。公刊された書籍であるのでデータとしては第一次資料ではなく、オリジナル性は弱い。もととなった講演を補足・構成してあり、水俣病者の直の語りとは言えない。調査意図を背景にした話ではないため、内容は社会福祉の対象論の分析枠組みに一致するものではない。つまり『証言』は二次的なデータであり、補足・構成されており、意図された調査項目にもとづく内容ではない。

こうした条件の上でもこの本を素材とするだけの利点がある。加工されているとしても水俣病者自身の講演をもとにしている。中にはすでに亡くなってしまった方の話も含まれており、今では聞くことのできない貴重な資料である。数十年におよぶ長期間での生活や考え方などが示され、その間の変化もわかる。岩波新書という一定の信頼のある書籍であり、データとして活用することはできると考えられる。また、一般にも入手が容易であり、分析の追試をおこなうことも可能である。

以上の諸点を考慮して『証言』を用いることにした。もとより本稿を、社会福祉の立場から水俣病問題を検討していくための起点としたいという意図がある。であれば、資料のオリジナル性はそれほど重要にはならない。むしろ出発点である今の時点までに何が示されているのかを確認するためには、公刊されている既存の資料を活用することには意義がある。必要であれば、次の段階として生のデータをとりあげていくという順序を考えることは了解されるだろう。

『証言』には一〇人の話が収められているが、そのうちの八人のケースを検討した。取り上げていないひとりは、話がインタビュー形式で進められており生活の状況等がつかみ難いものであったからである。また、もうひとりは自分の問題を語るというよりも、水俣病問題をどのように考えるのかという思いを中心に話している。いずれも社会福祉の対象を分析するのが困難であると判断した。

また、『証言』では講演者の実名が出されている。ひとりひとりの固有な問題として水俣病を考えていく上からは実名を出すことは意義深い。しかし、この分析ではA～Hさんという記号で示した。これは、ひとつには書籍には実名で出ていても、公人ではなく市井の人々であるのでやはり事例としてとりあげる際にはプライバシーへの配慮が必要ではないかと考えた。また、ここでの検討の主たる目的はひとりひとりの固有性の分析にあるのではなく、水俣病という問題を背負った人たちが持つ問題を明らかにすることにあるからである。

検討の進め方として、はじめに各々の証言をもとに社会制度の分野ごとでの問題把握をおこなう。これ自体は社会福祉の対象ではないが、水俣病者本人がどのような分野の問題をどの程度背負っているのかを知ることができる。これを本節でおこなう。次節では社会福祉の対象の現れ方をひとりひとり見る。これによって社会福祉がかかわるべき課題が明らかになる。以上の二段階の作業をすることで水俣病者の問題状況を総合的に明らかにすることができよう。また、水俣病問題の特徴も示すことができるだろう。

次に、調べていく分野のことがある。岡村の社会制度の利用という枠組みは社会生活をしているすべての人にかかわることである。個人の生活状況を知るためには、基本的要求に関連する社会制度の七分野について検討することが不可欠である。しかし、それらの社会制度を使うだけでは地域生活を送ることが難しい人々もいる。さまざまな障害を抱えている場合にはその個別の状態に応じたケアが必要とされる。岡村はこれを「コミュニティ・ケア」と称して、社会制度の利用という枠組みとは別に地域福祉の柱のひとつにあげている。[15] 水俣病者は生活を送る上での精神的、身体的障害を持っていると考えられる。そうであれば七つの分野を見ているだけでは不充分である。そこで以下の検討では、ケアにかかわる必要や対応を「介護」の分野として特に設ける。これを先の分野に付け加えて八種類の分野を調べていくことにする。[16]

あらかじめこの分析には筆者の「解釈」が含まれざるを得ないことを断っておきたい。テキストとしての『証言』には表現の微妙さや内容の曖昧さ、文脈の不明確さ、情報の不十分さなどが含まれている。これはこのデータを使う以上しかたのないことである。それをカテゴリーに分けていく場合には、どうしても解釈の余地がある。ある出来事をどのカテゴリーに分類するのか、このデータからだけではつめきれないような場面にも直面する。その場合でも限られた条件の中で解釈し判断をおこなった。

各分野での問題状況

では、基本的要求に関連する社会制度の諸分野の問題に入ろう。まずひとりひとりの証言で言及されている事象がどの分野の問題となるのかを検討した。その時、単に話題が当該分野に関わっているだけでなく、なんらかの問題として話されていること、あるいは、意図せず語っていても問題だと認められることをリストアップした。基本的にはひとつの出来事・言及ごとにとりあげている。ただし、一連のもので意味がまとまっているものはひとつととらえ、逆に、一見ひとつの出来事でも明らかに異なる内容が含まれる時は分けることにした。こうして

表2　水俣病者の分野別問題の言及数

	A	B	C	D	E	F	G	H	分野別 計
経済	3	3	3	9	4	8	1	5	36
職業	—	2	5	4	2	5	3	1	22
医療	8	7	13	16	15	7	4	18	88
家族	8	6	3	1	2	1	3	9	33
教育	1	1	—	—	—	—	—	2	4
社会的協同	7	7	6	6	12	8	8	10	64
文化・娯楽	1	1	—	—	—	—	—	—	2
介護	4	1	—	—	—	1	1	1	8
個人別　計	32	28	30	36	35	30	20	46	257

作成したのが、最後にある個人別の問題リストである。さらにそこから**表2**を作った。(17)

表2にはA～Hさん八人が経済から介護まで八つの分野における問題として言及した数をカウントしてある。(18) 総数では二五七。個人的には最多で四六、最小で二〇とやや差があるが、その他の人はほぼ三〇程度となっている。この数自体にこだわって分析を進めることはそれほど意味がないだろう。生活にかかわるこれらの諸分野での問題数としてこの数字が多いのか、少ないのかは分からない。しかし言及は広範な分野にわたっていることが示されている。分野別の計では多寡の差はあるものの、八つの分野すべてに何らかの言及がなされている。多様な分野に問題が出ている、という点をまず確認しておかなくてはならない。

分野ごとの状況について水俣病問題の特性的な事項をはじめに二点触れておく。ひとつは水俣病の認定申請であり、もうひとつは訴訟、裁判、チッソや行政との交渉についてである。今回の分析では水俣病の認定申請に関する諸問題は医療の分野に、裁判や交渉での問題は社会的協同に分類した。

水俣病と認定されれば補償金や年金などが出るため経済分野に分

類することも考えられるが、認定審査が水俣病という病気かどうかを決定しているという点を考慮して医療の分野とした。多くの人がこの件に関して語っている。例えばFさんは次のように自身の体験を述べている。

……なにか身体の調子がおかしくて、病院に行っても原因がわからんようなことがずっとつづいていたんです。それで、これはもうしょうがないと昭和四十九年（一九七四年）に一応申請しましたが、昭和五十一年（一九七六年）、もののみごとに棄却になり、……（一一八頁）[19]

「もうしょうがない」という状態でも棄却される。それも「一応申請しました」とか「もののみごとに」とかという表現からは、半ばあきらめの気持ちが伝わってくる。

一方、社会的協同には司法も含まれるために裁判や交渉はここに分類した。例えば裁判をはじめるときのGさんの父の言葉からはやむにやまれず裁判に向かう、追い詰められた状況を知ることができる。追いつめられた状況から水俣病者が立ちあがる、その一つの方法が裁判である。

こげんまでして人をいじめたこともなかったし、人にわるかこつばしたっちゅう覚えもなかったで、もう大概こらえきれん。誰が悪かかはっきりさせんば死んでも死にきれん（一三六頁）

言及数を分野ごとに比べてみよう。これはやはり医療の分野が多い。公害病問題ということからしてもこれは当然考えられる。医療の分野で言及されている内容は前述の水俣病の申請をめぐる事項と、水俣病のさまざまな症状による苦痛の訴えが中心となっている。病気の苦しみはいろいろなかたちで表現されているが、次の訴えはFさんの抱える症状である。たとえ治療について技術的な限界があることとしても、こうした病苦に取り組んでいくことは医療の課題である。

ウァンウァンウァンウァン、耳の中に蜂がいるようなものすごい耳鳴りがしよるんです。それがもう二〇年も続いています。（一二三頁）

しかし、医療への言及数が突出しているわけではない。例えば個人ごとに見ても医療が最も多い言及分野となっているのは八人中六人いるが、そのうちの二人は他の分野と同数での最多である。あるいは、医療分野の言及数は全体の三分の一程度となっており、単純にはこれが水俣病者の抱える全問題量のうちでの医療の占める分量と推定することもできよう。確かに公害病という医療問題に緒を発しているが、個人の生活に出てくる問題は決して医療分野だけにとどまるものではないということである。

家族や社会的協同という人のつながりに関する分野は両者を合わせると医療をしのいでいるし、人によってはこれらが最多言及分野である。また、経済や職業についてもかなりの頻度で言及されている。この家族、社会的協同、経済、職業という四つの分野へは、Aさんの職業の場合を除いて、すべての人が何らかの問題をあげている。これらは水俣病者が何がしかの問題を共通に抱えている分野といえよう。水俣病者にとっての水俣病問題とは、医療に収斂するものではなく、これらの諸分野にも顕在化している。それぞれの分野の特徴を示しておこう。

家族に関してはきずなの強さが示されたり親愛の情にあふれた場面も表現されているが、その一方で、家族の関係が冷淡になったり家族が解体していく様子も語られている。家族が壊れていくというのは文字通り「物理的に」家族が壊れていくことも意味している。本人、父母、妹の四人が患者認定され、弟と配偶者は医療手帳をもらい、きょうだい三人が幼いときに病名不明で亡くなっているBさんのケースはその典型である。

もう水俣病で一家全滅といわれるような家族です。（四三頁）

水俣病が家族という集団に与えた壊滅的な打撃である。

社会的協同では、裁判や交渉の他にも親族関係を含む地域社会からの抑圧や排除、また住んでいた場所からの移住などの問題が出されている。それまで親しくしていた人達との関係が水俣病に罹ったことで急転する。そこでのつらさ、厳しさは何度も語られている。水俣病によって地域社会そのものが変わってしまう。『証言』の本文ではなく、見出しであるが「今でも差別が」（Bさん）、「変貌した女島」（Fさん）、「村中の人が一変した」（Gさん）、という表現が出てくる。ちなみに女島とはFさんが住んでいた地域名である。社会的協同への言及は数が多いばかりでなく、後にも触れるようにその内容も厳しい。

経済と職業については、漁師をしている場合などは両者がつながりあった問題となる。水俣病が発生したことによって仕事で魚を獲ってもその魚が売れず、収入源を失う。また、水俣病に罹患することで、その症状のために漁師が続けられなくなり、経済的な面での影響が出る。例えば前者の例としてCさんは次のように述べる。

昭和三十四年（一九五九年）には水俣病で魚の売れ行きが悪くなって、生活が成り立たなくなったので……

（六二頁）

水俣病は漁師にとっては文字通り死活問題であり、経済面と職業面の両者に直にかかわるものであった。言及数としてはこれらのものに及ばない介護や教育、文化・娯楽についてはどのように位置づけられるのか。介護、教育、文化・娯楽という諸分野への言及は相対的に数も少なく、言及者も偏りが見られる。では言及していない人達についてはこの分野での問題がないのか、と言えばそうは考えられない。介護については特にＡさんの言及が多いが、彼女は自身水俣病者でありながら永らく妹の介護をしてきている。

父母が亡くなってからは毎日、食事から何から全部、私と主人で面倒みていますが、そういう生活がもう一〇年以上つづいています。でも、主人がとてもよくしてくれているからどうにかできるんです。お風呂に入れるときも二人でしないとできません。（三八頁）

このように水俣病者が在宅で生活する場合には介護の課題は当然生まれてくる。単にＡさん家族にだけ特別に現れるものではないだろう。

教育については、子どものころが述懐されるときに触れられてくる。これもＡさんの場合は、二人の妹が水俣病で入院して母が付き添い、父は仕事や病院通いで忙しくなる。そのため他のきょうだいたちの世話をＡさんがすることになり、教育面での影響が出る。

朝は私が食事の用意をしたり、みんなのお弁当を作っていましたので、学校には遅刻ばっかりしよったんですけど、いつも先生は理由も聞かずに運動場の真ん中に立たせよったです。……私も学校がいやでいやで、あんまり行きませんでした……（三四頁）

水俣病の影響によって教育を受ける機会が制限されていることがわかる。また、そもそも子どものころに発病すればその機会自体失ってしまう。Ａさんの妹が発病したころを振り返る場面。

（上の妹は―引用者注）翌年から小学校だったので、母もランドセル姿を楽しみにしとったんですけども、結局背負うこともなかったんです。（三四頁）

文化・娯楽に関してはBさんの母の発言がある。

一度阿蘇に行ってみたかったけど、そぎゃんこともできません。寝たきりになってしまいましたから。（四九頁）

このあきらめにも似た無念さの表明から、水俣病によって文化的、娯楽的な体験が剥奪されてしまっていることがうかがえる。また、Aさんの息子たちは『証言』での講演のために東京に行くようAさんを促している。「もう東京に行くときはなかよ」（四一頁）と。これは水俣病者の介護を引き受ける家族は彼／彼女等介護者もその生活で文化・娯楽を生み出したり、享受したりする余裕が制限されていることを表わしている。

水俣病者が置かれているそれぞれの文脈の違いによって生じてくる問題も違うことはある。しかし、介護、教育、文化・娯楽という分野についての問題は決して特殊なものとは考えられず、多くの水俣病者に潜在化している氷山の一角が言及されたと見るべきだろう。

全体傾向と個々のケース

水俣病者というカテゴリーで基本的要求に関連する社会制度の各分野に現れる問題状況を検討してきた。水俣病者として共通化している特性は何かという見方であった。しかし、水俣病者をひとつの集団としてとらえるだけだと個人への観点が失われてしまう。水俣病者の共通性だけではなく、ひとりひとりの差異にも注目する必要がある。あらためて**表2**によれば、言及状況は全体としてある程度類似した傾向も見られるが、やはりそれぞれのケースごとでは言及の分布に個性がある。医療の言及がかなり突出している「一つ山型」の人もいる。言及の多い分野が分かれる「分散型」の人もいる。職業・経済分野が強調されたり、家族や社会的協同に力点があるケースもある。これは各人の生活状況、置かれた文脈ということを反映している。もちろんこの分析は語られたことを素材にしているため、語られていないこと、潜在的な問題については取り上げていない。教育や介護、文化・娯楽の分野の検討でも触れたように、それらのことを精査すれば、言及状況が変化することはありうる。だが、それでもそれぞれのケースの個性が失われることはないだろう。水俣病問題は生活のあり方を規定すると同時に、生活のあり方から具体的な問題出現状況も影響を受けるからだ。問題出現状況の個人レベルでの違いは、その人にとっての水俣病問題像を表わしている。水俣病者をカテゴリーとしてとらえることは重要であるがそれだけで済ますわけにはいかず、同時に、個人ごとの問題状況の違いも押さえておかなければならない。水俣病者を個別化してとらえておくことも求められることになる。

四　水俣病者に見る社会福祉の対象

社会福祉の対象の状況

これまでも述べてきたように基本的要求に関連する社会制度の各分野で問題が生じていても、それは即社会福祉の対象となるのではない。それらは、まずそれぞれの社会制度が解決すべき課題となる。しかし、基本的要求

表3　水俣病者の社会福祉の対象

	A	B	C	D	E	F	G	H
社会関係の不調和	経×医×家 経×家×教 家×介 文×介	経×家×協 職×協 医×介 家×教	経×職 経×職×協 医×協（2）	経×医（3） 経×医×協 経×協（2） 職×医（2）	経×医 経×協 職×医	経×職 経×医×協 職×医 医×家×介	経×家×協 医×協	経×医（2） 経×医×家 経×教 医×家 医×協 医×介
社会関係の欠損	協同	職業 家族 文化	職業（2） 医療（3）	経済 職業 医療	経済 職業 医療（2）	経済（2） 職業（2） 協同	職業	職業 家族（2） 協同（3）
社会制度の欠陥	医療 協同（3）	協同（2）	医療（1）	医療 協同	医療（4） 協同（2）	医療 協同（4）	協同（3）	医療（3） 協同（2）

注）カッコ内は言及回数

を満たす必要のある当事者が何らかの事情で社会制度が使えなかったり、あるいは、社会関係が結びにくくなる場合は社会福祉の対象となる。

八人のケースでこれまでおこなった分野別での問題状況の把握は社会福祉の対象をつかむ上での前提的な作業であった。これをもとに水俣病者に見られる社会福祉の対象を明らかにしていこう。すなわち社会関係の主体的側面から社会関係の不調和、社会関係の欠損、社会制度の欠陥という状態を見分けていく。各人の語りからリストアップした分野ごとの問題の中で社会福祉の対象となるものを抽出する。その際に各分野での問題ではあるが社会福祉の対象とはならないものも出てくる。あるいはいくつかの分野にまたがる問題であっても、その一部のみが社会福祉の対象となることもある。

この結果確認された各人の社会福祉の対象が**表3**に示してある。[20]

まず全体的に見れば、すべての人が複数の社会福祉の対象を抱えている。あげられている項目だけでも、中には一〇を超える人もいる。また、社会関係の不調和・欠損、社会制度の欠陥と社会福祉の対象の種類が網羅されている。対象の種類の違いは原因の違いに基づくこともあるために、それぞれの対象への働きかけ方についても影響を与えることになる。分野に着目すると医療や社会的協同、経済などの数が多い。だが、八つの分野すべてがあがっている。さきの社会制度の分野ごとの問題数と比べて、この社会福祉の対象の数は減っているものの、それでも分野の多様性という点については共通していることがわかる。

以上、水俣病者は確かに社会福祉の対象を抱えている。それも各人に複数、多様な分野での対象が現れており、かつ、社会関係の不調和・欠損、社会制度の欠陥と対象の種類もすべて見られることが示された。

社会関係の不調和

三つの社会福祉の対象は水俣病者にどのように現れているのだろうか。それぞれの傾向や特性を検討しておこう。

社会関係の不調和は、複数の社会制度からの役割期待を個人がうまく調整できない状態である。当事者は役割の両立を目指そうとするが、何らかの不都合が生じる場合に役割が果たせなくなる危険が生じ、そうなれば基本的要求が満たされなくなり、これは生活の困難を意味することになる。この社会関係の不調和という状況を水俣病者はそれぞれ複数持っている。さらに、二つの社会制度からの役割の葛藤だけでなく、三つの役割の葛藤という複雑なケースも現れている。水俣病者の抱える生活困難の解き難さを物語っている。

例えばBさんの次のような語りがある。

その裁判が始まった頃は、母は熊本市まで行ってカンパを集めたり、集会に出かけたり、いろいろと運動をしてましたけれども、父の看病をしながら子どもの面倒をみたり、お金がないもんで一生懸命野菜を作って売ったりしていましたので、いつも疲れていました。（四九頁）

これはBさんの母親の様子であるが、水俣病の裁判という「社会的協同」に関して運動を担うという役割を負い、また父の看病や子どもの面倒という「家族」にかかわる役割があり、かつ、「経済」面での家計の担い手という要求に応えようとする姿である。想像も含まれるが、これ以前であればおそらく、妻として、あるいは母としての役割を中心に社会関係を構築していたと察せられる。だが、この状況ではそれまで以上にさまざまな社会制度からの役割がひとり母にかかっている。各社会制度から期待される役割を果たして社会関係を保てるように調整しようとしているが、困難な様子が描かれている。この状態は社会関係の不調和である。Bさんの母は、結局こうした不調和から来る無理が高じて発病してしまう。すると、それまで母にかかっていた不調和の重みが、それを受け止めていた者がいなくなったことでBさんにかかってくることになり、Bさん自身が社会関係の不調和に見舞われることになった。水俣病者、あるいは彼／彼女等に近しくかかわる者という状況においては、新たな役割が増え、そのことが社会関係の不調和を促進してしまう。これが水俣病者が複数の社会関係の不調和を抱えることになる要因といえよう。

ちなみに分野的には経済や医療が多くなっている。社会関係の不調和の出現数のうち実に九割が経済か医療のどちらか、あるいはその両方に関わっている。これは水俣病者が被っている社会福祉の対象の特徴と言えるであろうし、社会関係の不調和への対応を考える場合の留意点となろう。

社会関係の欠損

社会関係の欠損は社会制度との社会関係が失われる状態であるが、その原因は社会関係の不調和が亢進して起こる場合と社会制度を運用する上で社会関係を結ぶ条件等が厳しくなることで生じる場合がある。水俣病者のケースではこの両者を見ることができる。

例えばDさんは病状が重くなり寝たきりになってしまう。その結果、生計を立てていた店をたたまざるを得なくなる。

……半身麻痺になって寝たきりになってしまいました。でも入院するお金もなく、それにも増して主人は私につきっきりになって店は休みばかり。店もつづかなくなって、残ったのは借金だけでした。（七七頁）

この描写の中だけでも費用がなく入院できないという社会関係の欠損と、看病と仕事が両立せずに店をやめて経済的な安定の基盤を失ってしまうという社会関係の欠損がある。特に後者からは社会関係の不調和が進んで社会関係の欠損が生まれる様子がわかる。

社会制度の運用条件については、水俣病の認定審査基準の変化の問題がある。Cさんは自らの地域を引き合いに出して言う。

御所浦では、申請した人が……二〇〇〇人近くになったけど、認定された人は五十六、七人しかおらん。……途中から認定基準が厳しくなったからです。御所浦ではみんな認定基準が厳しくなってから申請しとるから、それだけ認定率が低いわけです。（六八頁）

筆者は水俣病の認定システム自体に社会制度の欠陥があると考えるが、そのうえさらに社会関係の欠損を呼び起こすこのような運用がある。水俣病者が社会制度のあり方によって振りまわされている。

ほかにも水俣病問題を象徴するような社会関係の欠損の例をあげておこう。水俣病の申請に関連して同じくCさんの例がある。Cさんは医師から認定申請するように言われても申請しない。

子どもの結婚のことを考えたら申請する気になれんやった。(六五頁)

その後症状が悪化し、再度勧められてようやく申請する。それも次のような理由で。

もう父親も亡くなったし、子どもも一人前で嫁いでしもうたし……(六五頁)

認定申請という医療制度との関係のとり結びの試みを「子どもの結婚」への配慮という家族制度からの役割期待によって抑制してしまっている。医療制度と家族制度との社会関係の調整ができずに、医療制度との社会関係が欠損している。こうした水俣病申請をめぐって引き起こされる社会関係の欠損は家族のほかに、社会的協同との間にも出てくる。社会福祉の対象の分析を通して水俣病申請を抑圧するシステム、時によっては自ら申請を控えるシステムが見えてくる。

また、Eさんは、病院の仕事に定職として就けたところで、チッソとの交渉のために一年八ヶ月も東京本社での座り込みをおこなった。(一〇二頁)これも社会福祉の対象論では交渉という社会的協同と職業の社会関係の不調和によって、職業との社会関係が欠損したことを示している。たとえ裁判や重大な交渉ごとをしていてもそれぞれの人の生活は続いており、生活するうえでの必要事項は満たさなければならない。「生活とは、しばらくでも休んだり、やめたりすることのできない絶対的かつ現実的な課題」なのである。[21] 水俣病の事件史からすれば重要なこの東京本社交渉についても、こうした証言によってその過程の中に社会福祉の対象を確認することができる。

社会関係の欠損の分野別状況に目を転じれば職業の欠損が多くなっている。この要因については、仮説的には社会関係の不調和が進行して欠損にいたるケースでは、職業が他の社会制度との優先順位において比較的低位に位置し、欠損となりやすい性格を持っていることが考えられる。職業をやめる、変えるということは、もちろん当人にとって苦渋に満ちたことには違いないが、他の社会制度と比較すれば決断できる可能性を持つ。こうした「選択」は職業ほどではないが他にも社会関係の不調和を背景に地域を出ざるを得ない、つまり社会的協同が欠損するＦさんやＨさんのケースでもおこなわれている。

社会的協同には地域生活での排除、差別、また医療については認定申請の問題があり、社会関係の欠損状態が多々あるのだが、これは基本的に社会制度の欠陥に分類してある。

社会制度の欠陥

社会制度の欠陥では社会制度自体が問題を持ちながら、その改善がなされていかない。これは本来その社会制度内での問題だが、社会制度に不都合があるために社会関係を結べない人が多数出るのであれば、社会福祉の立場からも看過できない。[22] ここには医療制度と社会的協同があがってくる。医療制度については水俣病の認定という壁、社会的協同では近隣や社会からの排除、差別である。

水俣病の認定について例えば息子ともども永らく身体的な症状に苦しんできたＨさんは、医師にすすめられて認定申請をしたが、本人が「保留」息子が「棄却」という通知が来て衝撃を受ける。

意味がわからなくて、これは何じゃろうかと尋ねましたら、「保留」は水俣病か水俣病じゃないか分からん、「棄却」は水俣病じゃないということだと聞いて、私、びっくりしたんです。水俣病じゃないとはどういうことかと心底びっくりして、……なんと恐ろしいことかとこみ上げてきました。（一五五頁）

認定された水俣病患者として社会制度と社会関係を結ぶことを当たり前だと考えていたが、結果は社会関係を結ぶことを拒絶された。その制度のあり方の理不尽さに「心底びっくり」し、恐ろしさがこみ上げてくる。水俣病患者になることが認められないのである。このようにして「未認定患者」の数が積み重なっていく。こうした社会制度のあり方自体を「おかしい」と思いこの問題に正面から取り組んでいくのがEさんである。[23]

熊本県知事から「棄却」という葉書を一枚もらいました。私は「おかしい」と思いはじめて、当時、私と一緒に棄却された人を一軒一軒、一一人、訪ねて廻りました。聞いてみるとみんな納得していない。（九六頁）

社会制度側の論理が貫かれることで、結果的に社会制度とつながることを妨げられる多数の個人を生み出す。これは社会関係の主体的側面の課題ではなく、客体的側面にかかわる課題であり、すなわち、水俣病問題についての医療制度が持つ社会制度の欠陥である。岡村重夫は、社会制度の欠陥の場合に社会関係の欠損が「特殊条件を持つ少数者ではなく、多数の国民において起こる」としている。水俣病者は、数的には多数の国民とは言いきれない。国民の数として判断するのであれば、水俣病問題をめぐる社会制度の欠陥という考え方はそもそも成り立ち難い。しかし、彼は同時に「専門的分業制度……とその利用者の間の断絶状態と制度改善の弾力性を失った事態」を社会制度の欠陥であるともしている。[24] この考え方を踏まえれば、水俣病をめぐる医療制度のもつ欠陥は明確であり、社会制度の欠陥ということができよう。

社会的協同は裁判などを除いて、医療制度のように専門家や行政の関与があるフォーマルなシステムではなく、日常的であるために複雑な課題となりやすい。日常生活に直接に影響が出る地域社会からの疎外、排除が起こる。Aさんの場合には妹達が入院して次のようなことが起きた。

私たちは村八分にされて、買い物に行ってもお金を手渡しでは受け取ってもらえずに箸やザルで受け取られたり、家の前を鼻つまんで通られたりして、誰からも声をかけられなくなりました。（一三三頁）

Aさんが語っているのは「奇病」とされた時期のことだが、水俣病に罹ったことで地域社会から断絶的に排除されていく。

水俣病問題の核心的部分として社会的協同を考えさせられるのはGさんのケースであろう。みんな家族のようだった楽しい部落がGさんの母が発病することで「誰も来なくなり」、あげくにその母が隣人に崖から突き落とされるということも経験する。また、裁判を進める中で社会的協同の亀裂も深まってくる。

裁判が進むと、またいじめが新たになった。……私たちの部落からは四軒ほど訴訟に立ったんですけれども、いろいろな切り崩しに耐えきれずに次々と部落を去って行きまして、最後まで残ったのは私たち一軒だけでした。（一三七～一三八頁）

社会的協同にはそれが負の方向に働けば、個人をその地域自体にいられなくさせるほどの重圧をかける力がある。Gさんは「漁師の命とする網」を切られたり、船をことわりなく乗りまわされ、乗り捨てられ、漁師としての尊厳を傷つけられている。

こうした人と人のかかわりからから生じる厳しさは、Bさんのように「自殺をしよう」と思わせる状況まで生み出す。（五二頁）Fさんは社会的協同に関して次のように語る。

一番大きな被害は、地域で人と人のふれ合いが全く途絶えてしまったことです。いいにくいことですが、社会的な人間関係の中での差別は水俣病事件の中でも最も大きい問題で、私たちはずっとそれを背負ってきており、今後もそれはつづくだろうと思います。（一二五頁）

この社会的協同の課題を社会制度の欠陥としないわけにはいかない。

問題発生の連鎖

社会制度は互いに分立しており、基本的に他の社会制度の領域を侵さない。教育であれば教育、医療であれば医療という分野でそれぞれの専門性を発展させていく。これは社会制度側の持つ性格である。しかし、社会関係の主体的側面からは、つまり個人の側から社会制度とのかかわりを見れば、社会生活をする上でこの社会制度のさまざまな分野が関連性を持ちつつ展開する。水俣病という重荷を背負うことによって、多様な分野での問題の現れ方がどのように展開するのかを整理してみたい。基本的要求であるのでどの分野が他に先立つということはなく、分野の関係を構造化することは一般的には必要ないが、水俣病者の特徴をつかむためにこの試みをおこなっておく。

水俣病が直接現れるのは医療の分野である。しかし、ある個人が発病することとその家族が発病することを切り離して考えることは難しい。水俣病は工場排水に含まれたメチル水銀が魚介類を汚染し、それを食べた人に発症する公害病である。つまり家族で一つの食卓を囲み、同じ「釜の飯」を食べていれば、そこに含まれる水銀は家族のメンバーそれぞれに蓄積されていく。ある特定の個人が発症することは、同時にその家族も何らかの水銀の害を被っていることを示唆する。家族の構成員の誰かが発病することでそれまでの家族システムのバランスが崩れていく。

これに引き続いて各分野で問題の発生がある。水俣病に罹ることで働けなくなる、あるいは、働き手を失う。治療費、薬代等がかさむ。その影響で経済的安定が脅かされる。これは職業、経済面での問題である。また、それまでの人間関係が断絶する。親戚とも地域社会とも。水俣病の発生を隠蔽しようと地域社会から水俣病者に圧力がかかる。さらに、その程度はさまざまであっても、水俣病は精神的、身体的な諸機能に損傷を与える。それが日常生活を営む上での困難を生み出しているのであれば、生活を支えるために介護が要請される。家族で長期間水俣病の妹の介護を引き受けているAさんのケースからは、当事者への支援と同様に介護者への支援も重要であることがわかる。教育に関しては、病気のために学校に行けなくなることもあるし、苦しい家計を助けるため、あるいは、家族の世話のために学校に通えなくなることもある。文化や娯楽への参加や享受の機会の喪失は病を負うことによっても生じるし、経済、社会的協同、看護等との絡みによっても起きてくる。障害のために阿蘇に行くことのできなかったBさんの母、介護のために東京に出ることもままならないAさん、この状況は他の人たちにも内在していることが考えられる。

個人の側からすればそれぞれの分野での問題は相互に独立しているのではない。どれも水俣病に罹ることが契機となって引き起こされていく一連の展開である。つまり水俣病という引き金が引かれることで生まれる諸分野の問題の連鎖である。厳しいことには、ある分野での問題が他の分野の問題を引き起こす原因となるという因果関係を有するので、この問題の連鎖がはじまればそれを止めるのは非常に困難である。医療分野での問題が職業、経済分野での問題を引き起こし、それが文化・娯楽分野の問題の要因となる、という具合に。この問題の連鎖は、水俣病者たちがなぜ多様な分野で問題を抱えるのか、を説明する。問題は限定された分野だけでとどまることができないのである。

これは問題の発生自体を起こさないための予防の必要性と、問題への対応に当たる社会制度のあり方の重要性を考えさせられる。とりわけ社会制度のあり方は水俣病を負った当事者の負荷を軽減するのか、逆に、荷を重くするのかを左右する。社会制度のあり方によって水俣病者の生活の質が大きく変わる。水俣病をじゅうぶんに受けとめる医療制度や水俣病者を抑圧・排除しない協同社会システムであれば、生活にかかわる問題を深刻なものにしなくて済んだであろう。しかし現実にはこれまで見たように水俣病者の抱える問題は多分野に広がっている。社会制度は被害を抑制するよりも、拡大する方向に働いてしまったといえる。もちろんこれについては社会関係の主体的側面に立って当事者を支援すべき社会福祉も、その責任を逃れられない。

五　水俣病者に対する補償・救済に関して

水俣病者に対する補償・救済についてはここで詳細に立ち入ることはできないが、若干の考察をおこないたい。水俣病者には、初期のころは食費補助などの緊急的な援護や世帯更正資金など既存の制度を使った対応がなされている。また、水俣市内にリハビリテーション専用の病院や障害児者施設もつくられた。[25] 全国的には公害の被害者に対する法律が制定され、[26] その一方で、水俣病に限定したいくつかの医療や療育の事業が進められてきた。[27]「職場」に被害を被った漁民に対しては補償や漁業振興のための資金が提供されている。[28] チッソとの間では、後に公序良俗に反すると指摘された一九五九年の見舞金契約、熊本地裁判決後に患者側がチッソとの自主交渉によって結んだ一九七三年の補償協定、さらに一九九六年に受け入れた政府和解案、といったことにもとづく補償がおこなわれている。

こうした補償や救済は水俣病者の持つ諸問題や社会福祉の対象とどれだけ合致しているのだろうか。対応や対策のあり方についてこれまでの分析から言えることをあげておこう。

水俣病者の特徴のひとつは、多様な分野に問題が及んでいることであった。それはけっして医療や経済分野に限らず、頻度の違いはありながらも、すべての分野にわたっていた。ということであれば、対策もこの各分野でなされる必要がある。教育や文化・娯楽についても無視することはできない。[29] 医療や経済面だけに焦点をあてる補償・救済ではなく、すべての分野に対策が広がっていなければならない。また、ある分野での問題はその分野の中だけで収まってはいなかった。他の分野にも影響を及ぼすことになった。これによる社会関係の不調和や問題の連鎖はすでに見た通りである。この状況では、たとえすべての分野で対策を立てていても、それが分野ごとにバラバラであっては十分な効果は期待できない。かえってタテわりの社会制度の弊害が生じる危惧がある。社会関係の客体的側面の論理を越えて水俣病者の必要に対応できるような分野横断の総合対策が求められる。水俣病者の社会生活を支え、地域社会を再生していく総合的な対策の構築である。[30] その具体的な項目についてはこれまで取り上げてきた社会制度の各分野があげられよう。本来こうしたことは、水俣病者を対象とする特別対策で実施するよりも、一般的な社会制度でおこなうべきである。[31] しかし、当面の課題を乗り越えていくために、まず、水俣病者に限定する特別対策をつくることは現実的な選択であろう。

だがその一方で社会制度自体を改善し、高次化していくことも怠ってはならない。社会福祉の対象で確認した通り医療と社会的協同には社会制度の欠陥があった。社会関係を結べない人々を生み出していた。社会制度はそれを必要な人にとって開かれたものとなっていない。この欠陥を改善しなければならない。また、その他の社会制度についても分野間での連鎖が生じないように問題を受けとめ、緩和し、解消できるような制度のあり方が目指されるべきである。介護をになっていても文化・娯楽を享受できたり、子どもを抱えた母親が橋の下で生活する（一五三頁）ことのないような社会制度のあり方である。誰にとっても使いやすいだけではなく（ユニバーサルデザイン）、ゆたかな生活を生み出していける質をともなった社会制度のあり方。これについては長期的な取り組みが必要となる。しかし水俣病者が地域での生活を送るためには社会制度自体を変えていかねばならないのはごくあたり前のことである。

また、ひとりひとりの問題状況には個性があった。水俣病者という共通性は有しながらも、分野別での問題や社会福祉の対象の現れ方は違いがある。これは、それぞれの人の置かれている社会的文脈や生活諸力の違いによるものと考えられる。この個別性には水俣病者全般への対策があっても迫っていけない。ひとりひとりを個別化し、その人の課題に応じた支援を展開していかなければならない。この時、医療や社会的協同に見られる抑圧的な厳しさのなかで当事者を支援しようとすれば、公正で中立的な方法では無理であろう。個別支援に取り組むには中立性を越えて当事者をエンパワーメントしていくことが肝要となる。さらに補償金、年金や社会制度の整備によって社会資源を整えることは生活を送る上で欠かせない条件ではある。しかし、補償や救済という用語で考えるとどうしても当事者を対象者の位置においてしまう危惧がある。補償や救済の「受け手としての水俣病者」に終わってしまいかねない。これからは補償や救済に込められている旧来型の意味合いを越えて、当事者の主体性や生きたい生き方を支援することを目指すべきであろう。

これらの諸点を考えれば、まさに水俣病は終わっておらず、新たな問いを発しつづけている。

六　おわりに

水俣病問題に対して社会福祉からの切り込みをはかるために、水俣病者の生活にかかわる困難を明らかにすることが本稿の目的であった。そのために単に水俣病者の生活一般を調査するのではなく、社会福祉の枠組を使って調べていくことにした。具体的には岡村重夫の社会福祉の対象論を用いて検討をすすめた。その結果、基本的要求に関連する社会制度の諸分野での問題や社会福祉の対象の特性をいくつか呈示することができた。またここから、水俣病者への対応の示唆も得た。

もちろんこれは八人のケースにもとづく考察であり、すべての水俣病者に共通するとは言いきれず、その意味では水俣病問題の一隅に迫ったに過ぎない。それでも、これは確かに水俣病問題の一断片であり、社会福祉からの追究のたたき台という役割を引き受けることはできよう。

残されている課題はまだまだある。社会福祉の視点を持った調査もさらに積み重ねが必要であろう。今回のような質的な方法だけでなく、量的な調査方法によっても。また、通時的な問題把握にとどめず、時期を区分した上での問題把握も。

水俣病者に対する補償や救済についての検討は今回ほとんど深められていない。加害企業チッソの対応、政府や行政の役割、また水俣病者に対する民間サイドの支援的活動、こうしたことは被害当事者からすればどのように評価されるのか。それから特に社会福祉が果たしてきた働き、何ができ、何ができなかったのか。このように複雑で、激しい問題にソーシャルワークはどのようにあればよいのか。[32]

産業国家として日本が発展する過程で生じてきた水俣病問題は、時代の申し子である。であれば水俣病問題自体も時代の中で解決していく必要がある。しかしその解決とは単に政治的解決のみをはかり、水俣病問題の幕を引くということではない。社会福祉から言えば水俣病者の生活に関心が向く。水俣病を負いながらも、地域でゆたかに暮らしていくことは可能なのか。可能とすればそれはどのような社会のあり方なのか。こうした直接的な問いを正面から受けとめ、ゆたかな社会づくり、ゆたかな暮らしの実現を目指していくことである。この点では地域福祉の時代にあって、社会福祉が試されているのである。[33]

【資料】個人別問題リスト（項目のならびは、番号、分野、『証言』の頁数、内容見出し）

「Aさん」

1　医療、三〇～三一、一人目の妹の発病と入院
2　医療、三一、二人目の妹の発病
3　協同、三二、うつる噂――バスにも乗れない
4　経済、医療、三二、二人の妹の伝染病棟への隔離
5　協同、三三、村八分にされる
6　経済、医療、家族、三三、入院中の家族の苦労
7　協同、三三、みんなから見下げられる
8　経済、家族、教育、三四、学校での苦労――教員、友人からの排除
9　家族、三五、一人の妹の苦しみと死
10　協同、三六、親戚との疎遠
11　医療、家族、協同、三六、相次ぐ家族の発病とまわりの目――自殺したい
12　協同、三六、父の裁判への取り組み
13　協同、三六、親戚との絶縁状態
14　家族、介護、三七、妹の帰宅と介護
15　医療、家族、三七、両親の死と妹の危機
16　家族、介護、三八、一〇年以上に渡る妹の介護
17　医療、三九、自分の症状と水俣病への恐れ
18　医療、三九～四〇、申請、保留・棄却、医療手帳――水俣病は終わらない
19　家族、介護、四〇～四一、介護の苦労と先行きへの不安
20　文化、介護、四一、東京に行く機会

●社会福祉の対象

不調和――経済×医療×家族（6）、教育×家族×経済（8）、家族×介護（16、19）、文化×介護（20）
欠損――協同（10）
欠陥――医療（18）、協同（5、11、13）

「Bさん」

1　医療、家族、四二～四三、水俣病で一家全滅
2　家族、教育、四四、きょうだいを負ぶって学校へ
3　医療、四五、父の発病
4　医療、家族、四八、父の看病の苦労――落ち込んでしまう
5　経済、医療、家族、協同、四九、訴訟と生活苦
6　医療、介護、四九、母、自分の発病と認定
7　家族、四九、母と妹の福祉施設への入所――家で一人になる
8　文化、四九、「阿蘇に行ってみたかった」母
9　職業、医療、五〇、自分の発病と症状
10　協同、五一、親戚からの孤立

11 職業、協同、五一、職場での差別
12 経済、協同、五一、見舞金への近所のねたみ
13 経済、医療、家族、協同、五二、自殺の試み
14 協同、五二、今でも続くいじめ
15 協同、五三、運動の必要性――だまされた患者

●社会福祉の対象

不調和――家族×教育(2)、経済×家族×協同(5)、医療×介護(6)、職業×協同(11)

欠損――家族(1)、文化(8)、職業(9)

欠陥――協同(10、13)

「Cさん」

1 医療、六二、自覚症状と検査
2 経済、職業、六二、水俣病で魚が売れず生活が苦しい
3 経済、職業、協同、六二、島の人口の流出
4 協同、六三、水俣病についてのうわさ
5 医療、家族、六四、子どもの結婚を考え、親の申請を止める
6 経済、医療、協同、六四、水俣病患者はいないとする役場――魚が売れないと困る
7 医療、協同、六五、医療検診に公民館を貸さない
8 医療、家族、六五、子どもの結婚を考え自分の申請を控える
9 医療、六五~六六、水俣病の自覚と症状
10 職業、医療、六六~六七、漁師ができなくなる
11 職業、医療、六七、家族の発病と申請
12 医療、協同、六七~六八、申請運動への関わりと地域の圧力
13 医療、協同、六八、多くの申請と少ない認定――認定基準の厳しさ
14 医療、六九、認定申請者の切り捨てご免
15 医療、家族、六九~七〇、妻の死、自分の不安
16 職業、医療、七〇、漁師をやめることへの寂寥

●社会福祉の対象

不調和――経済×職業(2)、経済×職業×協同(3)、医療×協同(7、12)

欠損――医療(5、8、13)、職業(10、16)

欠陥――医療(14)

「Dさん」

1 医療、七三、一二回もお産をし損なう
2 医療、七三、本人の発病
3 経済、医療、協同、七四、父の発病と生活苦から水俣を出る
4 経済、医療、七四~七五、原因不明のめまいと頭痛――かさむ薬代
5 職業、医療、協同、七五、医療費のための転職と転居
6 協同、七五、近所の陰口
7 職業、医療、七五、頭痛のため仕事が続かない――人生への絶望、自殺の試み
8 経済、職業、医療、七六、不眠と症状の悪化――仕事をやめる、高価な薬

9　経済、職業、医療、七七、半身麻痺だが入院費用なし——看病のため夫が仕事できず
10　経済、医療、七七、借金の取り立てと人生放棄の誘惑
11　経済、医療、七八、病状の悪化とかさむ医療費
12　医療、七八、父の入院と死
13　経済、協同、七九、生活苦のため友人から米を借りる
14　経済、協同、七九、膨れ上がる借金とその取りたて
15　医療、七九〜八〇、悪化する体と絶望感
16　医療、家族、八〇、産みたいけど産めない子ども
17　医療、八一、水俣病の申請と保留
18　協同、八二〜八三、環境庁への座りこみ——あまりの仕打ち
19　経済、医療、八三、治療代に消える和解金——若ければ和解拒否したが
20　医療、八四、毎日続く痛み

●社会福祉の対象

不調和——経済×協同（3、13）、経済×医療（4、11、19）、職業×医療×協同（5）、職業×医療（7、8）
欠損——経済（14）、職業（9）、医療（9）
欠陥——医療（17）、協同（18）

「Eさん」

1　医療、協同、九一、近隣での発病と死
3　医療、九二、自身の発病と症状
3　職業、医療、九二、体の具合の悪さと仕事
4　経済、医療、九三、経済状態と治療
5　医療、協同、九六、棄却と水俣病運動への関わり
6　医療、協同、九六〜九七、認定促進の会での申請とその取り下げ
7　医療、九七、自分の二度目の申請と棄却
8　医療、家族、九八、妻の異常分娩
9　医療、協同、九九〜一〇〇、病院から連れ戻される例
10　協同、一〇〇、棄却に対する行政不服審査の請求
11　医療、家族、一〇一、父親の入院と死
12　職業、協同、一〇二、チッソとの交渉と座り込み——職を離れる
13　協同、一〇二〜一〇五、チッソの敵対的対応と交渉
14　経済、協同、一〇五、カンパでの資金集め
15　経済、医療、協同、一〇六、仮処分申請——補償を受けられない未認定患者
16　医療、一〇六〜一〇七、潜在患者・未認定患者の問題
17　経済、医療、協同、一〇七、行政の不作為
18　医療、協同、一〇八〜一〇九、水俣病の拡大と行政の責任
19　医療、協同、一一一、水俣病への差別・偏見と患者の分断

●社会福祉の対象

不調和——職業×医療（3）、経済×医療（4）、経済×協同（14）
欠損——医療（6、9）、職業（12）、経済（15）
欠陥——医療（5、7、19、20）、協同（18、19）

「Fさん」

1　職業、医療、一一三〜一一四、発病と漁師
2　経済、職業、一一四、漁民暴動と生活苦

3　経済、職業、医療、一一五〜一一六、売れない魚
4　経済、職業、一一六、鮮魚商の試みと失敗
5　経済、職業、協同、一一六、生活苦のため北九州へ
6　経済、一一六〜一一七、どん底の生活
7　医療、協同、一一七、職場での水俣病の話題
8　医療、一一八、水俣病の申請と棄却
9　医療、家族、介護、一一八、父親の症状と看病
10　協同、一二〇〜一二一、変わっていた女島
11　経済、協同、一二一、患者の分断
12　協同、一二二、未認定問題についての要求
13　経済、協同、一二三、進まない補償
14　医療、一二三、自分の症状「耳は治りません」
15　経済、医療、協同、一二四、苦渋の和解案受け入れ
16　協同、一二五、人と人の関係の断絶——終わらない水俣病

●**社会福祉の対象**

不調和——職業×医療（1）、経済×職業（2）、家族×医療×介護（9）、経済×医療×協同（15）
欠損——経済（3、4）、職業（3、4）、協同（5）
欠陥——医療（8）、協同（10、11、13、16）

「Gさん」

1　医療、協同、一三二〜一三三、母の発病・入院と近所づきあいの断絶
2　職業、医療、介護、一三三〜一三四、病院での介護と本人の発症
3　医療、家族、一三四、結婚と流産・出産
4　協同、一三五、母が突き落とされる
5　家族、協同、一三六、父の裁判への取り組みと死、そして悲嘆
6　経済、家族、協同、一三七、裁判中の生活の相談
7　協同、一三七〜一三八、裁判中の切り崩し——地域での孤立
8　職業、協同、一三八、網を切られる——部落の人たちの変わりよう
9　職業、協同、一三九、潜在化する水俣病——いやがらせした側が水俣病になる
10　協同、一四〇、水俣病になり人が変わっていく——人が信じられない
11　医療、一四一、いつ死ぬかわからぬ身体

●**社会福祉の対象**

不調和——医療×協同（1）、経済×家族×協同（6）
欠損——職業（2）
欠陥——協同（4、7、8）

「Hさん」

1　医療、一四八、本人の発病
2　経済、教育、一四八、貧乏のために学校に通えない
3　医療、家族、一四九、水俣病と結婚への影響
4　医療、協同、一四九、病気が怖くなり大阪に出る
5　医療、家族、協同、一四九、結婚と水俣病の症状へのまわりの目
6　経済、医療、家族、一五〇、女児の症状と生活苦——子

どもを殺そうとする
7　家族、協同、一五〇～一五一、迷惑がられる子どもとその死
8　医療、家族、協同、一五一～一五二、夫の症状悪化と地名隠し
9　医療、家族、一五二、夫の死と自殺の試み
10　家族、協同、一五二、家から不当な扱い、地域からの非難
11　経済、医療、一五二、生きていくために魚を食べる
12　医療、協同、一五二、死への恐怖と大阪行き
13　経済、職業、家族、一五三、ホームレス状態と就職
14　医療、一五三、ひとりでの出産
15　医療、一五四、息子の症状
16　教育、一五四、字が読めない
17　医療、一五四～一五五、水俣病の申請と保留、棄却——心底びっくり、なんと恐ろしい
18　医療、介護、一五五～一五六、娘の保育所——部落解放同盟との出会い
19　家族、一五七、息子の自殺の試み
20　医療、協同、一五七～一五八、環境庁への座り込みとその対応——認定されなければ患者ではない
21　医療、協同、一五八、認定制度による患者の分断
22　経済、医療、一五八～一五九、補償金が出ても病院通いで消える
23　医療、一五九、痙攣の苦しみ
24　協同、一五九～一六〇、差別の苦しみ——親戚の変容
25　医療、協同、一六一、被害と申請の葛藤

●社会福祉の対象

不調和——経済×教育（2）、経済×医療×家族（6）、医療×家族（9）、経済×医療（11、22）、医療×介護（18）、医療×協同（25）
欠損——協同（4、5、12）、家族（10、13）、職業（13）
欠陥——医療（17、20、21）、協同（10、24）

注

（1）「水保病者」という表現について触れておく。「水俣病患者」とは、認定審査会で認定された被害当事者をさす場合が多い。ところが周知のようにこの認定審査システムは、結果的に水俣病と認定されない膨大な「未認定患者」を生み出した。本稿では認定された患者にこだわっていない。認定という限定をつけずに未認定患者も含めて水俣病者と使っている。水俣病者に水俣病という重荷を背負った生活の当事者という意味を込める。医療という分野を越えて、生活者として広い文脈での問題を把握していく。実はこの表現は、後の分析の素材となる書籍で編者の栗原彬が序章で使っており、ここでも用いることにした。栗原彬編著『証言　水俣病』、岩波新書（六五八）、二〇〇〇年。

（2）原田正純氏は、はやくから水俣病に対する医学の責任や専門家のあり方をくりかえし問うている。この点から言えば社会福祉の場合は専門職や社会福祉研究者の責任はまだ問われもしていない。そこに社会福祉の持つ課題の根深さがある。原田正純『水俣病』、岩波新書（一一三）、一九七二年。同『水俣病にまなぶ旅――水俣病の前に水俣病はなかった』、日本評論社、一九八五年。

（3）比較的早い段階に次の論文があるが、それ以降は社会福祉分野での蓄積といえるものはほとんどない。岡本民夫「水俣病問題と人権」『社会福祉研究所報』、第二号、一九七一年、熊本短期大学。

（4）生活という視点を入れた調査としては次のものがある。城戸あつ子、山崎喜比古、片平洌彦、牧野忠康、園田恭一「関東に在住する水俣病と診断された人々の生活史と実態（上）」『公害研究』、一七巻第一号、一九八七年。城戸あつ子他「関東に在住する水俣病と診断された人々の生活史と実態（下）」『公害研究』、一七巻第三号、一九八八年。また、新潟水俣病についての生活面での調査もある。飯島伸子「新潟水俣病未認定患者の被害について――社会学的調査からの報告」『環境と公害』、二四巻第二号、一九九四年。

（5）社会的問題という概念をあげる孝橋正一、ニーズ論を展開する三浦文夫などが代表的である。孝橋正一『全訂社会事業の基本問題』、ミネルヴァ書房、一九六二年。三浦文夫『増補改訂社会福祉政策研究』、全国社会福祉協議会、一九九四年。

（6）基本となる文献は、岡村重夫『社会福祉原論』、全国社会福祉協議会、一九八三年。

（7）岡村自身は二〇〇一年に亡くなっているが、その影響力は依然として大きい。例えば社会福祉士養成用の代表的な次のテキストの索引での最多登場項目は「岡村重夫」である。『新版　社会福祉士養成講座一　社会福祉原論第二版』、中央法規出版、二〇〇三年。

（8）これは岡村『社会福祉原論』の第二章「社会福祉固有の視点」と第四章「社会福祉の対象」をまとめたものである。

（9）岡村『社会福祉原論』、七一頁。

（10）社会制度の発達の程度や整備の水準を検討するものとして社会指標やシビル・ミニマムの考え方がある。ただし、内容としてはここでの項目と必ずしも一致しない。岡村の場合はあくまでも基本的要求に対応する社会制度を問題にしている。この件については、高森敬久、高田真治、加納恵子、定藤丈弘『コミュニティ・ワーク――地域福祉の理論と方法』、海声社、一九八九年。第五講、第六講を参照。

（11）これまでに示されている通り、岡村の社会福祉の対象とは人を意味しているのではない。問題を指している。この区別を岡村は強調している。岡村『社会福祉原論』、一〇六頁。

（12）基本的要求に対しては、なぜ七種類なのか、過不足はないのか、といった疑問。社会関係に関しては個人と社会の関係のあり方や主体的側面に対する評価をめぐる問題。岡村の社会福祉論については次のものが参考になる。松本英孝『主体性の社会福祉論――岡村社会福祉学入門』、京都法政出版、一九九三年。特に岡村への批判については第十章「岡村社会福祉論をめぐる社会科学の立場からの批判について」。

（13）今回は新潟の水俣病問題については触れていない。

（14）以下『証言』と略す。

（15）岡村重夫『地域福祉論』、光生館、一九七四年。岡村があげる地域福祉の構成要素は予防的社会福祉、コミュニティ・ケア、組織化活動である。コミュニティ・ケアについては第三章、特に一〇七～一〇八頁を参照。ちなみに社会制度との社会関係を保つように援助することが予防的社会福祉である。

(16) コミュニティ・ケアが社会制度ということではない。あくまで、個人の持つ要求を把握するために介護の分野を加えている。

(17) この表のもととなる個人ごとの問題については、[資料] 個人別問題リストに示してある。『証言』の頁も示してあるので、具体的な内容については原典で確認していただきたい。また、各人の証言は数十年にわたる期間に及ぶ内容だが、これを時間的に区切ったりせずに時間横断的に問題をあげてある。水俣病発生時から、証言が語られた時点まで一覧化した。したがって中にはすでに解決している問題が含まれていることもある。表からはいつの時点での問題なのか判別できない。しかし、この時間横断的な方法で水俣病者の抱えてきた問題の全体像をマッピングしている。

(18) 問題の数え方として、例えば「父の入院」という状態は父という家族と入院という医療制度に関わっているが、こうした場合は具体的な問題としての入院のみを数え、家族の問題としてはカウントしていない。ただし、もしもその入院によって家族機能が低下したり、家族を維持するための負担が増えたりするような不都合が本人に生じれば、その場合は家族の分野の問題としてとりあげた。

(19) これは『証言』での頁数を示している。以下同じ。

(20) この表について若干説明を加える。分野名の省略についてはお分かりいただけるだろう。「協」、あるいは「協同」は社会的協同の略、という具合である。社会関係の不調和については例えばAさんの「経×医×家」という表示は、経済と医療と家族のそれぞれの社会制度からの役割期待によって本人に葛藤が生じていることを示している。各人の不調和の種類と数がわかるようになっている。社会制度の欠陥については回数は特に必要ないと思うが、その問題がどれだけ言及されているかを知るために書いてある。いずれも、最後の資料に個人ごとに社会福祉の対象の出現状況について具体的個所も記してあるので、必要に応じて確認いただきたい。

(21) これは岡村重夫の社会福祉援助の原理のひとつである「現実性の原理」の考え方である。岡村『社会福祉原論』、一〇一頁。

(22) 岡村重夫は社会関係の欠損に関してこの点を指摘しているが、社会制度の欠陥についてもこの意識は必要であろう。

岡村『社会福祉原論』、一一〇～一一一頁。
(23) ここから患者の掘り起こし運動が進められていくことになる。これは、医療や福祉サービスの基本的方法である申請主義を越える可能性を持つ。アグレッシブなソーシャルワークでの具体的方法であるアウトリーチである。本稿ではこの点について立ち入っていくことはできないが、社会福祉の援助方法に対して大いなる含意がある。アウトリーチについては次の文献を参照のこと。Hardcastle, D., Wenocur, S., & Powers, P., *Community Practice : Theories and Skills for Social Workers*, 1997, pp. 180-182.
(24) 岡村『社会福祉原論』、一一一頁。
(25) リハビリテーション専用病院として水俣市立の湯之児病院（一九六五年）、障害児者施設の「明水園」（一九七二年）。
(26) 「公害に係る健康被害の救済に関する特別措置法」（一九七〇年施行）や「公害健康被害の補償等に関する法律」（一九七四年施行）。
(27) 水俣病認定申請者治療研究事業（一九七五年）など。
(28) 一九五七～一九六〇年にかけての国・県の補助による漁業奨励事業（水俣病対策特別助成事業）など。
(29) ちなみに社会的協同については一九九〇年代半ば以降「もやい直し」が進められ、また、水俣地域に三ヶ所のもやい直しセンターも建てられた。取り組みの遅さは否めないが、ようやくこの分野にも手がつけられ始めている。
(30) これについては宮本憲一の指摘もある。宮本憲一「水俣病問題の現状と再生の課題」『公害研究』、一三巻一号、一九八三年。
(31) 岡村重夫は普遍的サービスと特殊サービスという用語で普遍的サービスの優先という考え方を示している。岡村『地域福祉論』、一六四頁。
(32) ソーシャルワーク、コミュニティワークにあるラディカルな流れに注目したい。米国での歴史としてReisch, M., & Andrews, J., *The Road Not Taken : A History of Radical Social Work in the United States*, 2002. 英国でのコミュニティワークについてはCooke, I., & Shaw, M., eds. *Radical Community Work*, 1996.
また、近年ラディカルな流れを受けて、そこにポストモダンの方法を組みこもうとする動きも生まれている。特に水俣病問題に対するアプローチとして「脱構築-再構築」の試みがどこまで有効なのか、検討に値しよう。Fook, J., *Social Work: Critical Theory and Practice*, 2002.

（33） 本稿は熊本学園大学社会関係学会『社会関係研究』、第九巻第一号、二〇〇二年十一月に掲載された拙稿「社会福祉問題としての水俣病事件——福祉課題・対応・評価」をもとにしている。しかし、内容や構成は大幅に変わっている。

第六章　水俣病問題をめぐる子ども市民の意識とおとな市民意識の変遷

羽江忠彦・土井文博・大野哲夫

一　水俣おとな市民意識の変遷——水俣子ども調査への過程

水俣病問題「政治的解決」以前の市民意識

一九五六年四月二十一日、「月の浦」の幼子が新日窒（以下ではチッソと省略）水俣工場付属病院に受診、入院した。同年五月一日、同病院細川一院長が幼子の症状を水俣保健所に届け出た。この日が、水俣病の「公式」確認の時だとされている。しかし、幼子の症状の原因が解明され、チッソ水俣工場の廃液による自然環境の広範な汚染を媒介として発生した、世界最初のメチル水銀中毒であり、政府による公害認定に至るには一二年間もの時間が経過していた。

水俣病が、政府によって公害として認定されたのは、一九六八年九月二十六日であった。さらに、病名が水俣病とされるのは、翌年の厚生大臣諮問機関「公害の影響による疾病に関する検討委員会」の結論を待たねばならなかった。この一二年間は、水俣病患者・家族に対する病者差別を水俣・芦北地域を中心に全国に広げ、定着させる決定的な時間であったと振りかえることができるであろう。同時に、水俣・芦北地域に対する地域差別を定着させる時間でもあった。

患者家族を含む漁家の人々の間では、一九二六年、一九四三年の補償交渉に至った漁業被害、年毎の漁獲、漁場の変化の歴史を通じて、また、「ネコてんかんで全滅」（『熊本日日新聞』）という報道に見られる状況から、水俣病がチッソ水俣工場の廃液によるものだという推測は、確信に限りなく近いものとされていた。にもかかわらず、一九五九年七月二十二日、熊本大学水俣病医学研究班によって、「毒物としては、水銀が極めて注目されるに至った」と発表されるまで、水俣病は「原因不明」の〝奇病〟としてあり続けた。

チッソ工場廃液に含まれたメチル水銀が原因であるとする見解が社会的に認知されるに伴い、チッソは自らに社会的指弾が及ぶことを怖れ、発病した患者・家族の経済的窮迫につけ込み「見舞金契約」（一九五九年十二月）を結んだ。その一方で、漁協の追及を押さえ込みつつ、工場廃液に含まれたメチル水銀説に対し「原因は不明」とする態度を維持し、熊本県内の学校にパンフをもチッソは配布した。こうした状況の下で、少数の、水俣病患者・家族であることを「名のる」患者・家族のチッソとの対応が、「チッソ城下町」水俣を揺るがすことを怖れた水俣市は、のちに「水俣病対策委員会」に発展する「市議会奇病対策特別協議会」を一九五七年三月に発足させた。この動きは「奇病」の原因解明と患者対策への取り組みをうたう、一九六〇年二月の熊本県が主管する「水俣病審査会」の発足に連なる。他方、厚生省は、水俣病患者審査協議会を、一九五九年十二月、臨時に設置し、患者救済の姿勢を見せる。しかし、その取り組みは「公害に係る健康被害の救済に関する特別措置法」が一九七〇年二月に施行されるまでにわずかに四四人、鹿児島県の一人を加えても四五人の患者が認定されたにすぎない事実が雄弁に物語っているであろう。

この過程では、水俣病は「奇病」、「伝染病」、「ヨイヨイ病」、「ハイカラ病」、「猫踊り病」など、さらには「ブラブラ病」と呼称される「原因不明」の疾病、否、「奇病」であり続ける。換言すれば、これらの呼称が作られ、流布された病者に対する見下しの偏見・差別が定着したと言える。「見舞金契約」（一九五九年十二月）を結んだ患者・家族をはじめ、水俣病患者の病状、患者家族の経済的窮迫、劣悪な生活実態とともに、さらに漁家に付きまとった偏見が重なり、患者・家族を排除する「負のイメージ」、「見下しの偏見」のレッテルとして、これらの呼称は定着する。こうして「負のイメージ」、「見下しの偏見」のレッテルとしての「水俣病」は、長い歴史の中で解消されることがなかった。そして現在、改めて注目されるに至ったハンセン病者差別と並ぶと言って過言ではない、病者差別の「標識・しるし」となるのである。つまり、水俣病問題は原因企業チッソによって惹起された公害問題、そして治癒困難な疾病問題にとどまらない、病者差別・人権問題と理解されるに至るのである。

チッソ労働者の安定賃金反対闘争（一九六二年）に象徴される石油化学への転換を強行する至ったチッソは、水俣地域住民感情を省みない経営合理化、水俣病対策をめぐる頑なな姿勢を持続する一方、それらが惹起した紛争「解決」能力の低下を避けられなかった。それはチッソの水俣地域への経済的、政治的影響力、威信の低下を確実に進行させた。この時期に、水俣市は水俣病の原因究明、患者対策よりも地域経済・政治の利益を優先する姿勢、換言すれば「チッソ擁護」を鮮明にした。一九六九年六月の患者家庭互助会訴訟派の提訴（第一次訴訟）が、一九七三年一月の患者家族一四一人の提訴（第二次提訴）の二ヶ月後の三月に勝訴するに至って、水俣市の、そして「みなまたを明るくする市民連絡協議会」（一九七一年十一月）による「病名変更」の署名運動は、その姿勢を象徴するものであった。水俣病を発生させた企業チッソ擁護、患者・家族とそれを支援する「水俣病対策市民会議」（一九六八年一月結成、のちに水俣病市民会議と改称）などの市民と対決する姿勢をあらわにすることになる。

「病名変更」署名運動に先立つ一九七三年九月、水俣市は「水俣病病名改称に関する資料調査」を実施し、その結果を「市報みなまた」十月十五日号に、「八月中旬から……駐在事務所長会と各組行政協力員の主唱による署名簿の写真と結果を掲載した。「市内一〇五一九世帯のうち七四・五〇％の回収率を得ました。このうち二二三八名（三〇・一％）から具体的な回答が寄せられました。」という結果が**表1**である。このように「水俣病」という病名によって市民が「いわれなき差別」をうけているという事実があり、それ故に病名は変更されなければ

表1　水俣市「水俣病病名改称に関する資料調査」結果

実数（%）

1）水俣市民であることを隠したことがある	1063（14.3）
2）旅行中など水俣出身であるということで不愉快な体験をした	881（11.8）
3）いわれなき仕打ちをうけた	34（0.5）
4）子供の就職に影響があった	52（0.7）
5）水俣出身で結婚が破談になった例を知っている	845（11.3）
6）自分の子供の結婚が破談になった	10（0.3）

注）『市報みなまた』1973年10月15日号より作成。

ならない、という図式が浮かび上がる掲載であった。この図式にしたがって「水俣市民に対する差別」が水俣病患者・家族に「委譲」され、水俣病患者自身に「そげん見苦しか病気に、なんで俺がかかるか」と言わせるほどに、水俣病は患者・家族に対する「負のイメージ」、差別の「標識」となり、「見下しの偏見」は深まり、浸透することを不可避にした。同時に、このような見下しの偏見・差別に対する反差別の感情・意識も、患者・家族を中心に形成され、広がることを促すことになった。

一九七五年九月の県大会においても発表された「水俣病という名前について」と題する水俣高校定時制弁論大会の弁論をめぐって、患者家族生徒が学校を告発した事件がその一例である。患者家族生徒は、「自分達は水俣病と呼ばれたくないのに、あの人達は自分からすすんで水俣病になろうとしている。それは金目当てだからだ。」という趣旨だと訴えた。「奇病」に罹り、多額の「補償金」を要求し、地域経済の要であるチッソを苦境に陥れ、多年にわたって「迷惑をかけている」患者・家族と、「迷惑をかけられている」市民という分裂・対立を、市も、おとな市民のみならず青年、子ども市民にまで広げ、深めるものであったと言わざるを得ない。

水俣市を構成する市民の連帯、統合が、水俣病によって崩壊する危機を迎えたとき、水俣病患者・家族を被差別少数者の立場に追いつめ、無力化し、「救済」の対象とすることによって、多数派市民の連帯、統合を水俣市民の連帯、統合と擬制化する過程が進行した。この過程全体の総合的、科学的研究は、一九七六年に現地調査を始め、一九八三年に『水俣の啓示』（筑摩書房）として公刊された「不知火海総合学術調査団」の報告書に詳しい。

水俣を中心として水俣病患者・家族に対する偏見と差別は、熊本県域は勿論、鹿児島県など九州全域に拡大されていくことに、多くの時間はかからなかった。と同時に、見下しの差別のためのレッテル・水俣病の広がりは、その内実が空洞化し、レッテルそれ自体が一人歩きするに至る。一九八四年十月修学旅行で船を同じくした熊本市の小学生が行った、水俣の小学生に「うつるけん近寄んな」発言が、その例である。

被差別部落というレッテルが一人歩きし、そこに込められる被差別理由が多様化しつつ、存在し続けている現状と重なる状態である。また、被差別の立場にあるとされる人びとが、差別とたたかいはじめ連帯を訴えるとき、つまり憐憫と保護の対象としてのイメージから共に差別とたたかうセルフ・イメージを表出するや、加差別の立場にあるとされる人びとが示す戸惑いと自己の「常識」を否定された憤怒を吐露することは、多くの説明を必要としないであろう。これに続くのは差別をなくすことに同調するか、従来からの距離を保つ差別をしない立場に自らを置くことしかないであろう。

量的調査に見る「政治的解決」以前の市民意識

〈73年NHK調査〉　水俣市民の水俣病そして患者・家族に対する意識を、量的方法で把握する最初の試みは、現在確認している限りでは、一九七三年三月二十日第一次訴訟判決の直前に実施されたNHK九州本部「水俣病に関する水俣市民の意識調査」（以下では〈73年NHK調査〉と省略する）であろう。

表２　水俣病患者に対して、水俣市民は全体として、これまで、どのような態度だったと思いますか（問２）

%

1）積極的に助けてきた	2）暖かく見守ってきた	3）特に関心を示さなかった	4）冷たい目でみてきた	5）冷たい扱いをしてきた	6）わからない、無回答	合　計（実数 516）
4.7	34.7	38.2	7.0	1.0	14.5	100.0

〈73年ＮＨＫ調査〉は、有権者から無作為に抽出された三〇地点六〇〇人を対象者として面接法で行われ、五一六人から回答を得た調査である。

水俣病に関するメディアによる報道に自分は「非常に関心がある」三四・五％と「関心がある」三九・〇％、あわせて七三・五％が関心を持っていることが確認されている（問一）。

しかし、「患者を積極的に助けてきた」四・七％、「暖かく見守ってきた」三四・七％の《患者支持派》は三九・四％にとどまっている。「暖かく見守ってきた」三四・七％の《患者支持派》は、五〇歳代以上四・一％を最高に、年齢の低下と共に減少し、二〇歳代では一・五％となっている。他方、「特に関心を示さなかった」《患者無関心派》は三八・二％、「冷たい目で見てきた」七・〇％、「冷たい扱いをしてきた」一・〇％〈患者冷淡派〉は八・〇％であり、〈患者無関心派〉と〈患者冷淡派〉はあわせた《患者不支持派》は四六・二％である。「特に関心を示さなかった」〈患者無関心派〉は二〇歳代六一％を最高に、年齢の低下と共に減少し、五〇歳代以上では二七％になっている。《患者支持派》三九・四％より《患者不支持派》四六・二％が上回りつつ、市民が分裂していることが確認することができる（**表2**参照。なお本表をはじめ回答の比率は四捨五入を行い、その合計は一〇〇％調整を行っていない）。

したがって患者・家族の支援活動に対しても「直接参加している」三・七％、「直接参加しないが、共感をもっている」二四・四％という〈支援活動支持派〉と、「特に反対ではないが、活動にはゆきすぎの面もある」三六・二％という〈支援活動批判派〉と、「反対である」五・六％という〈反対派〉に加えて、「無関心派」一九・〇％という状態となっている（問七）。

他方、チッソの患者に対する態度については「以前から誠意がある」一三・四％、「今は誠意がある」二六・六％という四〇・〇％〈チッソ肯定派〉、「まだ誠意がない」三二・四％、「全く誠意がない」一一・六％という四四・〇％〈チッソ批判派〉とが拮抗している（問一〇）。したがって、「チッソの責任ではない」一・四％、「国や県にも責任があり、チッソだけの責任ではない」四四・八％という〈チッソ責任軽減派〉四六・二％と、「チッソの責任だ」という四四・二％の〈チッソ責任追及派〉という対立が確認されている（問一一）。

このような分裂、対立は「チッソとの関係がない」四一・九％、「わからない・無回答」一・七％と、チッソに「現在勤めている、勤めていた」、「商売などの取引がある、あった」等の〈有関係〉五六・四％の回答者を通じてなされている（問一八）。

〈83年熊日調査〉　〈73年ＮＨＫ調査〉から一〇年の時点における水俣市民の意識を知る手掛かりは、一九八三年八月に公表された熊本日日新聞調査（以下では〈83年熊日調査〉と省略する。有効回答数二五二）がある。

一九七三年末の三〇漁協・チッソ補償協定から、翌年の水俣市・チッソの公害防止協定締結（細目協定は一九七七年五月に締結）、九月公害健康被害補償法（いわゆる新法）の施行という経過の下で、チッソと水俣病患者という対立軸に加えて、水俣病の認定・補償をめぐり劇症患者に慢性患者が加わることによって行政と水俣病患者という対立軸が形成される。しかし、この状態は、水俣病という公害による直接の被害者、患者・家族と、公害発生源である企業・チッソ、国をはじめとする行政が、それぞれ個別に形成される関係によって水俣地域住民が寸断され、個別化されてきた現実を、地域という一般的、社会的次元で再構成する、社会化する過程であった。市議会各派、経済団体、政党、労働団体、そして水俣病患者が参加する「水俣病対策、水俣・芦北地域振興並びにチッソ水俣工場の存続強化についての市民運動の会」は、その最初の兆候とも考えられる。

このような状況に対して、〈83年熊日調査〉では、水俣病問題を「既に峠を越した」二二・八％より、「今後も問題が続く」六一・一％判断、もしくは予測が市民の多数であることが確認されている。

その背景として、水俣病認定申請をしていない患者が市民の中に「存在する」五四・四％（「かなりいる」一七・九％、「少しはいる」三六・五％）が、「存在しない」三八・六％（「ほとんどいない」一六・三％、「いない」一二・三％）認識よりも多数を占めている事実が存在している。同時に、「水俣病のためいやな思いをした」ことが「ある」という回答が四〇・九％も見られる。

「水俣病のためいやな思いをした」ことが「ある」という回答者は、「県外に出かけたとき」六六・〇％、「結婚や就職のとき」一一・七％、「仕事上で」八・七％、そして「その他」一一・七％とその体験を回答している。「県外に出かけたとき」うけた体験は、水俣病患者・家族の存在する水俣市に居住しているという一つの確かな事実によって、同時に、その他の事実がすべて無視された結果として作られた見下しの偏見と差別の対象となったことを示す事実である。

水俣病公式発見から二七年を経て、なお未申請の病者が存在し、申請、認定患者のみならず市民全体が見下しの偏見と差別の対象となっている状態が認められる。くわえて水俣湾を含む不知火海の汚染問題、そこを生活の場とする多数の漁業者問題等が、「今後も問題が続く」現状だと意識させ、「水俣病が発生したために町の雰囲気が暗くなった」（七〇・六％）と考えさせているのであろう。このような現状に対し水俣市民が「一緒になって」、

表３　いやな思いをした経験（回答者は経験者のみ）

%

1）結婚や就職の時	2）県外に出かけた時	3）仕事上で	4）その他	5）無回答
11.7	66.0	8.7	11.7	1.94

ともかくも水俣の現状を切り開こうとする試行錯誤を試みさせたと言えよう。

水俣病問題「政治的解決」以後の市民意識

一九八九年、熊本県は「水俣湾埋立地及び周辺地域開発整備具体化構想」を、翌年の「水俣湾等公害防止事業」の完了に先立って策定した。ついで、一九九〇年八月、「環境創造みなまた推進事業」のはじまりとなる「みなまた一〇〇〇〇人コンサート」が行われた。一九九二年に始まる「水俣病犠牲者慰霊式」が三年目、三回目にしてすべての水俣病患者団体の了解の下で、ようやく実現する。

多くの解決すべき問題が存在する状況下において、このような水俣病問題の解決を促すと見なされる取り組みが、つまり水俣市民再統合の動きは「もやい直し」と表現され、さまざまな催しが開催される。国家賠償法をめぐっては頑な態度を取り続ける国も、「国・県には規制権限の行使を怠り、被害を発生・拡大させた責任がある」とする京都地裁判決（一九九三年）、これを認めない関西訴訟判決（一九九三年）を前に、村山内閣の下で政治的解決へ向う。

こうした水俣市民の「もやい直し」への歩み、分裂・分断された水俣市民の再統合への試みの中で、一九九六年十二月の水俣病認定不作為違法訴訟裁判原告勝訴直前の九月に、実施された西日本新聞調査（一九九七年二月九日）が公表されている（以下では〈96年西日本調査〉と省略する）。〈96年西日本調査〉は、同社が一九七七年に公表した調査（以下では〈77年西日本調査〉と省略する）との比較を試みている。また、〈96年西日本調査〉は、鈴木廣久留米大学教

表４　市民の中に「水俣病は原因もわかり、補償のメドもついたのでもう終わったも同じ」との意見があるが……

%

	1）そのとおり	2）まあそのとおり	3）どちらかといえばそうは思わない	4）そうは思わない	5）わからない	6）不明
96年調査	16.2	21.1	20.3	22.1	18.3	2.0
77年調査	11.8	18.3	21.2	28.7	18.8	1.2

授グループの共同研究「都市＝環境パラダイムの構築と市民参加」（一九九七年三月）と共同し実施されている。

〈96年西日本調査〉の「未認定患者が和解してチッソの一時金支払いが決まり（前回設問「水俣病は原因がわかり、補償のメドもついたので、『水俣病問題は終わったも同じ』との意見があるが……」という質問に対する結果は、賛成意見三七・三％（七六年、三〇・一％）、反対意見四二・四％（七六年、四九・九％）、「分からない」一八・三％（七六年、一八・八％）である。

「終わった」賛成意見の四八・一％が「訴訟が一段落した」ことを、その理由としている。これに「新たに患者が発生していない」一八・四％、「魚が汚染されていない」一一・三％がつづく。他方、「終わったとは思わない」とする反対意見の三七・一％は「水俣病は公害の原点だから」、三〇・二％が「地域の再生がまだ」が、その理由である。ついで「地域の再生がまだできていない」三〇・二％、「治療の方法や体制が不十分」八・八％、「隠れた患者がいる」八・〇％がつづく。水俣病問題が解決したとすることに懐疑的、あるいは「終わっていない」意見が強い状態が続いていることが窺える。それは又、二二・三％が「今では水俣病や患者のことをだれでも率直に話せるようになった」とするものの、「分からない」が五一・四％、「率直に話せるようになった」とは思わない一九・一％という状態である。この結果は、水俣病公式発見から四〇年を経た時点で、水俣病患者救済のために署名運動も資金カンパも「何もしたことがない」五九・八％（前回六五・一％）を含む回答者によるものである。

水俣病をめぐって水俣病患者・家族を孤立化させ、形成された亀裂が、いわゆる「政治的解決」と言われるものであるが故に、その修復、あるいは新たな次元での再統合が容易ではないとする懸念の存在を示唆する結果である。それ故に、「水俣病は現代文明への警告」五八・五％と受けとめ、「水俣市を公害克服のモデル都市に」七六年調査四一・四％から四九・四％増加する一方で、「わからない」が一六・九％から三六・八％に増加しているのである。また、「水俣市の将来は明るい」かどうかは「わからない」六〇・七％と不安を表明せざるを得ないのであろう。

「水俣市を公害克服のモデル都市に」という市民の合意とし、「前進するしかない」と市民が「きびしく認識」していることが認め、「重い目標」だと同調査は述べている。

「もやい直し」をめぐる市民意識

水俣市では「水俣病は終わっていない」という認識を示しつつ、水俣市民の「もやい直し」を出発点とし、「水俣市の再生・振興」を進めるための「離礁」（吉井正澄市長）をはかろうとするにいたった。

「もやい直し」という言葉は、一九九四年の「水俣病犠牲者慰霊式」において吉井正澄市長が式辞の中で用いたのが最初だとされている。その意味するところは「水俣市の再生・振興」を、水俣病の発生によって「乱れに乱れた心の社会の絆を取り戻すこと」、つまり「内面社会の再構築」だと理解されている。

この取り組みの背景には、一九九五年十二月に行われた閣議決定、「水俣病問題の解決に当たっての内閣総理大臣談話」にもとづき、「和解」が関係当事者間で進み、一九九六年六月には水俣関西訴訟を残すのみとなったということがあろう。しかし、水俣病問題を裁判で争うことが終息に向かったということに過ぎないのであり、市民相互、地域相互の関係は分断されたままであり、これを克服することが目の前に立ちはだかっている状態が存在した。この試みは、さまざまな「公害克服のモデル都市」、「環境・健康・福祉の都市づくり」キャンペーンなどの一方で、「寄ろう会みなまた」（一九九一年七月）の発足、取り組みとして地域・住民レベルで始まった。〈96年西日本調査〉における「モデル都市づくりに貢献する団体は」という質問に対する回答で、「マスコミ」二一・七％と並んで「寄ろう会みなまた」二四・一％は最高率であった。「寄ろう会みなまた」の活動は、市提唱、主導の活動であり、地域によって取り組みの温度差がないわけでなく、定期的な取り組みが行われているわけでもないが、継続性は現在でも認められる。「寄ろう会」の活動は、末端行政住民組織に収斂するのか、それとも新しい地域住民組織の形成につながるのか、今後が注目される取り組みである。

この「もやい直し」に焦点をあてた市民意識調査が一九九九年一月に、水俣社会ネットワーク研究会（代表吉永利夫）によって行われた（以下では〈99年水俣ネット調査〉と省略する）。

〈99年水俣ネット調査〉では「もやい直し」という言葉を八七・〇％が知っており、その五五・八％が「必要」としている。そのイメージ（複数回答、三回答選択）は、「水俣市の新たな出発」四八・八％、「水俣の環境再生」四八・一％、「協力し合う市民」四四・六％、「市民手づくりのまちづくり」三七・八％というものであり、「水俣病問題の解決」一八・四％、「差別の解消」一二・六％より高い比率である。「水俣病問題の解決」、「差別の解消」は「もやい直し」のイメージとしては少数派のイメージである。

しかし、水俣病問題をめぐって患者運動を積極的、消極的に「当然であり、納得できる」とする肯定的意見は六二・〇％、否定的意見は一五・六％、「わからない、無回答」は二二・三％である。その上で「水俣病問題は

表5　あなたは水俣市には「もやい直し」が必要だと考えますか

%

必要だと思う	どちらかといえば必要	どちらともいえない	どちらかといえば必要とは思わない	必要とは思わない	わからない	無回答	合　計（回答数1177）
29.7	26.1	17.4	7.9	4.8	11.8	2.3	100.0

終わった」とする意見は三七・二%、「終わったとは思わない」とする意見は四一・三%、「わからない、無回答」は二一・四%である。「終わった」意見の六四・四%は補償問題の和解成立を、「終わっていない」意見の六三・一%が患者の苦しみの続くことや補償の不十分さなどである。積年の水俣病患者運動に対する理解の広がりの中で、補償問題のいわゆる「政治的解決」を「水俣の再生」の出発点にしたいという願いと、「政治的解決」の不十分さの故の危うさを危惧する思いが交叉しているかのようである。こうした状況は、水俣病のことを誰とでも「わだかまりなく話せる」は三五・七%にとどまり、「多少わだかまりはあるが話せる」三九・三%、「話せない」六・二%、「わからない・無回答」四・二%である。この「わだかまり」は「水俣出身」だ、「水俣に住んでいる」ということにもおよび、「少し抵抗はあるが言える」三〇・六%、「言えない」五・三%であり、「抵抗なく言える」は五九・九%につながっている。したがって、病名変更を現在でも望む比率が三八・〇%、「わからない・無回答」二〇・七%であり、四一・四%が変更の必要がないと二分された状況である。

一九九五年十二月に始まる水俣病問題の「政治的解決」以後に実施された〈96年西日本調査〉と〈99年水俣ネット調査〉を手掛かりとすると、水俣市民は「政治的解決」を「水俣の再生」の出発点にしたいという願いを、消極的に「そうするしかない」と受け止めているだけでなく、積極的にも「そうするしかない」と考えている状況であると考えられる。「再生」をめぐっては、「環境モデル都市」・「公害克服モデル都市」づくりを軸に「観光都市」、「工業都市」、「教育・文化都市」等のいくつかの組み合わせが模索されている。このような水俣の再生を急ぐ気持ちは、水俣病問題による地域の「停滞・衰退」もさることながら、水俣病のことを誰とでもわだかまりなく話せない、水俣出身だと言い難い気持ちを内に抱えていることを解消したいという気持ちであろう。そうだとすれば水俣病患者・家族への見下しの偏見と差別が、患者発生地域からその周辺地域へ、そして水俣市全体へと拡大し、ついには水俣市民以外の人々へとおよんだ状態だと言える。この過程は水俣病患者・家族に対する見下しの偏見と差別が、水俣市という市域と市民に対するそれへと拡大しただけではなく、病者差別と地域差別が重層し、強化され、その解消のためにより努力を必要とするに至っている事態だと考えざるを得ない。

二　二〇〇〇年水俣子ども調査のこころみとその結果

二〇〇〇年調査以前の水俣子ども調査

「もやい直し」、「水俣の再生」という課題・目標の達成は急がれるとはいうもの、一年や二年で達成されるものではないと考えられる。先に触れた「みなまた一〇〇〇〇人コンサート」から一〇年、「寄ろう会みなまた」発足から九年、これらに先行する「水俣湾等公害防止事業」開始から数えるならば、長い年月を必要とすると考えられるであろう。もちろん、水俣病問題の「政治的解決」がなされた以前と以後では、「もやい直し」、「水俣の再生」という課題・目標の達成は異なる条件の下にあることを考慮しても、一定の年月が想定されるとすることが妥当であろう。これをもって市民が「不鮮明な将来の見通し」を持つことにつながり、それ故に「もやい直し」、「水俣の再生」という課題・目標を当面これしかないという色合いを帯びさせることも確かであろう。

表6　あなたは、よその人に「水俣出身」、「水俣に住んでいる」と言えますか

%（実数）

	抵抗なく言える	少しは抵抗はあるが言える	言えない	わからない	無回答	合　計
全体	59.9	30.6	5.3	1.7	2.5	100.0（1177）
20歳代	54.8	37.6	6.5	1.1	—	100.0（93）
30歳代	43.3	48.0	4.7	2.7	1.3	100.0（150）
40歳代	52.3	37.0	9.1	1.2	0.4	100.0（243）
50歳代	74.3	22.1	3.6	—	—	100.0（222）
60歳代	61.8	29.3	5.8	2.2	0.9	100.0（225）
70歳代	71.3	22.6	3.1	1.8	1.2	100.0（164）
80歳代	68.6	19.6	2.0	7.8	2.0	100.0（51）
無回答	20.7	3.5	—	—	75.9	100.0（29）

こう考えるならば、水俣市民の水俣病問題の解決、「もやい直し」は、近い将来に市民となる二〇歳以下の若き市民、小・中学生、高校生が、その担い手となるであろうことを射程に入れた取り組みであることは確かである。すでに一九七二年、熊本県教職員組合は、熊本県国民教育研究所、熊飽社会科サークルと共同し『公害と教育』を発行し、その翌年の第一次訴訟患者勝訴判決をうけて「水俣病・公害」授業の一斉取り組みを行っている。その時、水俣・芦北地域小・中学校では四三校中四一校で授業が行われている。先に触れた水俣高校定時制作文コンクール事件をうけ、翌年一九七六年に水俣・芦北公害研究サークルが地元教師二三人によって結成され、授業実践の積み重ねと研究が行われる。この時期に水俣の小・中学生、高校生がすべてではないとしても、日常生活の中での出会いとは区別される同和（人権）教育の授業、あるいは公害教育、環境教育の授業を通じて、水俣病問題との出会いを経験することが始まっている。

それから三〇年前後の時間が経過している現在、当時小学校五年生、一一歳の子ども達は四〇歳前後に達している。これら

の二〇歳以上となった子どもを含む市民の意識の変化をたどった、先の〈99年水俣ネット調査〉において、「水俣病問題は終わった」という意見に対して、三〇歳代六〇・三％を最高に二〇歳代四九・五％、四〇歳代五一・〇％は、五〇歳以上とは異なり不支持意見率が高くなっている。「水俣病のことをわだかまりなく話せますか」という回答でも、五〇歳以上とは異なり「わだかまりなく話せる」率がやや低くなっており、「水俣出身、居住しているると言えるか」では五〇歳以上では六〇％越える高い比率であるのに対して、二〇歳代五四・八％、三〇歳代四三・三％、四〇歳代五二・三％と低くなっている。しかし、四〇歳以上の病名変更支持率が不支持率を上回る五〇・〇％以上であるのに対して、二〇歳代五一・六％、三〇歳代五二・七％では「病名変更」をする必要はないと半数が回答している。

水俣病授業経験世代、二〇、三〇歳代とりわけ二〇歳代の市民は、五〇歳以上の未経験世代、四〇歳代の中間世代とは異なり、水俣病のことを話すや、水俣出身だとか、居住していると言うことに「わだかまり」を内に秘めつつも、「病名変更」をする必要はないという態度をもちつつ、「政治的解決」や「もやい直し」等の水俣病問題の動向を見極めようとしていると考えられる。このような特徴は、水俣病授業の経験によってのみ形成されたと言い切ることはできないであろう。五〇歳以上世代の市民が水俣病問題をめぐる激しい対立や分裂、めまぐるしい事態の変化を体験したり、孤立した患者・家族の姿を見聞する状況には、二〇、三〇歳代は置かれなかったという状況のちがいも考慮しなければならないであろう。とはいえ、このような二〇歳代、三〇歳代市民に見出される変化を視野に入れない「もやい直し」、「水俣の再生」への歩みもまた考えられないであろう。

このような視点から小学生五、六年生、中学生全学年の生徒一九三二人を対象とした意識調査を試みようとした。調査は、水俣市教育委員会との協議の上、水俣市立九小学校、八中学校すべてに依頼した。そのうち四小学

表7　水保病認知（問1）

実数（%）

よく知っている	少し知っている	あまり知らない	全く知らない	無回答	合　計
270（50.0）	210（38.9）	49（9.1）	9（1.7）	2（0.4）	540（100.0）

校、二中学校の協力によって、一九九九年七月に五五七人の生徒に実施され、五四〇人の生徒から回答を得た。調査の実施状態は以上のようなものであり、水俣市の子どもたちすべての一般的傾向が把握されたと考えることには慎重でありたい。とはいえ、上述したように、今後の子ども世代を視野に入れた、子どもの目線を欠くことができない「もやい直し」、「水俣の再生」への歩みを考え、その結果の概要を検討する。

二〇〇〇年調査に見る、子どもたちの水俣病認知、学習経験、学習意欲

調査に協力した水俣の子どもたちは、「水俣病の発生」（九五・七%）、「水俣病患者・裁判」（八一・三%）、「水俣病による差別」（九三・三%）を中心に、「チッソ、行政の責任」（五四・四%）についても学習した結果（**表8**）として、半数が水俣病について「よく知っている」と答えることができる状態である（**表7**）。さらに学習の結果は、九〇%を越す子どもたちが「患者の生活」（五五・六%）、「水銀や魚」（四三・〇%）、「市、県、国の取り組み」（四二・八%）、「差別や偏見」（四一・七%）等について「もっと知りたい」という意欲を持つに至っている（**表9**）。

彼らの多くは水俣病問題について話をしたり、聞いたりすることができる「水俣病患者や家族」をもっていない（**表10**）。しかし、八割弱の子どもは生まれてからずっと水俣に住んでおり（**表11**）、地域の祭りや行事にも参加しているが（**表12**）、「地域の役に立ちたい気持ち」は「いっぱいある」子どもより（二一・九%）、「少しある」（五七・四%）子どもが多い（**表13**）。それでも水俣を嫌いな子どもより、「好き」な子どもが圧倒的に多い（**表14**）。

表８　水俣病問題学習経験（問２～５）

実数（％）

	学んだ	学んでいない	おぼえていない	無回答	合　計
水俣病発生（問２）	517（95.7）	6（1.1）	14（2.6）	3（0.6）	540（100.0）
水俣病患者・裁判（問３）	439（81.3）	13（2.4）	81（15.0）	7（1.3）	540（100.0）
チッソ、行政責任（問４）	294（54.4）	52（9.6）	182（33.7）	12（2.2）	540（100.0）
水俣病による差別（問５）	504（93.3）	13（2.4）	20（3.7）	3（0.6）	540（100.0）

表９　水俣病についてもっと知りたいこと（問６）

実数（％）

水銀や魚について	チッソについて	患者の生活	差別や偏見	行政の取り組み	その他	知りたいことはない	合　計
232（43.0）	194（35.9）	300（55.6）	225（41.7）	231（42.8）	13（2.4）	36（6.7）	540（100.0）

表10　水俣病患者・家族に話せる知り合いがいるか（問13）

実数（％）

いる	いない	無回答	合　計
109（20.0）	420（77.8）	12（2.2）	540（100.0）

表11　生まれてからずっと水俣に住んでいるか（問19）

実数（％）

はい	いいえ	合　計
417（76.7）	119（22.0）	540（100.0）

表12　住んでいる地域の祭や行事への参加（問20）

実数（％）

よく参加	時々参加	不参加	行事がない	無回答	合　計
207（38.3）	296（54.6）	20（3.7）	5（0.9）	12（2.2）	540（100.0）

表13　住んでいる地域の役に立ちたい気持ちがあるか（問21）

実数（％）

いっぱいある	少しはある	あまりない	ない	その他	無回答	合　計
118（21.9）	310（57.4）	85（15.7）	23（4.3）	2（0.4）	2（0.4）	540（100.0）

このような水俣の子どもたちに、水俣病問題をめぐる対立と分断が、どのように投影しているかをつぎに見ることにする。

水俣病のこと、水俣の出身、住んでいることをめぐる子どもたちの意識

前述した子どもたちでも、水俣病のことを誰とでも「話せる」のは二九・五％（以下（　）内は無回答を算入した場合、二九・四％）にとどまり、「話しにくい」と答える子ども三五・九％（三五・七％）と「話せない」子ども七・八％（七・六％）合計すると四三・七％（四三・三％）になる。

「水俣病のことを誰とでも話せる」子どもたちは、水俣病患者・家族に話せる知り合いの「いる」子どもたちでも四三・五％にとどまり、「話しにくい」と「話せない」が三八・〇％である。知り合いの「いない」子どもたちは「話せる」は二五・八％であり「話しにくい」と「話せない」が四五・二％、「わからない」が二八・九％である（**表15**）。

また、「水俣にずっと住むつもり」の子どもたちの四一・五％、「後に帰って来たい」子どもたちの四〇・七％が「話しにくい」と回答している。「話せる」子どもたちは「ずっと住むつもり」三四・六％、「帰って来たい」三五・〇％であり、「話しにくい」は四一・五％、四〇・七％である。「外で暮らしたい」子どもたちは「話しにくい」三五・二％、「話せない」一四・一％であり、「話せる」のは二三・九％にすぎない（**表15**）。

子どもたちが「水俣病のことを誰とでも話せる」のは、将来という不確実性を含む「水俣にずっと住む」かどうかという条件よりも、水俣病患者・家族に話せる知り合いが「いる」かどうかという条件だと想定できる結果である。

表14　水俣が好きか（問18）

実数（%）

好　き	きらい	どちらともいえない	無回答	合　計
410（75.9）	20（3.7）	102（18.9）	8（1.5）	540（100.0）

表15　水俣病のことを誰とでも話せるか（問16）

実数（%）

		話せる	話しにくい	話せない	わからない	合　計
水俣病患者・家族に話せる知り合いの有無（問13）	いる	47（43.5）	34（31.5）	7（6.5）	20（18.5）	108（100.0）
	いない	108（25.8）	155（37.1）	34（8.1）	121（28.9）	418（100.0）
水俣に住むつもりの有無（問22）	ずっと住むつもり	45（34.6）	54（41.5）	6（4.6）	25（19.2）	130（100.0）
	後に帰ってきたい	43（35.0）	50（40.7）	6（4.9）	24（19.5）	123（100.0）
	外で暮らしたい	17（23.9）	25（35.2）	10（14.1）	19（26.8）	71（100.0）
	わからない	54（25.4）	64（30.0）	18（8.5）	77（36.2）	213（100.0）

表16　水俣の出身、住んでいることをよその人に話せるか（問17）

実数（%）

		話せる	話しにくい	話せない	わからない	合　計
水俣病患者・家族に話せる知り合いの有無（問13）	いる	76（70.4）	19（17.6）	5（4.6）	8（7.4）	108（100.0）
	いない	305（73.1）	53（12.7）	15（3.6）	44（10.6）	417（100.0）
水俣に住むつもりの有無（問22）	ずっと住むつもり	101（78.3）	19（14.7）	4（3.1）	5（3.9）	129（100.0）
	後に帰ってきたい	96（76.8）	18（14.4）	3（2.4）	8（6.4）	125（100.0）
	外で暮らしたい	51（71.8）	10（14.1）	4（5.6）	6（8.5）	71（100.0）
	わからない	142（67.3）	26（12.3）	9（4.3）	34（16.1）	211（100.0）

「水俣の出身、住んでいることをよその人に言える」子どもたちは七二・六％（以下（ ）内は無回答を算入した場合、七二・二％）に達しており、「言いにくい」一三・七％（一三・五％）、「言えない」三・八％（三・七％）より高い比率である。

「水俣の出身、住んでいることをよその人に言える」かどうかでは、患者・家族に話せる知り合いの「いる」、「いない」に認められるような較差は見られないようである。しかし、水俣病のことを誰とでも話すことは、患者・家族に話せる知り合いの「いない」子ども（一二・七％）より、「いる」子どもに「話しにくい」（一七・六％）と感じている様子がうかがえる（**表16**）。さらに、「水俣の出身、住んでいることをよその人に言える」子どもは、「ずっと住むつもり」、「後にかえってきたい」子どもより、水俣の「外で暮らしたい」、あるいは「わからない」と回答している子どもたちに多くなっている（**表16**）。

「水俣の出身、住んでいることをよその人に言える」かどうかについては、患者・家族に話せる知合いが「いる」子どもに、「いない」子どもより「言いにくい」という気持ちがうかがえたが、両者とも七割の子どもたちが「言える」状態にある。また、「ずっと水俣に住みたい」気持ちが強いほど、「水俣の出身、住んでいることをよその人に言える」ようである。

水俣の子どもたちが水俣病のことを誰とでも「話せる」のは二九・五％、三割にとどまっていた。この状態において、「よその人に『私は水俣に生まれた』とか、『水俣に住んでいる』」と「言える」と答える子どもは七二・六％であった。水俣病のことを誰とでも話すことには抵抗感を持ちつつも、自分が「水俣の出身、住んでいることをよその人に言える」状態は、子ども世代に変化が生じつつあると考えてよいであろう。

表17を手掛かりに、この点について今少し見ると、水俣病のことを誰とでも「話せる」子どもの九〇・六％は、

表 17　水俣病のことを誰とでも話せるか（問 16）と水俣の出身、住んでいることをよその人に言えるか（問 17）の関係

水俣病のことを誰とでも話せるか（問16）		水俣の出身、住んでいることをよその人に言えるか（問 17）				
		言える	言いにくい	言えない	わからない	合　計
話せる	実数	144	11	1	3	159
	行の%	90.6 %	6.8 %	0.6 %	1.9 %	100.0 %
	列の%	37.1 %	15.1 %	5.0 %	5.7 %	29.8 %
話しにくい	実数	134	41	5	11	191
	行の%	70.2 %	21.5 %	2.6 %	5.8 %	100.0 %
	列の%	34.5 %	56.2 %	25.0 %	20.8 %	35.8 %
話せない	実数	16	11	11	2	40
	行の%	40.0 %	27.5 %	27.5 %	5.0 %	100.0 %
	列の%	4.1 %	15.1 %	55.0 %	3.8 %	7.5 %
わからない	実数	94	10	3	37	144
	行の%	65.3 %	6.9 %	2.1 %	25.7 %	100.0 %
	列の%	24.2 %	13.7 %	15.0 %	69.8 %	27.0 %
合　計	実数	388	73	20	53	534
	行の%	72.7 %	13.7 %	3.7 %	9.9 %	100.0 %
	列の%	100.0 %	100.0 %	100.0 %	100.0 %	100.0 %

水俣の出身、住んでいることをよその人にも「言える」と回答し、水俣病のことを「話せる」子どもは水俣の出身、住んでいることも「言える」ことが確認できる。水俣病のことを「話しにくい」子どもの七〇・二％は水俣の出身、住んでいることを「言える」と回答している。しかし、水俣病のことを「話せない」、「わからない」子どもの場合には、水俣の出身、住んでいることを「言える」比率の低下が見られる。

他方、水俣の出身、住んでいることをよその人に「言える」子どもの場合でも、「水俣病のことを誰とでも話せる」のは三七・一%にすぎない。「話せる」子どもの三四・五%が「話しにくい」、二四・二%が「わからない」と考えている。水保の出身、住んでいることを話せても、水俣病のことでは「話せる」と「話しにくい」に分裂することが示されている。

水俣の子どもたちは、水俣の出身、住んでいることをよその人に言うことができても、水俣病のことを誰とでも話せるまでには至っていない、と考えられる。それ故に、自分が水俣に生まれたこと、住んでいることを「よその人」に話せるか、話せないかということと、水俣病のことを「誰とでも」話せるか話せないかということを、子どもたちは異なる問題だと認識しているとも考えられる結果を得たと言えるであろう。

「内なる水俣」で水俣病患者差別を体験した子どもたちは、修学旅行先で熊本市の子どもたちから「水俣病がうつるけん近寄んな」などと「外からの差別」も体験した。「内なる水俣」において水俣病患者・家族を差別することができる自己が、水俣の外においては差別をうけるという狭間に置かれた子どもたちが、水俣病について話せない、水俣に暮らすことも表明できない状態からは抜け出しつつある、と考えられるようである。

このような状態を形成する一つの手段として、学校での取り組みが水俣では行われてきた。その一端を一九八四年差別事件の学習経験の有無で見ると、学習経験を持つ子どもたちでも水俣病について「話せる」は一〇・六%にすぎず、「話しにくい」(三六・五%)、「分からない」(二六・五%)という結果である。しかし、水俣出身・居住については「話せる」(七四・七%)状態である(**表12**)。

水俣のおとな市民と共に子ども市民も、水俣病問題をめぐる対立と分断を「スティグマ」として今も抱えている一方で、水俣出身・居住については「話せる」状態が子ども市民に作られつつあることは否定できないであろう。

表 18　1984 年差別事件の学習経験と水俣病、水俣出身を明かせるか否か

実数（%）

			水俣病（問 16）、水俣出身、居住をよその人に話せるか（問 17）				
			話せる	話しにくい	話せない	分からない	合　計
一九八四年差別事件の学習経験（問5）	学んだ	問 16	53（10.6）	183（36.5）	33（6.6）	133（26.5）	502（100.0）
	学んでいない		3（23.1）	3（23.1）	3（23.1）	4（30.8）	13（100.0）
	覚えていない		3（15.0）	5（25.0）	5（25.0）	7（35.0）	20（100.0）
	合計		59（29.7）	191（35.7）	41（7.7）	144（26.9）	535（100.0）
	学んだ	問 17	375（74.7）	66（13.1）	17（3.4）	44（8.8）	502（100.0）
	学んでいない		6（50.0）	3（25.0）	1（8.3）	2（16.7）	12（100.0）
	覚えていない		7（36.8）	4（21.1）	2（10.5）	6（31.6）	19（100.0）
	合計		388（72.8）	73（13.7）	20（3.8）	52（9.8）	533（100.0）

水俣病問題解決と子どもたち

水俣の出身、住んでいることをよその人に言うことができても、水俣病のことを誰とでも話せるまでには至っていないからこそ、八九・三％の水俣の子どもたちは水俣病問題解決に「役立つことをしたい」という態度を表明しているかのようである。水俣病患者・家族に知り合いがいる、いないでは較差が認められないが、水俣病について誰とでも話せる子ども（九七・五％）にくらべ、そうではない子どもに「役立つことをしたいとは思わない」意見がやや強まるかのような結果である（**表19**）。

しかし、「もやい直し」について「見たり、聞いたことがある」は六五・五％であり、三三・三％が「ない」という状態（無回答〇・六％）である。水俣病問題解決に「役立つことをしたい」という態度を表明しているにもかかわらず、「もやい直し」を知らない子どもがかなり存在している状態である（**表20**）。とはいえ「もやい直し」に対する意見は賛成七六・一％、反対二・六％、「どちらでもない」七・〇％、「わからない」一三・九％である。また、「もやい直し」に「役に立ちたい」八一・五％、「したいとは思わない」九・六％、無回答八・九％である。

「もやい直し」を「水保病問題を忘れてみんなが仲良くする」（一五・六％）だと理解している子どもより、「水保病問題を忘れないで、みんなが仲良くする」（五四・六％）だと理解している子どもが多い（「その他」一・七％、「わからない」二七・四％、無回答〇・七％）という結果が単純集計では見られた。

水保病について「誰とも話せる」子どもたち（七六・六％）は、「話しにくい」（六七・三％）や「話せない」（五三・七％）よりも、「水保病問題を忘れないで、みんなが仲良くすること」の比率が高い（**表20**）。水保病患者・家族に話せる知り合いが「いる」子どもたちでは、「水保病問題を忘れないで、みんなが仲良くする」（六四・八％）が、「いない」（五二・五％）子どもたちより高い比率である。さらに、「水保出身・居住していることを言える」子どもたちの、「水保病問題を忘れずみんなが仲良くすること」の比率五八・九％よりも、水保病について「誰とも話せる」子どもたち（七六・六％）が高い比率である。

「水保病問題を忘れないで、みんなが仲良くすること」だとする理解は、水保病患者・家族に話せる知り合いの「いる」こと、「水保病について誰とでも話せる」態度を形成していること、さらに「水保の出身、住んでいることをよその人に言える」態度を形成していることの三条件を有している子どもたちを中心に広がっていると考えられる結果である。三条件の中では「水保病について誰とでも話せる」態度の比重が、もっとも大きいと考えられる結果である。

**表 19　水俣病患者・家族に話せる知り合いの有無等
水俣病問題解決に対する態度（問 14）**

実数（%）

		役立つことをしたい	したいとは思わない	合　計
水俣病患者・家族に話せる知り合いの有無（問 13）	いる	95（90.5）	10　（9.5）	105（100.0）
	いない	337（88.9）	42（11.1）	379（100.0）
水俣病のことを誰とでも話せるか（問 16）	話せる	153（97.5）	4（2.5）	157（100.0）
	話しにくい	170（89.9）	19（10.1）	189（100.0）
	話せない	35（87.5）	5（12.5）	40（100.0）
	わからない	106（81.5）	24（18.5）	130（100.0）

**表 20　水俣病患者・家族に話せる知り合いの有無等と
「もやい直し」の認知（問 7）**

実数（%）

		忘れないで仲良く	忘れて仲良く	その他	わからない	合　計
水俣病患者・家族に話せる知り合いの有無（問 13）	いる	70（64.8）	10（9.3）	1（0.9）	27（25.0）	108（100.0）
	いない	219（52.5）	74（17.7）	8（1.9）	116（27.8）	417（100.0）
水俣病のことを誰とでも話せるか（問 16）	話せる	121（76.6）	18（11.4）	6（3.8）	13（8.2）	158（100.0）
	話しにくい	98（51.0）	34（17.7）	0（0.0）	60（31.3）	192（100.0）
	話せない	19（46.3）	7（17.1）	0（0.0）	15（36.6）	41（100.0）
	わからない	56（39.2）	25（17.5）	3（2.1）	59（41.3）	143（100.0）
水俣の出身、住んでいることをよその人に言えるか（問 17）	言える	228（58.9）	61（15.8）	9（2.3）	89（23.0）	387（100.0）
	言いにくい	41（56.2）	15（20.5）	0（0.0）	17（23.3）	73（100.0）
	言えない	8（40.0）	3（15.0）	0（0.0）	9（45.0）	20（100.0）
	わからない	18（34.6）	5（9.6）	0（0.0）	29（55.8）	52（100.0）

三　結びに代えて

水俣病問題をめぐる市民の中に形成された分裂と対立、市民と市外の人びととの間に形成された分裂と対立、換言すれば、水俣病をめぐって形成された病者・家族に対する見下しの偏見・差別、そして地域差別を軸にして、子ども調査の結果を検討した。水俣病をめぐって形成された病者・家族に対する見下しの偏見・差別については、水俣病のことを誰とでもフランクに「話せる」子どもが3割にすぎず、「話せない」という子どもたちの存在が4割強認められた。その限りでは「分裂と対立」、水俣病患者に対する見下しの偏見と差別の傷、スティグマが成人、おとなたちと同様に子どもたちに認められると考えてよいであろう。しかし、〈99年水俣ネット調査〉において、五〇歳以上の世代と比較して二〇歳代、三〇歳代の世代に認められた変化、つまり「病名変更」や「水俣病問題は終わった」意見に対する不支持意見の相対的に高い比率、「水俣病のことをわだかまりなく話せない」し、「水俣出身、居住していると言えない」比率の相対的に低い比率から想定された変化は、子ども世代において一層進行していると考えられるようである。子どもたちは、水俣病のことこそ誰とでもフランクに話せないが、水俣に生まれ、水俣に住んでいることを「言える」状態になっていることが認められた。そして、水俣病患者の生活や見下しの偏見・差別についてより知ろうとする態度、「もやい直し」を「水俣病問題を忘れないで、みんなが仲良くすること」だとする理解は、子ども世代において広がりをみている。

もちろん、水俣で生まれ育ちつつある子どもたちすべてが、水俣で暮らし続けるとは考えられない。水俣に暮らし続けたいという願いや、水俣を離れても帰ってきたいという願いを子どもたちが現在もっていても、かなえられるとは限らないであろう。このような願いを持つ子どもたち、とりわけ水俣病患者・家族を知り合いに持つ子どもたち、水俣病について話すことができる子どもたちは、水俣のおとな市民に見受けられるようには「負のイメージ」に塗り固められているとは考えられないし、そうあることを願うものである。「もやい直し」を「水俣病問題を忘れないで、みんなが仲良くすること」だとする子どもたちは、水俣病問題を「負のイメージ」から「正のイメージ」へ転換する可能性の増大を予測させるものである。その可能性は本稿では触れられなかったが、子どもたちが水俣で生活し、水俣という地域で、学校で水俣病問題を学習し、水俣の現実と水俣病問題史をとらえ返しつつある姿は確かなものとして示唆されたと思うものである。それだけに水俣の再生、「もやい直し」が、当面、おとな市民を中心に担われていくことは不可避だとしても、おとなの目線に加え、子どもの目線で考えることが不可欠だということを強調したい。

最後に、水俣社会ネットワーク研究会の議論に、本研究が示唆を受けたことを記して、感謝の意を表します。

第七章　水俣病被害補償にみる企業と国家の責任論

酒巻政章・花田昌宣

一　はじめに

一九六八年九月二十六日、政府厚生省は、水俣病を公害と認め、チッソが排出した有機水銀を原因とする公害病であると認定した。その後まもない二十九日、水俣市では商工会議所、医師会、農協から観光協会や商店会にいたるまで五七の団体の呼びかけで、「水俣市発展市民大会」が二千数百名を集めて開催されている。そこに掲げられているスローガンには、「水俣病患者救済」とあわせて「チッソ再建」の文字が見える。チッソは後に見るように、この時点で製造拠点の多くを子会社に移し、本社の製造業としての空洞化を進め、水俣工場閉鎖もちらつかせていた。そうした中で開催された「市民大会」は、公害病認定をてこに「チッソ再建」を訴え、それによって水俣市の発展を願うものであった。これが実はその後の水俣病問題の展開の基調をなすものである。つまり、この時点からチッソの存続が、水俣市にとっての「受苦」を乗り越える道と見られていたのである。それと同時に掲げられていた「被害者救済」は、その後、患者達の訴訟の開始、そしてその全面勝訴をへて、「救済」問題から「損害賠償」問題へと大きく様相を変えていく。

「被害者救済」と「加害企業チッソの存続」が、初発より、一方で相反するものでありながら、他方、相即不離のものとして歴史が展開する。それは被害—加害の関係がなくとも存立しうる「被害者救済」が、被害者への不法行為責任者による「損害賠償」と同値のものとして理解され、チッソの経営困難が表面化したとき、一企業、一自治体の問題から国家的な問題へと転回を遂げていくのである。

ところで、この原因企業チッソ株式会社の企業情報は現在ＷＥＢページで公開されている。この会社の紹介ページを見ると、驚くべきことに気がつく。一九〇六年の曾木《そぎ》発電所に始まり現在に至るまでの同社の沿革においても、「地球環境の保全は人類の幸福のための要件である」を筆頭に掲げる同社の基本理念においてもどこにも水俣病の文字が見当たらないのである。患者補償のために膨大な負債を抱え、国や県から一千億円をはるかに越える金融支援を受けながら、一言も水俣病について語らないことの不思議さをどのように理解したらよいのであろうか。

二　本章の課題と問題の限定

本研究は、戦前から化学企業として日本の産業の一角で重要な位置を占め、また水俣病発生の責任企業として知られたチッソの財務構造の変容を水俣病事件史の中に位置付けて分析を試みるものである。ただし、本論文でフォーカスを当てるのは、「認定患者」に対するチッソの被害補償の支払いが困難になる七〇年代後半以降、二〇〇〇年の国のチッソ救済抜本策にいたる時期であり、熊本県による県債発行と国の支援にかかわって、チッソの財務と被害補償＝責任遂行のレトリックである。

一九九五年十月、政府が提示していた水俣病問題の「最終的かつ全面的解決案」を水俣病関西訴訟の患者グループを除いたすべての患者グループが受諾し、同年十二月十五日、ときの村山首相が談話の形で遺憾の意を表明した。翌年には、係争中であった裁判も、現在最高裁で係争中の関西訴訟を除いて和解した。これをもって、「水俣病問題」は全面的に解決したかのように世論では受け止められたようである。(1)とはいえ、一九七三年の第一次訴訟判決と補償協定書調印以降、水俣病患者と水俣病原因企業チッソ、国ならびに熊本県のあいだで長きにわたって続いてきた未認定問題をめぐる社会的紛争が「一応の解決」を見たにすぎない。水俣病全史の中からみれば、「解決」したのは、未認定問題の一部にすぎず、それさえ本当に「解決」したかどうか疑わしい。水俣病によって計り知れない被害、疲弊を被った地域社会の復興は今なおその途上にあり、また、水俣病の認定を求めて係争中の患者の存在を無視することは出来ない。

こうしたなか、「全面解決」から五年たった二〇〇〇年二月、政府によるチッソ救済（金融支援）の抜本策が示され、巨額の公的資金の投入が決定された。これは一九七八年より二二年間にわたって続けられてきた県債発行方式によるチッソ救済、いや患者補償の図式が完全に破綻したことを物語っている。

たしかに、二〇〇〇年三月三十一日時点で、熊本県債発行などによるチッソに対する貸付金額は、累計で一三五九億円にのぼり、元利合わせてチッソが償還すべき金額は二五六八億四七〇〇万円となり、すでに償還した額を差し引いてもなおチッソは一六一一億四二〇〇万円を将来にわたって返済しなければならない状態に陥っていた。年間経常利益が四〇億円という目標を持つ企業が、この負債の返済を行いつつ、年々三〇億円前後の被害補償を継続しかつ企業を維持していくためには、さらなる公的資金の投入を伴う何らかの抜本的対策なしにそれまでの方式を漫然と継続していくことは考えられなかったのである。

本章では、まず、本研究の課題を提起したうえで、チッソ財務と金融支援を理解するうえで踏まえておくべき水俣病認定問題を論ずる。ついで、補償責任の完遂を名目としたチッソに対する国ならびに熊本県による金融支援策の意味するところを解析していく。その上で、二〇〇〇年に国が示したチッソに対する「抜本的支援策」を取り上げ、その意味を分析する。

一九七八年の水俣病関係閣僚合意に基づく水俣病問題基本対策によって、一九七九年より熊本県は県債を発行し、チッソに貸し付けてきた。その目的は、水俣病被害者に対する補償金支払いの負担増から倒産の瀬戸際にあったチッソを救済することであり、もって被害者の救済を円滑に行うものとされた。この時点より、チッソは補償金支払い機関に転化したと水俣病関係者に語られるようになる。チッソ倒産は陰に陽に水俣病補償問題の一つの重しとなったのであり、又それを国家が追認したものでもあった。この点に関する検証が必要である。第一に、この研究は、企業の財務と被害補償に関して水俣病を巡る研究の盲点をうめるという作業でもある。今日なお、水俣病事件を前にして、私企業が、いかなる戦略を持って対応したのかは、改めて検討される余地が大きいと言えよう。第二に、この研究を通して、なぜ、いかにして、本来存立しえない財務構造を持つチッソという企業が存立しているのかが明らかにされよう。第三にそこにおける国の関与と役割が問われなければならない。水俣病事件を追跡してきた者にとっては、水俣病事件のエポックメーキングな時点では、かならず、国が顔を出していることは周知の事実である。七九年からの県債発行も、九六年の「和解」もまた数多くのエピソードの一つにほかならない。したがって、また、国がいかなる役割を果たしたのかもあわせて論じられる必要があろう。

われわれは、本研究において、先行研究を踏まえつつも、有価証券報告書という公表された資料ならびに県や国の公式資料に依拠して分析を試みた。その意味では、チッソに関する新事実を発見しようとするものではなく、県債発行以降今日にいたるまでの過程を追いながら、今日課題となっているチッソをどうするか、さらにはチッソを存続させたうえで被害補償を完遂するという仕組みの持つ意味はなんなのかという問いに何らかの見方を提供することを課題とした。(2)

なお、このような課題からして、いくつかの留保と問題の限定を図らなければならなかった。第一に、被害補償というとき、あくまでも、認定制度にのっとり認定された患者たちへの被害補償および水俣湾へドロ処理事業をさしているということである。もとよりチッソの補償責任や国が果たすべき役割は、それにとどまるものではないとわれわれは考えている。第二に、地域経済に及ぼす影響やまた地域におけるチッソの位置や役割については、重要な論点として視野に収めなければならないと考えるが、主題の限定を図る意味から割愛することとした。第三に、財務分析に関しても、化学産業全体の中に位置付けてチッソ企業の活動を内在的に分析していく必要性も痛感しているが、さしあたり射程の外に置かざるを得なかった。

三　水俣病認定制度と患者補償

認定制度の矛盾と被害補償

一九七三年三月二十日、熊本地裁において水俣病裁判の判決が下る。判決は、チッソの加害責任を認め、患者原告への損害賠償を命じた。裁判の原告の患者たちならびにチッソと直接交渉を進めてきた患者が交渉団を結成し、敗訴したチッソと補償をめぐって交渉を行い、同年七月九日、補償協定が結ばれた。その内容は、認定患者に対してチッソが一六〇〇〜一八〇〇万円の慰謝料（一時金）、終身特別調整手当（年金）、治療費、介護費、その他の手当て（針灸治療、温泉治療、葬祭ほか）を支払うということからなる。

以後、「公害に係る健康被害の救済に関する特別措置法」（一九六九年法）あるいは「公害健康被害の補償に関する法律」（一九七三年法）に基づき、水俣病として認定申請を行い、県知事より認定された患者は、この協定書の適用を受けチッソから被害補償を受けることとなった。これをもってチッソは、行政認定を受けた者に対して慰謝料を支払うとともに、年金や医療費を払い続けることとなった。これは、じつは一九五九年の見舞金協定の際のそれと基本的には同じ構図であり、行政による認定と原因企業による被害補償がリンクしていくこととなる。本来水俣病であるか否かの医学的判断に基づいてなされるはずの行政の認定が、被害補償を受けるに値する患者かどうかという点を考慮するという制度になってしまったのである。(3) もちろん、これだけをもって、チッソの責任がすべて果たされたと考えるわけにはいかない。また、これが被害者救済のすべてではないが、水俣病問題は裁判判決と補償協定書調印で解決するかのように思われた。

一九七三年の裁判判決は、あくまでも被害―加害の関係を明らかにし、損害賠償を得ることが争点であった。ところが、判決と補償協定を通して「思わざる発見」がもたらされる。つまり膨大な数の被害者が存在するということであった。それは、認定申請者の急増という形をとった。つまり、第一次訴訟判決に前後して、被害救済を求めて認定申請を行うものの数が急増したのである。それは、一九七一年七月、川本輝夫氏ら認定申請を棄却された未認定の患者たちの行政不服審査請求が認められ水俣病認定を受けるとともに、「水俣病の疑いを否定できないものは認定する」との環境庁事務次官通知が出されたためでもあった。判決のあった一九七三年だけでも一八九五名の申請がなされている。それとともに認定される患者数も増加し、チッソの補償負担も増加していく。認定患者数も七五年一六一名、七六年一四八名、七七年二四〇名と増加していく。そのことは、チッソや国にとってはただちに被害補償が完遂できるのか否かという問題に転換することとなる。その表現が原因企業「チッソ存続」であった。これは、水俣病被害の全貌が明らかにされず、また、汚染地区を対象とした被害の実態調査と被害者の救済策が取られてこなかったことの証しであった。また、水俣病患者が、長期にわたって差別と排除の中で呻吟することを余儀なくされ、水俣病ではないかと名乗りを上げることが出来なかったことへの反動でもあった。つまり、同じ家族の中や地域の中で「認定」された患者と同様の水俣病の症状を抱えつつも、沈黙を保たざるを得なかった何千の人々が認定申請をはじめたのであった。それはまた、国や県がそれまで（そしてそれ以降今日にいたるまで）被害の実態調査と被害者の発見に努めてこなかった故でもあった。

さらにいえば、当時、二つの意味において、水俣病「被害者」が一体何人いるのか誰も明確なことはいえなかったのである。まず、汚染の広がりからいっても、また汚染地区で水俣病患者が差別されていたという社会的状況から見ても、不知火海沿岸に一体何人被害者がいるのか明確にいえないという意味においてである。第二に、その中で「行政認定」を受けるものが何名に上るのかも予測されないのであった。

ここで浮かび上がってきた問題は、「認定」される患者数のいかんにかかわらず、被害補償を汚染者であるチッソに負担させるための仕組みの創出をいかにするのか、ということにほかならなかった。

一方で、チッソの「支払い能力」に照らし合わせて、補償金支払総額を調整するという方法をとることは困難である。あるいは逆に補償金支払額に合わせてチッソにたいして金融支援を行なうという方法では、汚染者負担の原則に反する。補償金支払いをチッソの業績と切り離しつつ、汚染者負担の原則をゆるがせにしないことが問題の核心であった。

熊本県債発行方式によるチッソ金融支援は、そのことを内包して構想されたもののようである。ただ、それが二二年たって破綻することとなり、二〇〇〇年の抜本策へとつながっていくものと考えられる。

国の「水俣病対策」によるチッソ金融支援

七〇年代後半以降の認定申請者の急増は、一方で認定される患者数の増大をもたらしたものの、同時に認定審査業務の遅れさらには認定申請を棄却される患者数の増大をもたらした。同時に、認定申請をしたものの処分を受けないまま滞留する人びとの数も急増し、五千人を越えるにいたる。熊本県は、集中検診の実施、水俣市への検診センターの設置など対策を進めた。国は一九七七年、従前の認定基準に関わる新たな「判断条件」（環境庁環境保健部長通知環保業第二六二号）を通知し、典型的な症候の組み合わせにより蓋然性の高い者を水俣病と認定するものとした。

本来、認定制度と被害補償とは別物である。あくまでも医学的に「水俣病」であるか否かを判断するものである。しかし、この認定権者は、県知事である。行政機構が水俣病であるか否かを判定する制度となっている。この瞬間から、水俣病認定は、「医学」を越える。あるいは、「医学」は社会的役割を否が応でも担うこととなる。裁判係争中の一九七一年に示された環境庁次官通知は、「被害者救済」を最大課題として示されたものであった。そこでは、それ以前に水俣病とされてきた人々――埋もれた水俣病患者――の救済が課題なのであった。補償協定成立以降、膨大な申請者数を前にして示されたこの「判断条件」は、症候の組み合わせをもって水俣病であるか否かを基準とするものであり、一定の症状がそろっているものを「水俣病」と認定する、つまり被害補償を受けるに値する「水俣病」であるとするものであった。今日ではこの条件が医学的なものではなかったことが、精神神経学会において明らかにされている。(4) また、認定制度にかかわる医学の専門家といわれる人々が、水俣病か否かの判断を、医学的にではなく、水俣病を取り巻く政治的社会的な要素も考慮しながら行っていたことも明らかにされている。(5) これにより、行政によって水俣病とは認められない水俣病患者が膨大につくり出されていくこととなる。他方、年々の補償金支払額は、判決のあった七三年（一一一億五千万円）は別にして、七四年には三五億九千万円であったものが七八年には六八億三千万円に増加していき、チッソの存続そのものが危ぶまれる事態が現実化していった。

政策遂行者にとって解くべき問題は、膨大な数の被害者の存在を前にして、公害被害者である以上、損害賠償と生活保障は遂行されなければならない、しかし原因企業であるチッソには支払い能力はない、とはいうものの、「汚染者負担の原則」をふまえるのであれば、チッソ存続が果たされなければ、被害補償の完遂は不可能というものであった。そこに動員されたのが先に見た、被害補償金受給資格を決定するものとして機能した認定制度なのであった。国の「被害者救済」政策は、「汚染者負担の原則」を堅持することによるチッソ存続へと結びつくことになるのである。このようにして、「認定業務の促進」と補償責任遂行のための「チッソ救済」が水俣病問題にとっての焦眉の課題となったのである。

一九七八（昭和五十三）年六月二十日、自民党福田赳夫内閣のもとで『水俣病対策について』という一つの文書が閣議了解された。この年は、一九五六年五月一日に水俣病が公式に発見されてから二二年目にあたる。ここには大きく三つの対策が示されている。一つは、「認定業務の促進」であり、また、申請患者達には受入れられなかったが、国が直接認定業務も行うという方針であった。二つ目は、原因企業であるチッソへの金融支援の開始宣言である。そして第三が、水俣湾へドロ処理を中心とする水俣・芦北地域の振興策である。この地域振興は後に意味を変える。この三つは密接に関連しあっていた。要するに、被害者個人の救済、原因企業の救済、そして、地域社会の救済である。そして、さらに二二年後の二〇〇〇年にチッソ救済抜本策が国によって示されるのであるが、そのまえに、本章の中心的課題である第二の点に関して掘り下げていこう。

四　チッソ金融支援の検証――責任の回避と遂行のレトリック

『水俣病対策』では、「チッソ経営（被害者ではなく――引用者）の現状に鑑みて」チッソへの金融支援の必要性を強く訴えていた。国家を後ろ盾とした金融支援を行わざるを得なかった「チッソ経営の現状」とはどんな状態だったのか。また、「なぜこの時期に」国家主導の金融支援が必要となったのか。さらに言えば、その後二二年もの長期にわたって採用されることとなった「金融支援の方式」についてはわれわれはどう評価したらよいのか。かかる問題についてはさまざまな文脈で多くの論者により語り尽くされたようにも思えるが、ここでは二〇〇〇年に決定されたチッソ支援の抜本策を踏まえ、そこに至るまでの金融支援の全容をチッソの財務内容に重ねて再評価しようとするものである。

こうした作業をするにあたりわれわれの関心の一つは次の点にある。政府はこの二二年のあいだ、一貫して「汚染者負担の原則の堅持」を標榜してきた。つまり、水俣病に対して国家は責任がないとの立場をとり続けてきた。しかし、「ある仕方」によって、膨大な資金を、チッソに、患者に、そして地域社会にそそぎ込んできた。そのさい政府はその時々にさまざまな理由（口実・言い訳）と以下にみるような支援方式を用いて金融支援を行ってきた。こうした「レトリック」の実相を資金の流れとチッソの財務を重ね合わせて解き明かそうというのが本節での課題である。つまり、レトリックを使った（あるいは、使わざるを得なかった）国家の水俣病責任遂行のメカニズムの解明がわれわれの関心事である。

こうした問題意識のもと、以下ではまず初めに『対策』においてチッソ金融支援の必要性を導いた「チッソ経営危機」に着目する。ここでは、長い水俣病事件史で被害者補償という観点からエポックメーキングとされる四つの時点の貸借対照表を示し、当時の「チッソ経営の現状」を解読する。続いて、金融支援目的としてうたわれた「経営基盤の維持・強化」を県債発行額の決定方式に重ねて検証する。そこで明らかになるように、「経営基盤の維持・強化」という目的は県債発行残高の増加とともに次第に空文化することとなる。結果、政府はいくつかの新たな対策を打ち出し、『対策』における県債方式を維持しようと試みた。そうした中で登場したのが「地域の振興」という錦の御旗のもと基金・財団を設立し、そこを迂回しての金融支援という方式であった。三つの基金設立にはそれぞれ「特殊な経緯と事情」があるものの、結局はこの方式も『対策』における金融支援方式の一時しのぎの弥縫策にとどまり、二〇〇〇年二月に『対策』に代わる新たな抜本的支援策が閣議了解されるにいたるのである。

チッソ金融支援のレトリック――チッソ経営危機

チッソの貸借対照表グラフを示した**図1**をまず見て欲しい。すぐさま一九九九年三月期の貸借対照表の異常さに気がつくであろう。各グラフに書かれている数値は資産合計を〈一〇〇〉とした該当する事項の割合を示したものである。すなわち、九九年三月末の貸借対照表によれば、欠損金の〈二二四・四〉とは、それが資産総額の二・二倍を示していることを、同様に負債総額は資産総額の三倍を超えていることを物語っている。図には示されていないが、長期借入金と長期未払金の残高合計は資産総額の二・四倍を超えている。

さて、これが今回のチッソ支援の抜本策が打ち出された年度のチッソの財政状態であった。こうした状態の企業が存続していること自体が不可思議であると同時に、何故これまでほっておかれたのか、今どうして新たな支

図1　貸借対照表グラフ

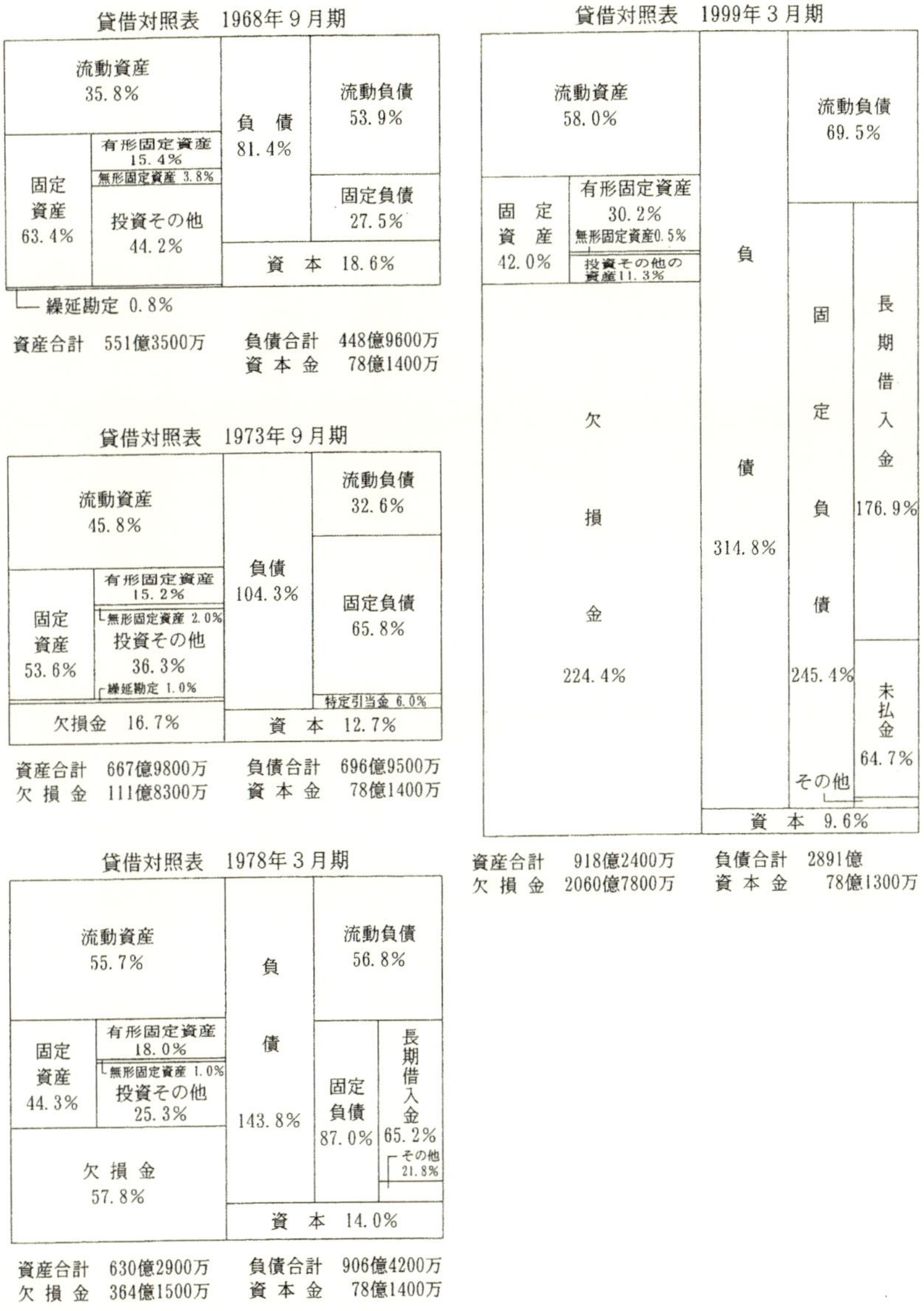
貸借対照表　1968年9月期
流動資産 35.8%
固定資産 63.4%
有形固定資産 15.4%
無形固定資産 3.8%
投資その他 44.2%
繰延勘定 0.8%
負債 81.4%
流動負債 53.9%
固定負債 27.5%
資本 18.6%
資産合計　551億3500万
負債合計　448億9600万
資本金　78億1400万
貸借対照表　1973年9月期
流動資産 45.8%
固定資産 53.6%
有形固定資産 15.2%
無形固定資産 2.0%
投資その他 36.3%
繰延勘定 1.0%
欠損金 16.7%
負債 104.3%
流動負債 32.6%
固定負債 65.8%
特定引当金 6.0%
資本 12.7%
資産合計　667億9800万
欠損金　111億8300万
負債合計　696億9500万
資本金　78億1400万
貸借対照表　1978年3月期
流動資産 55.7%
固定資産 44.3%
有形固定資産 18.0%
無形固定資産 1.0%
投資その他 25.3%
欠損金 57.8%
負債 143.8%
流動負債 56.8%
固定負債 87.0%
長期借入金 65.2%
その他 21.8%
資本 14.0%
資産合計　630億2900万
欠損金　364億1500万
負債合計　906億4200万
資本金　78億1400万
貸借対照表　1999年3月期
流動資産 58.0%
固定資産 42.0%
有形固定資産 30.2%
無形固定資産0.5%
投資その他の資産11.3%
欠損金 224.4%
負債 314.8%
流動負債 69.5%
固定負債 245.4%
長期借入金 176.9%
未払金 64.7%
その他
資本 9.6%
資産合計　918億2400万
欠損金　2060億7800万
負債合計　2891億
資本金　78億1300万

出所）　有価証券報告書より作成

援策が必要とされるのか。さらに言えば、果たしてこれまでの二二年間の県債方式によるチッソ金融支援とは何だったのか。ここでは、「今どうして」という問いを一九七八（昭和五十三）年の『水俣病対策について』によって始まった金融支援時の「今どうして」に置き換えて検討してみたい。なぜなら、本節全体で明らかになるようにそこでの問題の構図は新たな抜本的支援策の始まった二〇〇〇年の今と同型と思えるからである。

ではまず、『対策』が打ち出された七八年の「チッソ経営の現状」を概観してみよう。貸借対照表によれば、資産合計六三〇億円に対し負債総額が九〇六億円で極めて深刻な債務超過の状態にある。流動比率も一〇〇％をわずかだが割っている。当期の業績をみても、本来の業務成績を示す営業利益一二億円に対し、金融費用が三五億円を超え経常損益段階で一六億円の赤字、さらには水俣病被害者補償関連の支出が八〇億円を超えている。結果、当期の純損失は八八億四千万円であった。当該年度にチッソは「東証一部上場」を断念したが、財務状況を見る限り、株式公開どころか会社が存続していること自体が不思議なほど「危機的状態」にあることは誰が見ても否定しえないであろう。企業の「倒産」とは、一般には「支払不能」の状態に陥った時点で、裁判所により宣告される。言い換えれば、どんなに深刻な債務超過に陥っていようと、債務の弁済に支障をきたさない限りは倒産という最悪の事態は免れる。この期のチッソにはどこかからの金融支援があったと推定されるが、果たして原資はどこから調達していたのか。また、それが途切れた理由はどこにあるのか。この問いに答える前に、さらに二つの年度の財務諸表を検討してみよう。

ひとつは五年前の一九七三（昭和四十八）年の財政状態である。この年三月に熊本水俣病第一次訴訟の判決がくだり、それを受けて七月には水俣病患者各派との補償協定書の締結、さらに水俣漁協との間の漁業補償の妥結といった、まさに水俣病関連の補償がようやく始まろうとした年である。同年九月期の損益計算書をみると特別損失が一四九億円計上されている。内訳は水俣病補償金八二億八一〇〇万円、漁業補償金一六億三六〇〇万円、水俣病補償引当金が三九億六千万円である。結果、経常利益一八億円に対し、当期純損益では四六億三三〇〇万円の赤字決算であった。貸借対照表をみても、この年にはじめて債務超過を起こし、欠損金は一一八億八三〇〇万円（半年決算の前年度は欠損金六五億五千万）を示している。巨額の債務と今後急増するであろう水俣病被害者への補償金の支払いを思えば、既にこの時期チッソが「危機的状態」にあったことは明らかであろう。事実、当時の社長・嶋田賢一は判決後の補償協定をめぐる交渉の過程でチッソの消滅を覚悟していた、という。(6)再度われわれの問題に戻れば、七三年から七八年までの水俣病被害者への補償金の原資はどこからでていたのか。

さらに五年溯って一九六八（昭和四十三）年の財務内容を見てみよう。この年の九月、政府は「水俣病はチッソ水俣工場の排水中のメチル水銀が原因である」との公式見解を発表した。それより早く同年五月、チッソは水俣工場のアセチレン法アセトアルデヒドの製造を停止していた。この年九月期の財務諸表は、当時のチッソ経営状況を極めて象徴的に示している。いくつか特徴を整理して挙げれば次の通りである。(7)

（1）総資産に占める「投資その他の資産」の比率が異常に高い。そのうちの約七割が関係会社貸付金である。負債比率もすでにこの時期八一・二％を示している。要するに、金融機関からチッソが資金を借り入れ、それを子会社に投融資している。

（2）売上高のうち、商品売上高が五五％を占め、製品売上高を上回っている。このことは子会社の製造製品をチッソが買い入れ、販売していることを意味する。

（3）営業外収益が八億二千万円で、営業利益六億七千万を上回っている。営業外収益のうち八六％は関係会社受取利息・配当金である。もっとも、金融費用が一六億円を超え、経常損益段階では二億円の赤字を計上している。

周知のように一九五〇年代の終わりにチッソは石油化学工業への進出を決定した。事実、六〇年代にチッソの主要商品・製品を製造する子会社が次々と設立された。(8) こうした子会社を通じた石油化学化戦略に必要な資金は関係金融機関からの借入で賄っていた。そして、六〇年代に石油化学化は一応の完了を見たと言われている。こうした一連の企業活動の結果がこの年の貸借対照表に象徴的に現れている。

さて、以上の三つの時期の貸借対照表から冒頭の疑問に答えてみよう。ここで注目したいのは貸借対照表の二つの事項の推移である。**表1**および**表2**は、長期借入金と関係会社貸付金の残高の推移を示したものである。この表から次のことがわかる。一つは、関係金融機関からの長期の借入は七三年をピークに増減がほとんどみられない。これに対して、関係会社貸付金の残高が七三年をピークに毎年急減している。明らかに、関係会社への貸付金の返済分が患者への補償金支払額の原資となっていたことがわかる。さらに、関係金融機関は貸付金元本の返済を猶予するとともに、利息の棚上げ、すなわち貸付金利の支払いも猶予していた。チッソは、こうした子会社と関係金融機関の協力のもとに七三年以降の補償金支払を行ってきた。また、六八年九月段階でもチッソの営業収益うちの半分以上は子会社製品によるものであること、そして、営業利益を超える関係会社受取利息・配当金を計上している点も留意すべきである。要するに、チッソは、チッソ本体、子会社、そして、関係金融機関の(必ずしも積極的とはいえない)協力体制のもとで被害者への補償金支払を行ってきたわけである。しかし、七八年をもって関係会社貸付金残高が底をつき、こうした協力体制の一角が崩れ、維持することができなくなった。

表１　長期借入金残高の推移

年　度	期首残高	期末残高
1969年3月期	217億9200万	221億　300万
1970年3月期	232億2700万	250億3400万
1972年3月期	311億　　85万	325億8100万
1974年3月期	413億1600万	412億5700万
1976年3月期	411億8400万	411億2300万
1978年3月期	411億1900万	410億8900万
1980年3月期	444億4200万	490億3400万

出所）　有価証券報告書より作成

表２　関係会社株式・関係会社貸付金残高の推移

年　度	関係会社貸付金	関係会社株式
1968年9月末	175億6480万	41億4400万
1969年3月末	173億3720万	46億8900万
1970年3月末	186億3860万	50億9500万
1971年3月末	212億5950万	52億7060万
1972年3月末	210億1600万	55億7800万
1973年3月末	213億1000万	54億2300万
1974年3月末	168億　900万	43億9700万
1975年3月末	181億3700万	44億1700万
1976年3月末	103億5400万	43億9700万
1977年3月末	96億5900万	45億3900万
1978年3月末	72億　300万	45億3100万
1979年3月末	39億1200万	45億3100万
1980年3月末	36億6300万	45億6300万
1981年3月末	32億1700万	46億6000万
1982年3月末	26億4400万	47億5700万
1983年3月末	19億　400万	48億1200万
1984年3月末	14億3500万	48億6400万

出所）　有価証券報告書より作成

こうして、チッソ本社への資金流入がストップした七八年に「支払不能＝倒産」を回避するために登場したのが『水俣病対策』であった。ちなみに、関係金融機関はチッソ本社への融資は拒否したものの、子会社への融資はこの後も継続して行っている。その際、チッソ本社は債務保証という形で間接的な関与を続けているのである。(9)

支援目的のレトリック——経営基盤の維持・強化

前節では、国家によるチッソへの金融支援の「なぜ・いま」という問題に論点を絞って『対策』にみられる「チッソ経営危機」というレトリックを検証してきた。結果、そこでいう「経営危機」とは、関係金融機関や子会社からの資金流入の停止による水俣病患者への補償金支払額の原資不足であることが明らかとなった。ところが、『対策』では地方債の発行という極めて異例な方式による民間企業への金融支援の目的について次のように述べていた。「同社の経営基盤の維持・強化をつうじて患者に対する補償金の支払に支障が生じないようその発行額について配慮する。」

すなわち、「汚染者負担の原則」からして患者への補償金の支援はできないとする政府は金融支援をチッソの経営基盤の維持・強化のためと位置づけ、支援額（県債発行額）の決定を行うとしていた。確かに、『対策』には「通産省等関係行政機関によるチッソ株式会社の経営強化についての支援」や「経済団体及び関係業界への協力の要請」も掲げられていた。しかしながら、「関係行政機関による指導」については一般には知らされることなく、県債発行は二二年間続けられることになった。果たして、発行された県債による貸付は所期の目的を十分に達成していたと言えるのだろうか。いや、そもそも表明された「目的」自体が極めて曖昧な玉虫色の表現だと言える。そこで、ここでは実際の県債発行額をチッソの財務内容に重ねて「金融支援目的」の財務面から見た真相を明らかにしてみたい。

さて、「汚染者負担の原則からして、患者への補償金の支援はできない」とする政府方針からすれば、そもそも「患者県債」というのは適切な表現とはいえない。曖昧ではあるが、あくまでも「チッソ金融支援」である。しかし、いつの頃からか「患者県債」といわれるようになった。その理由は県債の発行条件と実際の発行高を見れば一目瞭然であろう。一九七八（昭和五十三）年の『対策』及び同年の『関係省庁覚書』では、県債の発行限度額を次のように定めていた。

熊本県がチッソへ金融支援を行うために発行する地方債の発行限度額は「チッソ株式会社が支払うべき毎年度の補償金支払総額又は資金不足額のいずれか少ない額」とする。

ここでいう資金不足額（発行限度額）は次の算式で求められる。

資金不足額＝補償金支払額 ―（金利棚上額＋経常利益―公的融資元利支払額）

＊ただし（　）内がマイナスの時はゼロとする

この式の意味は次の通りである。チッソが補償金支払額以上の経常利益を上げている限りにおいては金融支援は行わない。補償金を経常利益で賄えない場合、その不足分を支援する。なお、金利棚上額を加えるのは、経常利益の算出過程では控除項目とされているが、実際には支払が猶予されているからである。また、公的融資元利支払額が資金不足額に加算されることになっているのは、同支払額については金融支援の対象にするという意味である。明らかに、本式の意味は補償金支払原資（と公的融資元利支払額）の不足分を支援するということである。ちなみに、算式を次のように変形してみよう。

県債発行限度額＝（補償金支払額＋公的融資元利支払額）－（経常利益＋金利棚上額）

右辺の第一項はチッソの責任負担分で、第二項はチッソの営業活動の成果と関係金融機関の協力による責任遂行能力である。つまり、チッソが負うべき責任をチッソと関係金融機関で果たせない場合は県債発行によって支えるという意味である。前節で検討したように、一九七七年度まではチッソ（経常利益）、金融機関（金利棚上と元金の返済猶予）、そして子会社（貸付金の返済）によって補償金の支払を工面してきた。こうした構図が壊れた結果打ち出されたのが『対策』であった。以上の県債発行高の算出過程をみる限りにおいて「チッソの経営基盤の維持・強化」という支援目的は単なる口実＝レトリックでしかないことは明らかである。

ところで、県債発行高の算式はその後二度にわたって変更されている。その理由・背景を押さえておこう。まず、一九八二（昭和五十七）年には次のように変更された。

資金不足額＝補償金支払額（金利棚上額＋1／2経常利益―公的融資元利支払額）

ここで補償金支払額から控除される経常利益が半分になっているのは、経常利益の半分については補償金の支払から解放し、内部留保を認め、経営資金に回せということである。ここで漸く「チッソ経営基盤維持・強化」

という支援目的が算式に盛り込まれた形になっている。さらに一九九七（平成九）年度以降は次の算式に依ることとなった。

資金不足額＝補償金支払額―0

この算式を素直に解すれば次のようになろう。患者への補償金支払額については全額県債発行によって保証する。よって、チッソの経常利益については経営資金に回すように、と。しかし、実際には必ずしもそうした公式通りにはなっていない。**表3**を参照して欲しい。ここには一九七八（昭和五十三）年度から一九九八（平成十）年度までの経常利益、金利棚上高、県債発行高、患者への補償金支払高、元利償還額、そして余剰分を示している。余剰分とは次の算式で求められたもので、経営資金への配分可能額と解することができよう。

余剰分＝経常利益＋金利棚上高＋県債発行高―（患者補償金＋元利償還額）

表3から次のことが指摘できる。

（1）当初の六年間は業績の低迷が原因で、余剰分はほとんどない。一九八二（昭和五十七）年に県債発行高の算式を変更したが、元利償還額の増加に追いついていないためその効果はほとんど出ていない。

（2）その後、一九九一（平成三）年までの八年間、特に一九八六（昭和六十一）年からの六年間は、業績の向上とともに一九八二（昭和五十七）年に改めた算式の効果が出て、経常利益のほぼ半分、平均して毎年三〇億円を超える経営資金が留保された。

表3　経常利益・県債発行高・患者補償金の推移

（単位：万円）

年　度	経常利益	金利棚上高	県債発行高	患者補償金	元利償還額	余剰分
1978	-32,963	128,953	557,000	682,486	3,561	-33,057
1979	17,541	135,112	480,400	598,185	34,960	-92
1980	1,640	131,834	435,200	498,443	70,302	-71
1981	3,108	128,974	429,200	453,182	106,645	1,455
1982	4,000	134,555	463,100	463,169	137,866	620
1983	51,739	132,207	496,200	496,234	175,722	8,190
1984	177,824	129,112	477,800	477,856	218,748	88,132
1985	271,776	134,608	473,400	485,312	258,655	135,817
1986	435,216	131,821	424,300	479,659	294,155	217,523
1987	651,331	129,459	288,600	419,501	324,300	325,589
1988	882,784	134,588	176,900	406,572	346,398	441,302
1989	727,723	131,623	208,700	343,922	360,328	363,796
1990	562,496	128,874	299,600	332,184	377,569	281,217
1991	625,227	135,326	306,000	348,593	405,411	312,549
1992	153,204	131,775	314,000	314,008	430,885	-145,914
1993	175,317	129,216	314,200	314,287	475,622	-171,176
1994	230,348	134,608	310,100	310,116	334,813	30,127
1995	313,249	131,752	325,700	325,794	307,025	137,882
1996	352,016	129,541	313,600	313,683	317,436	164,038
1997	402,940	134,559	312,100	312,161	260,047	277,391
1998	370,982	131,745	298,600	298,665	194,578	308,084

出所）「チッソ株式会社に対する金融支援措置について」（熊本県環境生活部環境政策課）および「有価証券報告書」より作成

（3）急増する元利償還額と一九九二（平成四）年からの業績の下降により再び余剰分が激減している。

一九八八（昭和六十三）年度をピークとする前後七年間を除いて、財務数値から見る限りは県債発行の効果は出ているとは言い難い。こうした状況のなか、既述の県債発行額の算式の二度の変更に加えて、政府は追加の対策を講じている。

一つは、一九九三（平成五）年九月の臨時特別金融支援である。それは「昭和五十三年度以降の補償金支払総額とそれに係わる地方債の発行価額総額との差額相当額」を限度として熊本県が地方債を発行してチッソに貸し付ける、というものであった。総額はおよそ一〇九億九千万円にのぼった。こうした措置によって、一九七八（昭和五十三）年以降に患者に支払われた補償金はすべて県債によるものとなった。ここで、先に示した余剰分の算式から県債発行高と患者補償金額を除くと次の式が得られる。ところが、**表3**からもわかるように元利償還金は毎年増え続けている。

余剰分＝経常利益＋金利棚上高－元利償還金

そこで政府は一九九四（平成六）年と一九九七（平成九）年の二度にわたって低利での借り換えを断行した。その目的は「金利負担の軽減及び今後の元利償還金の増加の平準化等資金繰りの円滑化に資するため」としている。その際、元金の返還は三年間据え置かれたため、一九九四（平成六）年以降の償還額は利息のみである。元本の返済の始まる一九九七年度に再度同じ条件で借り換えを行った。さらに、元本の返済の始まる二〇〇〇（平成十二）年度を前に今回の抜本策が決定したのである。結局、県債の発行によって患者者への補償金の支払は確保されても、チッソの資金繰りが破綻したことを表している。仮に、これまで通りの県債方式によりチッソを維持して行くには、元利償還のための県債発行をしなくてはならないこととなる。ここに、『水俣病対策』によって一九七八年に始まったチッソ支援策は完全に破綻したことが明らかとなった。

以上の考察からいえることは次なるチッソ支援対策においては、急増する元利償還額の返済問題をいかに解決・解消するかが最大の課題となるはずであった。はたして、二〇〇〇年の抜本策ではこの問題にどう対応しようとしたのか。これについては次節に譲り、ここでは『対策』におけるもう一つの金融支援の方式について簡単に触れてみたい。それは、「地域の再生・振興」を目的に掲げ、「特殊な経緯と事情のもと」設立された基金・財団を介しての支援である。特にわれわれの着目したいのはそこでの資金の流れである。

もう一つのレトリック――地域の再生・振興

前項で明らかにしたように、一九七八（昭和五十三）年に始まった県債方式によるチッソ金融支援の図式は一九九三（平成五）年の段階で事実上破綻した。増え続ける元利償還額を経常利益と金利棚上高では賄いきれなくなったためである。ここで政府は取り敢えず二つの方策を採用した。一つはすでに述べた低金利による二度の「借り換え」である。そして、もう一つが熊本県の設立した基金を介した支援である。基本的には、熊本県が基金を設立し、県が基金に融資し、さらに基金がチッソに貸し付けるという図式である。二度の借り換えによって県債方式を何とか維持しつつ一九九九（平成十一）年までに「水俣・芦北地域の再生・振興」のための三つの財団が設立されている。[10] こうした基金を介した金融支援にはこれまでの県債方式のそれとは明らかに大きな相違が見られる。また、三つの基金はそれぞれ「地域再生・振興」がうたわれているがその実態は何であったのか。以下、順に見ていこう。

水俣・芦北地域振興基金の設立　一九九四（平成六）年九月十三日に閣議で了解された『水俣病対策について』では、これまでの対策に加えて次のような新たな対策が提示されていた。「水俣・芦北地域の振興に係わる事業を実施するため熊本県が当該地域の振興に係わる基金を設立する場合には、国は、所要の財政措置及び地方財政措置を講ずるものとする。」これを受けて熊本県は早速「財団法人 水俣・芦北地域振興基金」を設立した。設立の目的は次のようにうたわれていた。「国の施策に基づいて要請された金融支援を行うとともに、地域の再生・振興に関する事業を推進することにより、水俣病の発生によって経済的・社会的に深刻な影響を受けた地域の安定・発展に資することを目的とする。」しかし、実態は『設立趣意書』にもあるように、「チッソ株式会社の設備投資資金に対する臨時的・限定的な金融支援を実施する仕組みとして、本県に協力を求めてきたことが」設立の契機となったのである。資金の流れと具体的な活動をあげれば次の通りである。

（1）基金の基本財産三〇億については「国の財政措置と地方財政措置」による。
（2）熊本県が地方債を発行して調達した資金を振興基金に貸し付け、次に、振興基金が事業の一環としてチッソに融資する。当該基金からチッソへの貸し付けに相当する部分については八割を資金運用部が引き受け、残りは関係金融機関の引き受けによる。
（3）チッソへの貸し付けに係わる地方債の発行は、一九九八（平成十）年度までの五年間に限り、総額一〇〇億円を限度とする。

要するに、前項で述べたように一九九二（平成四）年からの業績不振と元利償還金の急増による設備資金の枯渇を補うための資金の調達が本基金の目的であった。ここで留意すべきは財団設立の趣意書にある次の一文である。すなわち、そこでは振興基金の公益性について次のように記している。「水俣病の発生によって経済的・社会的に深刻な影響を受けている地域の振興という公益を目的としており、その活用にあたっては、当該地域の住民や各種団体・自治体等が広くその利益を享受するものである。」これまでの金融支援は、被害患者への補償金支払支援であり、チッソの「経営基盤の維持・強化」という経営支援であったが、ここで初めて「地域振興」支援がもう一つのレトリックとして登場し始めたことである。さらに特筆すべき点は、基本財産の三〇億円について国の財政措置が具体的な形で始まったことである。続いて設けられた財団では、国はさらに積極的な形で登場する。

財団法人水俣病問題解決支援財団　水俣病問題の全面的解決をはかるためとして一九九四（平成六）年十二月から政府与党三党が積極的な動きを示し始めた。ほぼ一年後の一九九五（平成七）年十二月十五日、「水俣病に関する関係閣僚会議」において次のような申合せがなされた。「水俣・芦北地域の再生・振興に資するため、熊本県の設立する基金が水俣病問題の最終的かつ全面的な解決のためにチッソ株式会社が支払う一時金に係わる貸付事業を行う場合には、当該事業に係わる熊本県の出資について、国は、速やかに所要の財政措置及び地方財政措置を講ずるものとする。」これを受けて熊本県は「地域の社会的紛争の最終的かつ全面的解決を促進するため、解決策に示されたチッソ支援及び地域再生・振興事業を行う支援財団の設立」を決定した。これが「水俣病問題解決支援財団」である。当該財団に係わる資金の流れは次のように整理できる。

（ア）チッソ支援関係

（1）当初の一時金支払見込額二六二億六千万円の八五／一〇〇相当額を国が、残りの一五／一〇〇を県が負担する。つまり、国は一般会計から二二三億二一〇〇万円を県に補助し、県は残りの三九億三九〇〇万余りを資金運用部一〇〇％引き受けの起債によって確保し、県が解決支援財団に出資する。

（2）財団は、一時金支払相当額二六二億六千万円をチッソに貸し付ける。貸し付け条件は、出資時の財投利率と同一利率で、五〇年償還、うち二二年据置でこの間の利払いは猶予。

（イ）振興施策関係

（1）地域再生・振興のための資金として熊本県は総額四〇億四千万円を財団に出資する。そのうち、二／三の二六億九三〇〇万円余りについては国が一般会計から県に補助し、残りの一／三に相当する一三億四六〇〇万余りについては県が資金運用部一〇〇％引き受けの起債により確保する。

（2）財団はこのうち二〇億四千万円を「もやい直しセンター」に出資する。これは「もやい直しセンター」の建設費の三／四に相当し、残りの一／四については市町村が出資する。

（3）財団は残りの二〇億円の運用利子で「もやい直しセンター」の運営費の助成を行う。

金融支援という側面からだけ見ても本財団基金のそれはこれまでの支援方式を大きく逸脱するものであった。すなわち、総額三〇三億円のうち二五〇億円を超える額が国の一般会計（予備費）からの補助によって賄われた。残りの部分もすべてが資金運用部引受けによる県債発行である。さらに、チッソから財団への返済条件は二一年間据置・利払猶予で五〇年償還、その償還金は財団にそのままプールされ五〇年後に「当該財団は、出資元本及びその利子として県知事が環境庁長官と協議して認可した額を県に返還し、その際、県は、出資金のうち国庫補助相当額を国に返還する」というものである。

その後、一九九六（平成八）年十月に一時金の対象者が見込みを超えることになり上記と同様の方法で七五億四千万円の追加出資、貸付を行うことになった。そして、二〇〇〇（平成十二）年の抜本策において、県は支援財団に対して一時金支払分の八五％に相当する二八七億三千万円についてはチッソからの返済を免除するよう要請することになった。もちろん、県から国への当該貸付金に係わる国庫補助金の返還も不要となる。結局のところ、この段階で、水俣病被害救済対象者への一時金の八割は、国から県・支援財団を経由してチッソにわたり、チッソから水俣病被害救済対象者に渡ったことになる。そこには債権・債務関係は全く存在しない。すなわち、国が一般会計から救済対象者に支払ったという事実だけが残る結果となった。(11)

財団法人水俣・芦北地域環境技術研究開発支援基金　前述したように、政府は一九九七（平成九）年七月四日に二度目の「借り換え」を認めているが、同時に新たな水俣・芦北地域の振興策を決定した。その内容について『水俣病対策について』では次のように述べている。

「水俣・芦北地域の振興を図るため、熊本県が、環境配慮型の先端技術の研究開発を行う同地域の会社に出資及び補助を行う基金に出資する場合には、当該県の出資について、国は、速やかに所要の財政措置及び地方財政措置を講ずるとともに、当該基金の行う当該会社への補助について熊本県が補助を行う場合には、国は、所要の財政措置及び地方財政措置を講ずるものとする等、水俣・芦北地域の振興を引き続きできる限り推進・支援する。」

これを受けて県は早速に標記の財団を設立した。今回の財団は、七三〇億円を超える繰上償還のための県債発行と抱き合わせではあったが、チッソへの直接の金融支援ではなく水俣・芦北地域に新たな会社を設立するという「地域の振興」という色彩の色濃い性格を有していた。支援の内容を整理すれば次の通りである。

（1）県は三〇億円を地域の振興・発展のために（財）水俣・芦北地域環境技術研究開発支援基金に出資する。三〇億円の内訳は、国が一般会計から県に補助した二〇億円と、残りの一〇億円は資金運用部一〇〇%引き受けの県債発行による。

（2）財団・基金は、三〇億円のうち二九億九千万円を基本財産に、残りの千万円は株式会社水俣環境技術開発センター（以下「新会社」という）に出資する。なお、新会社へは四千万円を出資しており、チッソの子会社である。さらに、新会社には今後三ヶ年にわたり毎年五億円の補助を行うことになっている。

（3）五億円の内訳は、二／三を国が県に補助し、残りの一／三は県の一般財源から確保する。この五億円を支援基金に補助し、当該財団が「新会社」に助成するというものである。

五　政府の抜本策とその意味

金融支援抜本策提示の経緯と内実

一九九五年の政治的解決案の受諾と翌年の関西訴訟を除くすべての水俣病訴訟の和解によって、いったん水俣病認定問題に関する社会的紛争にピリオドを打つこととなった。一九七八年の『水俣病対策について』の第一に掲げられた「認定業務の促進」問題は終焉した。しかるに県債発行方式によるチッソ金融支援問題は、先に見たようにデッドロックに乗り上げかけていたのである。そこで、国は一九九九年に「抜本的支援策」を打ち出すことになるのであるが、その経緯と内容を検討してみよう。

熊本県は、一九九六年十二月三日「本県の最重要課題である水俣病問題については、一九九五（平成七）年十二月十五日の解決策によって大きく解決にむけて前進した（……）。しかし、なお、重大かつ差し迫った課題として、チッソ支援問題が残されている」[12]として、改めて国に抜本的チッソ支援策を要望した。県は、政府から要請を受けて県債を発行するたびに、国に対して、県債の償還については国が保証するよう言質を求め続けてきたのであるが、この年認定問題が収拾したので、チッソ金融支援を国が引き受けるようにと訴えたのである。それに対し、環境庁は、それまでチッソ支援について「同社の経営状況をふまえつつ中長期的観点から検討を行い、適時適切に対処するものとする」としていたところに、一九九七年七月四日閣議において、加えて、「さらに踏み込んだ施策」を検討し年度内に結論を出す、と決定し、抜本的解決策を打ち出す姿勢をはじめて見せる。とはいうものの、なかなか、具体的なプランは出せずにいた。

さらに翌年の一九九八年十二月十七日、自民党の水俣問題小委員長、松岡利勝は、いわゆる「松岡試案」を公表する。その趣旨は「チッソが株を発行しそれを国が一般会計支出によって取得、チッソは得た資金で累積する公的債務の返済に当てる」といういわば、チッソを国が公的資金を投入して実質上国有化し、その債務を全面的に引き受けるという案であった。[13] 関西訴訟を除き、国家賠償をもとめる裁判が終結したことにより、国の責任を云々されることなく、一般会計からの公的資金の直接的投入を可能にする道を開くものであった。しかし、汚染者負担の原則に抵触するなどの理由からこの案は採用されることはなかった。

翌年、一九九九年六月九日、水俣病関係閣僚会議申合せにおいて、県債発行方式の廃止とともに「チッソ支援抜本策」が発表される。これが翌年二月八日に閣議了解として確定する国の支援策となるものである。それにあたっては、国はチッソに再生計画の策定と遂行を条件としており、チッソは四〇億円の経常利益を確保することを骨子とする計画を国に提出している。[14]

この抜本的支援策は、これだけでは分かりにくいので、環境庁が説明用に作成したと見られる概略図によりながら説明しよう。ここに入っている数字は二〇〇〇年（平成十二）年度の数字である。

図2　チッソ支援抜本策の仕組み（概略図）

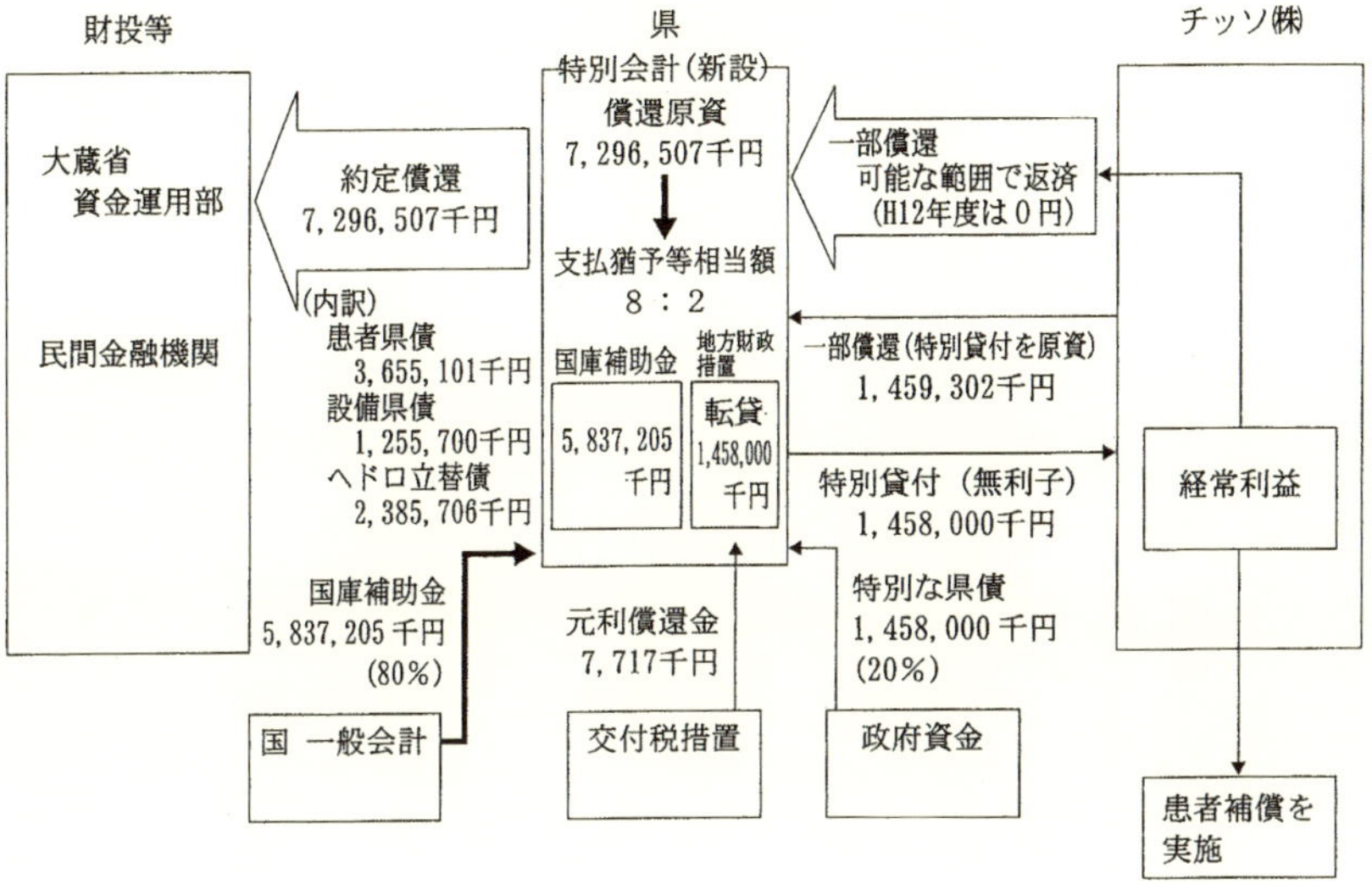

注）金額は2000年の場合
出所）『「チッソ株式会社に対する金融支援措置」についての経緯』熊本県環境生活部環境政策課，2000年3月

熊本県は、この年度、償還期限の来る県債、総額七二億九六五〇万七千円を大蔵省資金運用部と民間金融機関に対して償還しなければならない。県債発行時の条件は、県の償還とチッソの償還が同一であったのであり、本来チッソが償還しなければならないのであるが、それに関してはチッソは県から支払い猶予を受けている。そこで、県は、チッソから返済（償還）を受けないまま償還しなければならない。この償還すべき県債のうち大蔵省資金運用部が引き受けていた八〇％、五八億三七一〇万五千円に関しては国が一般会計から県に対して国庫補助を行いそれをもって償還する。民間金融機関（シンジケートならびに肥後銀行）が引き受けていた二〇％一四億五九三〇万二千円に関しては、一四億五八〇〇万円につき県が「特別な県債」を発行し、この一四億五八〇〇万円をチッソに貸付け、チッソはこれを原資として一四億五九三〇万二千円を償還する。この「特別な県債」は政府がこれを引き受け、その

償還については地方交付税措置をとり県がそれを原資として償還する。二〇〇〇（平成十二）年度分に関していえば、元利償還額七七一万七千円に関して、地方交付税措置をとられる事になっている。

抜本策の意味するもの――レトリックとしての「汚染者負担の原則」

すでに触れたように二〇〇〇年二月八日にチッソに対する抜本的支援策が閣議了解された。これによって一九七八年から二二年間にわたり続いてきた熊本県債の発行による支援も停止された。二〇〇〇年の金融支援策が「抜本策」と言われるのはなぜか。果たして、真の意味において抜本策たりえるのか。これまでの支援策とどこが違うのか。以下、検証してみよう。

まずは県債方式が破綻した理由を再度確認しておきたい。なぜなら、「抜本策」と名乗る以上は再度の破綻は許されないからである。ここで、もう一度県債発行額の算式を解読しておく必要があろう。当初の算式は次のようであった。

資金不足額＝補償金支払額―（金利棚上額＋経常利益―公的融資元利支払額）

＊ただし（　）内がマイナスの時はゼロとする

償還期限は、三〇年（うち据え置き五年、元利均等半年賦償還）とする。

金利は、発行時の地方債に充てる政府資金の利率による。

この算式から次のことが読み取れよう。まずは資金不足額（つまり県債発行額）には補償金支払いという点からすると上限がないということである。補償金の支払いがいくらになっても県債発行で賄う、という表明である。ただし、唯一の条件は「チッソの存続」である。ここでの「存続」とは経常利益と関係金融機関の金利棚上分で公的融資元利支払額を賄えること、を意味している。こうした意味でのチッソの存続が維持される限りは元利支払分も県債によって充当されていたことになる。まさに政府の考える「汚染者負担の原則」とは「チッソの存続」にあったわけである。この方式の破綻は「チッソの存続」が不可能となる時、つまり、元利支払額が「経常利益＋金利棚上額」を超えたときに起こる。前節で用いた**表3**からわかるように一九九二年度にそれが現実となったわけである。すでに触れたようにその後の八年間は、特別金融支援や元金の猶予等で「チッソの存続」を取り繕ってきたのである。

さて、今回のチッソ支援は「政府としての抜本策」と言われている。いかなる意味で「抜本策」なのか。まずは「抜本的支援策」の内容をみてみよう。ここでは、公的債務に関する部分のみを検討の対象にする。「平成十二年度以降におけるチッソ株式会社に対する支援措置」（平成十二年二月八日、閣議了解）の該当部分を抜き出すと以下の通りである。

２　国は、チッソが患者県債の発行によらず経常利益の中から患者への補償金を優先的に支払っていくことを支援するため、患者県債方式を平成十二年度下期以降廃止するとともに、既往公的債務について、申し合わせの政府案のとおり、以下の措置を講ずる。

（1）熊本県は、チッソが、経常利益から患者補償金を支払った後、可能な範囲内で県への貸付金返済を行い得るよう、各年度、所要の支払猶予等を行う。
（2）国は、県が上記（1）の措置を講ずる場合に県債償還に支障をきたさぬよう、支払猶予等相当額を①一般会計からの補助金及び②地方財政措置により手当てする。①と②の割合は八対二とする。
なお、地方財政措置として、県は特別な県債を発行することとし、その元利償還金については地方交付税措置を行う。特別な県債については政府資金で引き受けることとする。
また、支払猶予等に係る将来のチッソからの償還金は、上記①及び②の返還等に充てる。
（3）熊本県は、財団法人水俣病問題解決支援財団に対して、一時金貸付金のうち国庫補助金相当額八五％について、チッソからの返済を免除するよう要請する。この場合、県から国への当該貸付金に係る国庫補助金の返還は不要とする。

さて、今回の抜本策の最大の特徴は（1）にある。すなわち、患者への補償金をチッソが自らの経常利益（金利棚上分を加えて）によって支払う、という点である。前節に示した**表3**からもわかるように患者補償金は三〇億円を前後する金額となっている。つまり、経常利益で賄える金額になったわけである。被害者への補償金をチッソの利益から支払うという意味では、「汚染者負担の原則」は堅持されていると言えるかもしれない。しかし、奇妙なことに今回の閣議了解された支援策には「汚染者負担の原則」については一言も触れられていない。なぜか。

二二年間にわたる県債方式によるチッソ支援では、患者補償金は全額、県債によって賄われていた。その前提条件としてあったのは「チッソの存続」であり、前述したようにその本旨は元利償還金を返済しているのは「汚染者であるチッソだ」というレトリックに他ならなかった。これこそが二三年もの間、政府のこだわった「汚染者負担の原則」であり、「水俣病対策について」ではそれをあからさまに表明する必要があったのであろう。

しかし、今回の抜本策ではこうしたレトリックの必要はない。まさにチッソが経常利益から患者補償金を支払うという構図になっているからである。問題はチッソの存続をどうはかるかにあったわけである。一言でいえば、「チッソの存続」がチッソ支援の前提ではなく目的になったわけである。それが（2）の支援策である。ではチッソの存続をどう図ろうとしているのか。

県債方式を思い出してほしい。県は、県債を発行し、国（資金運用部）と民間金融機関が引き受ける。県はこの借入額をチッソに貸し付ける。チッソはこれを補償金の支払いに充てたわけである。当然に、チッソは県に元利を返済する義務がある。そして、県は国及び民間金融機関に元利の償還を行わなくてはならない。県債方式が破綻したのはチッソが元利を返済できなくなったことにある。抜本策ではこの難問を次のように解消しようとしている。

国への償還分（総額の八〇％）と民間金融機関への償還部分（二〇％）とは別個に扱う。まず、前者については、チッソに対し県からの借入金の元利償還額を猶予したのである。県には、一般会計より国庫補助金を投入し、県はそれをもって県債の償還に充てる。要するに、県の県債償還債務はなくなるが、チッソの債務はそのままである。支払義務はあるものの返済の猶予が続いている。抜本策には「将来のチッソからの償還金」を県が受けとった場合には補助金の返還に充てるとある。

民間金融機関への償還部分についてはどうか。残る二〇％については新たに熊本県債を発行し、県はチッソに貸し付け、チッソは借入れた資金を償還し、県はそれを原資として過去の県債の償還に充てる。従来の県債方式と似ているようでいて次の点が異なる。チッソへの貸付は無利子であること、そしてさらに注目すべきは県の元利償還金には地方交付税措置が取られたことである。ここでも県の償還義務は毎期遂行されていくこととなる。チッソへの無利子融資については、これも猶予されている。

以上が今回の抜本策の要旨である。「対策」の破綻した最大の原因はチッソの元利償還額の返済が不可能になったことであった。抜本策では、この問題はいとも簡単に「支払猶予」という形で解消された。では、どうして一九七八年の「対策」でこうした措置が取れなかったのか。それは、被害者への補償金を県債で賄っていたからである。県債方式の支援目的、すなわち貸付限度額が、補償金総額に限定されていたからといったほうが正しい。抜本策では支援額と患者補償金との繋がりは切断されたわけである。

抜本策のネライは熊本県債の償還原資の支援といえよう。県は、今回の支援策により、県債の償還を確実に遂行することができることとなったわけであるから。こういう意味からすれば「汚染者負担の原則」を謳う必要はどこにもなかったわけである。もちろん、二二年間にわたり支払われた患者補償金原資に対するチッソの債務は、新たな措置がとられない限りは、貸借対照表という「会計の言葉」で永遠に語り続けられるであろうが。

六　結論にかえて

「チッソ金融支援抜本策」、それは実は県債問題解決策でしかないのだが、それにしても、このようになんとも奇っ怪な仕組みをもって、対処しようとするのは何故なのだろうか。そこにどのような意味を見いだすことが出来るのだろうか。

第一に確認できることは、ここにおいてもなお、チッソの倒産を認めず、存続させ続けることを政府があらためて打ち出したことである。すなわち、チッソが患者補償は自らの責任で行うということを確認したのである。ただし、そのためには新たな仕組みが必要であった。そこで、第二にチッソ存続による補償金支払いの遂行のために、それまでにかかえる多額の累積債務については一般会計による国庫補助金と地方財政措置による県債引き受け・転貸しにより、県債の償還を国が行うすなわち、実質的に国が引き受けることになる。それまでの県債発行方式においては、チッソは、いずれ元利償還を果たさねばならないのだが、一九九四年、一九九七年の二度にわたり、返済できず二度の借り換え（繰り上げ償還とその額の県債発行による貸付け）を実施している。県債方式が破綻した以上、国が公的資金を投入する道を選ばざるを得なかったのであろう。

ただしここで確認しておかなければならないのは、国はあくまで県債にかかわる債務を引き受けたのであって、国が累積した補償金を支払うというわけではないということである。あくまでも、国はチッソが補償金を支払うことが出来るよう過去二二年間支援してきたし、おそらく今後もそうなるであろう。

第三に、将来にわたってこの方式が維持され続けるという保証はなく、チッソの二二年間にわたる県からの借入金については利息ともども放免して欲しいというメッセージが見え隠れする。つまり、二二年間の県債による支援は、この間の患者補償金の支払とチッソの経営資金の確保のためであった。というより、チッソという会社から見れば補償金の支払いから放免され、企業体質の改革を試みた期間であった。

この抜本策においては、新たな債務はもう発生しない。つまり過去の累積債務に関しては総額がこの時点で固定されたのであった。これが県債発行方式との「抜本的な」違いである。

最後に、とはいうものの、チッソはこの抜本策においては、債務を免除されたわけではないということである。有り体にいえば、「ある時払いの借金」に変わってしまったということであろう。もちろん、国が公的資金を投入しているわけであるから、チッソからの返済を求めなければならないわけであるが、チッソが返済できない以上、これはいわば不良債権化したと解釈できるかもしれない。しかし、不良債権であってもあくまでも債権である以上、チッソにとっては負債として残り続ける。すなわち先に見た貸借対照表の異様な構造はそのまま残り続けるのである。ただ、県債は徐々に償還されていくので、チッソの負債だけが残り続ける。この累積した債務は最終的には国が引き受ける、つまり水俣病解決支援財団の時のように免除するか、あるいは将来、清算(倒産)してしまうという可能性もあるのである。

さて、これまで見てきた水俣病事件史における「チッソ救済」のさまざまの措置をどのように理解すればよいのだろうか。やはり、根底にあるのは、何度も繰り返してきたことであるが「汚染者負担の原則に基づく補償責任の完遂」という言説であろう。国家の役割は、被害者補償をいかに遂行させるのか、さらにいうと汚染者負担の原則に基づく補償責任の完遂をいかに保証していくのか、であった。七八年の県債発行策から、このたびの根本的救済案にいたるまで貫かれているこの言説と論理構造は基本的に変わりはない。それは次の三点である。

・被害者(認定された水俣病患者)に対する補償を保証していく
・汚染者負担の原則を曲げない、すなわちあくまでも、チッソに補償の役割を担わせる
・ところが、チッソという企業がかかえる膨大な負債は、企業としての存立を不可能にしている。そこで、負債の先送りをしても、国家がこの構造を支えていく。

国は、七八年時点でチッソの倒産を容認しえなかった。なぜなら、被害規模が確定していない段階では、そのような手段はとてもとりえないものであった。チッソを、存続させるための言説は、水俣病事件における国家の果たした役割を真摯に見つめようとしない以上、「汚染者負担の原則」であるほかはなかった。そうするとき、国は「汚染者」を維持・存続させる事をもって、国の「責任」を回避しつつ実質的に「責任」を果たす事になるのである。水俣病事件に関する責任は回避しながら、しかし被害者救済制度の保護者としての責任を果たすということになるのである。

ところが、このようにして始まった県債発行によるチッソ支援方式は、見事に破綻してしまう。では、この二〇〇〇年の抜本策が、「最終解決案」となるかというと、どうもそうは思えない。それは、チッソ本体がこの度の案では、いつまでも「国に支援された汚染者」の位置から抜け出せないということである。あたかもシジフォスの労働のごとく……。そのことが意味するのは、抜本的解決といいながら、なんら抜本的解決にならず補償金支払いがゼロになるであろう何十年か先まで、問題を先送りにするということではないだろうか。今回の策もまた所詮弥縫策にすぎないのではないだろうか。重ねていおう、国が責任を回避しつつ、実質的に責任を引き受けるというレトリックがここにおいても確認されるのである。

かつて宮本憲一は水俣病問題が公害対策にあたえた最大の教訓として次の三つをあげていた。すなわち、被害の実態把握、その責任（原因と法的責任）の明確化、そして、被害の救済制度の必要性である。[15] 我々が見てきたのは、膨大な水俣病事件のかかえる問題点のほんの一部にすぎない。水俣という地域に発生した公害事件は発生後半世紀たとうとしている今日においてもなお、そして我々が検討したチッソ金融支援という面だけに限ってもなお多くの未決の課題を残しているといえるであろう。

注

（1） 水俣病問題の最終解決に関しては水俣病研究会編『水俣病研究』、第一号特集「水俣病問題の政治解決」に収められた論文を参照されたい。また水俣病事件史については宮沢信夫『水俣病事件四〇年』、葦書房、一九九七年十一月。

（2） チッソの財務に関しては、主なものとして山口孝「チッソ企業集団の研究――連結財務諸表分析の一事例」明治大学商学論集六八巻一～二号、一九八五年十月、小栗崇資「連結経営分析（一）――チッソ企業集団」醍醐聡編『連結会計――体系と実態』、同文舘出版、一九九五年六月所収があるが、いずれも連結財務諸表に基づき、チッソ本体と子会社の関係を明らかにしようとしたものであり、患者補償問題ならびに補償資金調達としての熊本県債発行方式に関しては触れられてはいない。われわれの研究は、これらの成果を踏まえているが、検討する課題を異にしている。

（3） 水俣病第二次訴訟福岡高裁判決（一九八五年八月十六日）は、水俣病認定のための判断条件を「協定書に定められた補償金を受給するに適する水俣病患者を選別するための判断条件となっているものと評せざるを得ない」と述べている。認定制度と被害補償に関する問題は、宮沢信夫「実態究明の方法と認定制度」有馬澄夫編『水俣病――二〇年の研究と今日の課題』、葦書房、一九七九年、同「水俣病医学を歪めたもの」水俣病研究会編『水俣病研究』、第二号、二〇〇〇年九月ならびに富樫貞夫『水俣病事件と法』、石風社、一九九五年に詳しい。

（4） 日本精神神経学会・研究と人権問題委員会「水俣病問題における認定制度と医学専門家のかかわりに関する見解」『精神神経学雑誌』、一〇五巻六号。

（5） 中央公害対策審議会環境保健部会第二回水俣病問題専門委員会議事録によれば、委員長をつとめる水俣病の「専門家」とされる高名な医師は「私たちは、水俣病と公的に認めない方がいいと思っているのは、水俣病と認めますと、医療費をチッソないし国が持たなければいけなくなりますね。その額はものすごい大きな額になるんです。したがって、この方が（引用者補足――公的に水俣病と認めない方が）実質的に住民にプラスになるんです。」（議事速記録四一頁）と発言している。また、認定制度のもつ政治性に関しては、本書第四章原田正純論文も参照されたい。

（6）NHK取材班『戦後五十年その時日本は　第三巻』、一〇〜一二頁、日本放送出版協会、一九九五年十一月。

（7）この時期の有価証券報告書を使ったチッソグループの企業分析については次を参照。山口孝「チッソ企業集団の研究」『明治大学商学論集』六八巻一〜二号、一九八五年十月、小栗崇資「連結経営分析（1）チッソ企業集団」醍醐聡編『連結会計体系と実態』、同文舘出版、一九九五年六月所収。

（8）代表的三社の設立は次の通りである。九州化学工業株式会社（昭和三十五年十二月）、チッソ石油化学株式会社（昭和三十七年六月）、チッソポリプロ繊維株式会社（昭和三十八年五月）。

（9）これについては次に詳しい。小栗崇資「連結経営分析（1）チッソ企業集団」前掲論文。

（10）以下に検討する三つの財団は、二〇〇〇年十二月一日統合され財団法人水俣・芦北地域振興財団となった。この点についての詳細な検討は別途行なうものとする。

（11）このような方式が可能になった背景には、この救済対象者が、本書序章で原田正純氏が指摘しているように、水俣病と「認定」された人々ではなく、和解の過程で一時金と医療費の支給という救済を受ける人々だ、という事実がある。つまり、水俣病と認定されていれば、損害賠償の対象となり汚染者たるチッソが補償しなければならないのであるが、「認定」されていない以上、不法行為を前提としない「救済」の対象となりうる。したがって、国が救済費用を負担したとしても国家の賠償責任を問われることなく「汚染者負担の原則」に抵触しないであろうと考えられる。したがって、事実として国がすべて支払ったとしても、容認されるという理屈が成立しうるのであろう。

（12）熊本県環境対策特別委員会委員長による国への要望書。

（13）松岡試案に見られるチッソ国有化あるいはチッソが一九九九年秋に示した分社化案は認められることはなかった。分社化案とは、累積債務をチッソ本体に残し、別に事業部門の新会社を設立、新会社の株式売却益を公的債務返済に当てるというもの（一九九九年十一月十八日付け『熊本日日新聞』）。

（14）チッソは二〇〇〇年一月二十五日に再生計画を発表する。その骨子は、経営合理化と事業構造の転換により毎年四〇億円の経常利益を確保、子会社を含めグループとして四三億円の投資を五年間の間に行い、関係金融機関はそれを支援するとともに、累積する債務のうち利子分約三五〇億円を免除する、というものであった。

（15） 宮本憲一編『公害都市の再生・水俣』、筑摩書房、一九七七年二月、二六四ページ。

第Ⅲ部　水俣学の展望

〈シンポジウム〉水俣の問いと可能性

――「水俣学」への構想力を求めて――

（パネリスト）原田正純
富樫貞夫
羽江忠彦
〈司会〉花田昌宣

ここに収録したものは、一九九九年二月二十七日、熊本学園大学社会関係学会・熊本学園大学付属社会福祉研究所共催により熊本学園大学図書館で開催されたシンポジウムの記録である。

本シンポジウムを組織するにあたっての共通の問題意識は、原田正純教授（当時熊本大学医学部助教授）の熊本学園大学就任を機会に、同氏の提唱する「水俣学」をともに構想していこうということであった。案内状には「水俣病事件をたんなる『教訓』とするのではなく、総合的な地域研究の新たなる出発点と位置づけ、その可能性を模索する」と記されていた。ここでは、たんなる地域研究や事件研究をはるかに越えて、学問研究のスタイルやあり方を含めて新たな学としての水俣学を生み出そうということが確認された。その後、熊本学園大学の研究者を中心に原田正純教授を座長とする水俣学研究プロジェクトが発足し、学際的な研究が開始されるとともに、二〇〇二年には「水俣学」講座も開講された。本シンポジウムは「水俣学」構築の記念碑的位置にあるものと考え、あえてここに収録するものである。

司会　本日は「水俣の問いと可能性――『水俣学』への構想力を求めて」というテーマで、熊本学園大学の社会福祉研究所と学内の教員でつくっております社会関係学会の共催でシンポジウムを行います。私は司会進行をいたします花田です。

最初に、今日ご登場いただくパネラーの方々の紹介をさせて頂きます。まず、現在は熊本大学医学部助教授の原田正純先生です。原田先生は本年（一九九九年）の四月一日から、熊本学園大学社会福祉学部に赴任されます。続きまして熊本大学法学部の富樫貞夫先生（現在、志學館大学法学部教授）です。そして熊本学園大学商学部で社会学を専攻されております羽江忠彦先生です。それぞれ医学・法学・社会学の観点から、本日の話を進めていただきたいと思います。

今日のシンポジウムは、原田先生が本学に赴任されるにあたりまして、水俣学というものを考えてみたいということでしたので、そのことを一緒に考えて行く場をつくる皮切りのブレインストーミングをしようということが始まりでした。今日それぞれの先生方から提起されるかと思いますが、水俣学とは、これから作っていく学問で、いわば学の対象、担う主体、あり方、そして場の一つひとつが問われていくものであろうと思います。

水俣病事件は、水俣病患者の公式確認（一九五六年）から長い歴史をもっております。その中には様々な研究者、学者の関わり、あるいは社会運動の拡がり等々があり、そして数年前「解決」が図られたというふうに言われました。そのことの意味を改めて検証する必要があるかと思います。実は水俣病にどのような意味であれ関わる研究者あるいは学者は、いい意味でも悪い意味でも、この事件の重さと被害者の運動にとらわれていたのではないかという気が私はいたします。水俣病事件は「解決」したのではなく、認定問題に関してある種の解決策なるものが図られたに過ぎないのですけれども、このことをもって水俣病の裁判は、関西におけるものを除いて全て和解で終了いたしました。そういう意味では、研究者も改めて水俣病事件というのを見ることができるだろうし、新しい時代を作っていかなければならないと思います。

それを学園大学で行うということについて一言述べさせていただきたいと思います。名称が熊本商大から学園大学となって五年経ちますが、水俣病の様々な歴史の中で、本学がいかなる役割を果たしてきたのかと考えますと、いい意味でも悪い意味でも極めて役割は小さかったのではないかと思います。

本学の社会福祉研究所は一九六六年にでき、研究所報を年に一冊ないし二冊出し続けているのですけれども、この三十年に及ぶ歴史の中で水俣病にふれた論文というのはわずかに二本だけです。そういう意味では、熊本大学の、とりわけ医学部の研究者たちの否が応でも立ち向かわざるを得なかった状況に比べて、熊本商大の研究者たちは、個人的には訴訟の支援ということで署名などの行動はしたかもしれないけれども、研究者として関わった人は極めて少ない、ほぼ皆無であろうと考えます。ここから目と鼻の先のところで、二千人三千人の人が亡くなられ、十万二十万を越える被害者が出ているというのに対して、あまりにも鈍感であったのではないかという痛苦な反省の上に物事を考えていきたいというのが、私の個人的な思いも含めての出発点であります。このようなものも含めまして、「水俣学」を考えるということで進めさせていただきます。

それではまずはじめに原田正純先生にお願いいたします。

水俣学への歩み――原田正純

熊本学園大学を水俣学の拠点に

水俣学というのは最近私が言い出したわけではなくて、たとえば富樫先生たちは水俣病研究会という研究グループを古くから作っておられるし、それから私自身もいろんなところで、いろんなグループ、いろんな分野の人たちと水俣について共同研究をしたりあるいは話し合って批判をしあったりしているわけですので、私が言い出したというよりもむしろネーミングが良かったのでないかと思います。それはさっき花田さんもおっしゃったように、解決とは私も思いませんけれども、一応水俣病問題の一つの区切りがきたということは間違いないわけです。そこで、水俣病問題を今後、どう新しく展開していくかという時に地元の熊本学園大が受け止めて、このような機会をもってくださったということに感謝しております。

私はこの四十年、本当に水俣にどっぷりつかってきました。つかりすぎて見えなくなった部分もたくさんあるだろうと思うのです。そういう意味で新しい目で見る作業が、私の最後の水俣に対する仕事だと思っています。足尾鉱毒事件は百年以上経ったわけですけれども、今でも多くの研究者たちが、足尾鉱毒事件についての研究書を出しておられて、日本の近代化に光を当てておられるわけですから、水俣病事件の研究だってあと百年したって終わらないはずです。とくに近代日本の歴史の中でも、戦後の高度経済成長の中でも、水俣病事件というのは研究し尽くされないものが残っていくはずです。それで、そういった研究のための拠点がどこかに欲しかったのです。そういうのは国立の水俣病研究センター、あるいは国立大学の中に置くのが本当なのかも知れませんが、現在の機構では困難ですし、国も加害者ですから、あまりそういうことはしたがりません。

今日は、最初に医学の立場からお話することになっていましたが、実はつい一週間ほど前の二月十八日に川本輝夫さんが亡くなりましたので、彼の話から始めたいと思います。彼の死は、本当に残念です。

川本輝夫さんのこと

川本さんと私がいつ出会ったのか、あまり記憶は、はっきりしていません。私は一九六〇（昭和三十五）年頃から水俣に通っていましたが、その頃はまだ出会ってはいません。一九六九年六月十四日に水俣病第一次裁判が起こって、裁判の原告団の人たちとはかなり接触していましたから、その前後だったのではないかと思います。この人の役割というのは水俣病事件史の中で、ものすごく大きいのです。川本さんはある意味では素人ということになっています。本当は水俣病に関しては素人ではないのですけど、川本さんの素人のもつ非常に素朴な、しかし本質的な問いかけが、権威だとか、専門家といわれるような人たちがもっている既成の概念（枠組み）を本当に突き破ったのです。権力だとか権威というものの壁はものすごく厚いのですけれども、それに風穴を開けたというのはすごいことだと思います。そういった権威主義、既存の概念にしばられているということは決して官僚だとか学者というような特別な者だけではなく、私たち自身にもあるものだということを鋭く突きつけられたのです。

素朴な問いかけが目からうろこを

例えば、ある患者を私は脳梗塞だと診断しました。理由は半身麻痺があったからです。私は「川本くん、水銀は身体の片方だけに入っていかんばい」と言いました。「水銀は両方に入っていくけん片方だけ麻痺がきてるのは、それはあんた脳梗塞たい」と言ったら、彼が「じゃあ先生、脳梗塞の人が水銀の入った魚を食べたらどうなりますか」と聞くわけです。その質問はものすごくショックでしたね、この一言は。

このことは実は私たちが学んできた医学の診断学をひっくりかえしてしまう程のことなのです。私たちは顕在するいくつかの症状をつかまえて、そこからいくつかの病気を想定して、選別していくようにと習ってきました。それを鑑別診断と言います。脳梗塞の人が水銀を食べたらどうなるかという質問は水俣病の本質をついていたのです。つまり環境が汚染されると、もともと病気をもった人も、もっていない人も、お腹の中の赤ちゃんから老人まで、みんな汚染されてしまっている。それが水俣病であることをうっかり忘れてしまうわけですよ。それで専門家面して、「いや脳梗塞だから水俣病ではない」と診断したことに対して、それでは「脳梗塞の人が水銀食ったらどうなるか」と言われたときには愕然としてしまいました。

他にもこんなことがありました。「先生たちは昭和三十五（一九六〇）年に水俣病は終わったというけど、どういう根拠ですか。どういう根拠で医学者たちは三十五年に水俣病は終わったとするのですか」と言うのです。「それは、もう患者が出なくなったからたい。」「それをどうやって調べたのですか。」「いや調べてはいないけれども、届けが出ていませんよ。」だけど考えてみると、本当に水俣病が終わったとするなら、その根拠は、まず魚に含まれる水銀値が下がるか、あるいは工場が排水に、もう水銀を出さなくなるかが一つの条件ですよね。「もう水銀は流してはいないでしょ。」「いや昭和四十（一九六五）年まで流れとるでしょ、水銀値は高かったとですよ。」「それならみんなが魚を食べなくなって……」「いやみんなまだ食べてますよ。」では一体、何を根拠に三十五年に水俣病は終ったというのかと突き詰められると、根拠になるものが何にもないことに気付いたわけですよ。そういう形で私たちがもっていた水俣病に対する概念（枠組み）を彼はその質問で取っ払っていったのです。考えてみれば私は彼のそういう質問にどうやって応えようかと悩みながら私自身の中にある水俣病の概念を変えていったと思うのですね。最初はこん畜生と思ったけれど、これはとてもありがたいことでした。そのことに心から感謝しています。

私たちだけではないかもしれない、医学の分野だけではないかもしれないけど、いろいろな専門家といわれる人たちが自分の枠組み、自分の学問の中で安穏としていると、見えなくなってしまう。そんなときに川本さんみたいな、いわゆる専門家以外の「素人」からドサッと問題を突きつけられることは非常にありがたいことと感謝しなくてはならないことです。また別のことでもそれと同じような経験をしました。

水俣病研究会でも鍛えられる

ここに富樫先生がおみえですけど、富樫先生も憎たらしかった一人ですね。最初に裁判が始まって、その応援をしてくれと言われました。目をつぶったら顔が浮かぶ患者さんたちが原告ですから、それはもう絶対お手伝いしますよ。そうして参加したのですけれども、この研究会が厳しかったのです。眠らせないのですからね。「水俣病の定義を言え」と富樫さんたちに言われて。あれこれ答えたら、「書くように」っていうでしょ、ところがいざ書こうとすると書けないんですよね。それでも一所懸命書いていったら、みんなで寄ってたかって批判され、問題点を指摘されて文章はずたずたにされて、まだこんなのではだめといわれて、専門家のつもりでいたのに結局何も分かってなかったことが分かったのです。

例えば水俣病は、さっきの川本さんの質問ではないですけれども、昭和二十八年から三十五年の間に発病して、患者が一一一人で、そして症状は視野狭窄、感覚障害、運動失調、言語障害、聴力障害などだ、これが水俣病だ、と言って持っていったって、「そんなものではだめだ、そんなものはただ水俣病診査協議会という認定審査会がそう決めただけではないか。全貌はどうなっているのか。」そんなこと言われたってと思いました。私もそれまでに共同研究などの経験がなかったわけではありませんが、これはもう共同研究というよりも喧嘩ですよ。どんどん議論して批判して。でも私はその川本さんの話だとか、富樫さんたちの研究会に参加するということで、目からうろこが落ちる思いでしたね。それまでと見方が変わりました。そして改めて見てみますと、医学の持つ浅さというか、哲学の無さを痛感しました。

データの積み上げで、次世代に教訓を

もちろん医学者の中には立派な哲学をもった方もたくさんいらっしゃいます。最近、白木博次さんという東大名誉教授で、高名な病理学者ですけど、彼が『冒される日本人の脳』という本を書かれています。その本の帯の惹句は「医の魂を問う」、医学に哲学がないということです。哲学というとおかしいのですけど、浅さですよね。それは私自身の欠点でもあるわけで、歴史をちゃんと学ぼうとしないとか、全貌をちゃんと分かっていないのではないかということです。私は仲間たちと世界のあちこちで水銀汚染の調査をしていますけれども、これは水俣

と違って、どんどん汚染が広がりはじめている進行中の場所です。そうなると何が水俣病か、最もミニマムな水銀に対する影響は何かという医学的なデータこそが、後に問題が起きたときの有効な、今一番必要な情報ですね。その一番必要な情報をもっているのは実は水俣しかないわけです。ところが水俣ではどうかというと、どこまで補償金を払うかという問題にすり替えてしまったのがこの三十年です。例えば、今の判断条件でいえば、多数決で多くの人が「水俣病と言っていいだろう」という所で線を引いてきたけれども、そんなことを言っていたら、今アマゾンで問題になっている水銀汚染の場合でも世界中の誰が見ても間違いない水俣病だという患者が出るまで何も手を打たずに待つのかという話になるわけです。そんな患者が出たときにはもう手遅れであることは水俣が一番よく知っているはずです。ところが残念ながら、最もミニマムな微細な影響は調べていません。全く調べてないのです。調べると「被害」を拡大することになるからでしょう。それから、水俣の現場というのは、これは取り返しのつかないことをしたわけですけども、水俣病事件が起こった以上は、その結果がどうなるかをずっと追跡するのが、まあ大げさに言えば、人類の遺産だと思います。このことは水俣病だけではない。どうも私たちにはそういう考えが足りないような気がしますね。

例えば、ベトナムの枯葉剤の問題を考えてみても、あそこで七二〇〇万リットルなんていうとんでもない量の枯葉剤を、二〇〇万という人々の頭の上にばらまいたわけです。ではこの影響はどうなるのか、将来どうなっていくのかということを実はどこの国も十分に調べてないのです。政治的な理由があったにせよ、調べていない。これは、世界中の医学者、研究者の怠慢というほかはありません。もし、ベトナムで枯葉剤の影響をきちんと調べていたら、今問題になっているダイオキシンの影響については、かなり答えがでていたはずです。そういう意味では、全く水俣と同じです。

さらに、カネミ油症事件でもそうです。ＰＣＢが環境の中で増えてきている。これが今後人体にどういう影響があるかがアメリカでは大変な問題になっています。ミシガン湖でＰＣＢ汚染が進行したと私に手紙で問い合わせて来ます。「ＰＣＢのあの事件はその後どうなったか」と。ところが追跡調査が行われておらず、しかも最も軽症の未認定患者については全く資料もないため、現在どうなっているのか分かりません。もっとも、九州大学が血中濃度や皮膚症状については報告していますが、認定された患者に限られているし、全体像が分かりません。これは人類が初めて経験した、いわば負の遺産みたいなものです。起こしてはいけないけれども、起きた以上はそのことを徹底的に追究してデータを残していく。そのことが次の教訓になるというふうに私は思っています。

このように、まだまだ水俣の研究は医学的な点に限ってみても不十分です。さっき申し上げたように、長期にわたってそれを積み上げていく、その教訓を次に生かすという作業がどうも欠けています。これは医学だけではないと思いますけれども、医学の立場からいうと、その作業が残っていると思います。

また、治療という視点が水俣病事件では完全に欠けてしまいました。私自身も反省をしているところがたくさんありますが、裁判が起きますと放ってはおけず、裁判や未認定患者に関する診断書だけでも何百枚と書きました。言い訳をすれば、私はそっちにエネルギーをほとんど費やしましたので、治療のところまで考えが及ばなかった。こう言ってしまえばそれまでですが、しかし実際問題として水俣病事件の中で治療という視点が欠けていたのは事実です。

確かに治療という治療はなく、神経細胞が傷害したら元にもどらないという現実はあります。しかし、だからこそすることがいっぱいあるわけです。もし簡単に注射を続けて神経細胞が元にもどれば問題はそれで解決するわけです。むしろ治らないからこそ、やらなければならないことが山ほどあり、これも広い意味での治療と言お

う と思うわけですが、医療というものを今後ずっと広い意味で追究していかなければならない理由です。医学、治療を狭くとらえてはならないと思います。

これも川本さんの言葉ですけど、川本さんはもう十何年も前に、「水俣病の最終決着はですね先生、福祉ですよ」と、はっきり言っていました。彼は市会議員になりましたが、それも手段の一つではなかったかと、私はひそかに思っています。一度は落ちましたけどね。要するに個々の人に補償金をいくら払うということもありますが、個人的に補償するという問題ではなくて、地域全体で一つの福祉が最終的な水俣の解決に向かうことだろうなあと、彼がよく言っていたのを覚えています。つまり、患者の生活支援、崩壊した村の建て直しですね。すごいと思って、私も少し医療に参加しなければとは言いながら、未認定問題の診断書だとか裁判の証人だとか、そんなことでエネルギーを八割くらい費やされてしまった、そこで、これからは医療を視点に入れなければいけないわけです。

そうなった場合に、治療や介護保険もありますけれども、これらは医学が主役であって、他のところは副のように、どうも考えられている。パラ・メディカルなんて言葉はありますけれども、そうじゃない。もうこうなったら、医学も参加するけど、いろいろな分野の学問やさまざまな分野の技術が対等に参加して協同の形で問題を解決していかなければいけない。そういう意味で水俣の医療を今後どうしていくのか、患者たちをどうやっていくのか。それこそ、全く未開拓の分野です。認定されようがされまいが、とにかく汚染された人たちが不知火海沿岸に二十万くらいいたわけですから、この地域をどうしていくのかということを探っていかなければならない。その探っていく過程の中で、一つの答えがでれば、それは日本の全体の医療だとか福祉だとか、そういう問題につながっていく。言葉は悪いですけれども一つの実験場、モデルであるというふうに私は思っているわけです。

そういうタイミングの時に、こういう会ができて、いろいろな研究者が参加をして、議論し、研究を継続していく。さっきから何度も申し上げているように、自分たちの従来の狭い専門領域の中だけではどうしても水が淀んで腐ってしまうという気がします。水俣学なんて偉そうなことを言わなくても、いろいろな分野の人たちがそこで交流をして、お互いに水俣病事件に映してみることによって、自分の分野を新しく発見していく、また掘り起こしていくという場になったらよいというふうに思っております。このへんで終わりたいと思います。

司会　ありがとうございました。では続いて富樫先生お願いします。

近代を照射する水俣病事件――富樫貞夫

自身に問いかける水俣病

私が水俣病問題に関わったきっかけは裁判でございます。一九六九年六月に訴訟派と言われた患者たちが水俣病事件では初めてチッソを相手取って損害賠償請求の裁判を起こしたわけです。これは、一九六八年九月に遅れに遅れた政府見解というのが出されまして、水俣病は、当時の言葉で言うと、やっと国の公害として認定されたわけです。それに勢いを得て患者たちは、当時は患者団体は「患者家庭互助会」一つしかありませんでしたけれども、改めてチッソに対して補償を要求したわけです。ところが、これは実に屈折した経過をたどりまして、結局互助会は分裂させられてしまいました。約三分の二の患者家庭の人たちが一任派というグループを作りまして、これは厚生省とチッソによって内容的には非常に不十分な和解へと導かれたわけです。それに対して同意できなかった人たち、そういう道を歩んでいく過程で、もう一度一九五九年の見舞金契約の二の舞になるのではないかということを強く懸念した人たちが裁判を起こしたわけであります。

当時は一任派の患者たちは行政からみてもチッソからみても実に「かわいい」患者たちでありますが、それに対して訴訟に踏み切った人たちは、水俣の地域社会の中では、徹底して非難され孤立させられていました。ですからこの人たちが裁判を起こしたのは、文字通りそこまで追いつめられた結果でありまして、いろいろ法律の専門家や弁護士に相談して、裁判を起こせば絶対に勝てるぞとか、その方が筋の通った解決が得られるということで裁判を起こしたわけでは、決してなかったのです。とにかく、その選択しかないというところまで追いつめられて起こしたのが最初の水俣病の裁判であります。そういう裁判ですからお先真っ暗だったわけです。

裁判は起こしたものの全くどうやっていいのか分からない。果たして裁判に勝てるのかどうかという保障は当時、全くなかったようです。そのような状況の時に、法律の専門家としてぜひサポートして欲しい、支援して欲しいという要請があり、それを受けて関わったのが最初です。

この裁判の一番大きな争点となったのが「チッソの過失」という問題であります。日本の法律ではどんなに人を殺し、あるいは傷つけても、その加害者に過失がなければ損害賠償の義務は負わなくてもいいという原則になっているものですから、チッソ側に過失があったということを裁判で立証しなくてはいけないわけですね。ところが当時の法律学の常識から言うとそれは極めて困難なことでした。発想の転換、あるいはパラダイムの転換をしないことにはその壁は乗り越えられないという、そういう大変な問題を実はこの裁判はかかえていたわけです。

三十年に及ぶ研究を支えている患者との出会い

その問題を解決するために、何人かの人たちで「水俣病研究会」を発足させて、新しい理論を展開していきました。幸いにして裁判所もそれを受け入れてくれまして、一次訴訟は当初の予想とは反対に完全に勝訴したわけであります。これが私の最初のこの事件との関わりであります。本当ならばこの裁判が終わった一九七三年で私の仕事は終わったはずですけれども、最初に出会った患者に私は非常に圧倒されましてね。松永久美子さんという、当時「生ける人形」というふうな言葉でマスコミに報道されていたこの人は、小児水俣病でありますけれども、完全に「植物人間」になってしまった患者であります。それからもう一人はユージン・スミスの写真で世界的に知られるようになった胎児性患者の上村智子さんという方です。この二人の患者に最初に出会いまして言葉が出てこないほどの強烈な印象を受けました。この人たちの現実から私はもう逃げることはできないというふうに思ったんですよ。同時代を生きる一人の人間として逃げてはいけないという気持ちにさせられて、実は三十年続いている。たぶんこれからも命ある限り水俣とのつきあいは、あるいは水俣病の研究は続けていきたいと考えております。

三十年前に私が水俣病事件とはこういうものだとイメージしていたものと、三十年後の現在私が目の前に見ている水俣病事件は全く変わってしまいました。どういうふうに変わったかといいますと、三十年前はとりあえず一次訴訟の、特に法律問題であったわけでありまして、非常に小さな限定された問題だったわけですね。ところがその後、水俣病に取り組み、勉強し研究を重ねるにつれて、私にとっての水俣病事件というのは巨大な像になって見えてまいりました。今ではもう一生かかってもこれは解明が難しいのではないか、水俣病という巨大な事件を前にすると、私たちの力は本当に小さなものであって、これを解明するなんて、とてもとても。特にその全体像を解明するなんてことは途方もないことではないのかなと、そういう印象を持つに至っております。

近代日本の座標軸としての水俣病

それからもう一つ違った点というのは、当初水俣病に出会った頃は、ごく常識的なとらえ方をしていました。要するに、これは戦後日本を代表する公害事件であると。しかし三十年経った今は公害事件という、そういう枠組みにはおさまらない、非常に深い意味を持った事件であるというのが今の私のイメージであります。事実、三十年つきあう間に、私は水俣病というものを一つの座標軸にしながら近代以降の日本を考える、あるいはグローバルな問題を考えるようになってきております。全く個人的なことではありますが、私の頭の中には水俣病事件の年表が、特に努力したわけではなくて、いつの間にかインプットされております。現代史の問題にしても、あるいは今世界中で起こるいろいろな問題にしても私自身はいつもその水俣病事件史年表というものをインデックスとして見ています。たとえば一九五五年に日本の戦後史の中で何があったかということを調べる時に、水俣病事件史の中では一九五六年の公式発見直前の年で、この事件が起きたときは水俣ではこういうことが起きていたと自然につなげて、日本の戦後史やあるいは世界のいろいろな出来事を理解していくようになりました。私の専門は、本当は法や裁判でありまして、法律学者としての三十年を総括するような最終講義を熊大でいたしました（一九九九年二月二十二日）。今日はそのことではなくて、水俣病事件を通してどのように日本やあるいは現代の世界というものを今自分が見ているかということを少しお話ししてみたいと思います。

私が水俣の問題を通して日本、あるいは世界を見るという場合の座標軸は二つありまして、一つは時間的なタテ軸の座標軸があります。もう一つはヨコ軸の座標軸でありまして、これはグローバルな視点ということになります。水俣病事件というのは、明治以後百数十年の日本近代化の歴史と、二十世紀の科学技術の驚異的な発展という二つの視点で水俣病の問題はとらえていくことができるし、とらえるべきではないかなというふうに思っています。また逆に、水俣にこだわることによってその両方に我々のパースペクティブが広がっていくと考えているわけです。これは単に観念的に考えたわけではなくて、水俣病に関わった三十年の経験の総括として、現在、私はそういう視点を身につけるに至ったと思っています。

まず、タテ軸の話から致しますと、水俣病事件というのは一言で言えば明治以降の日本の近代化、工業化の国策が産み落とした事件であると考えております。日本は遅れて近代化の道を踏みだした国でありまして、この百数十年の間、先進国である欧米の工業国に対して一刻も早く追いつき追い越せということで、やってきたわけであります。そのために役立つもの、必要なものはどんどん輸入する。これは学問もそうであります。輸入して日本の近代化のために役立てる。こういう日本の近代化の歩みは、いろいろな言い方で特徴づけることができると思います。

「上滑りの近代化」

欧米のように、長い時間かけてまず人と人との社会関係や社会構造から徐々に近代的な関係ができていく。その基盤の上に産業が発達していく。そういうコースが日本はとれなかったということですよね。江戸時代からいきなり近代へと飛び込まざるを得なかったわけでありまして、どうしても急ぎ足の近代化にならざるを得ない。夏目漱石の言葉を借りると「上滑りの近代化」にならざるを得ない。つまり、本来は犠牲にしてはならない、切り捨ててはならない価値をどんどん切り捨てたということを意味しているわけです。そういう意味で日本の近代の歩みは非常にゆがんだ、文字通り工業化の一点に絞って国力を付けて富国強兵をはかり、そして戦後は経済大国へと発展していくという歩みだったわけであります。

かつて明治四十年代に夏目漱石は有名な講演をいくつかしております。漱石という文学者は明治から始まった非常に歪んだ近代化というものに真っ向から取り組み生涯格闘した作家の一人だと思います。そういう者として、漱石はいろいろなエッセーを残しております。例えば我々は江戸時代には鎖国制度の中で日本独自の文化を花開かせ、教育を含めて近代化の資産を蓄積したわけでありますが、そういうものをじっくり再評価し、その基盤の上に日本の近代を展開していくという余裕がなかったわけですね。伝統的な文化はみんな価値がないものとして切り捨ててしまい、いろいろな西欧の技術、あるいは制度や思想を輸入しながら、大急ぎで近代化をしてきたわけです。私は、日本の近代というのは未完成であると思っています。本当は近代なんてとっくに卒業して、我々は現代まできている。しかも経済的にいえばアメリカに次ぐ経済大国となって最前線にいると思われているけれども、実際はそういう面だけではなくて、個人の自由や住民自治を基盤にして近代社会をつくるという、工業化以上に重要な目標は、未だに達成されていないと思うのです。

自治意識を田中正造に学ぶ

例えば、公害事件で言いますと、最初に大きな問題となったのは足尾鉱毒事件であります。足尾鉱毒事件で忘れてならないのは田中正造という思想家ですね。おそらく田中正造という思想家を抜きにしては足尾鉱毒事件を考えることはできないでしょう。その田中正造が生涯をかけて追求していたものが二つあったと思うのです。一つは自治の問題です。足尾鉱毒の問題を処理するために、谷中村という一つの村が勝手に潰され、それによって遊水池ができる。一体この村の自治はどうなるのか。この廃村計画は村民には一言の相談もなしに、当時の栃木県議会で秘密裡に決定され強行されてしまったのです。皆さん、自分が住む地域、自分が住む村や町や市の問題は、そこに住む人々の意思でもって基本的には決定していくべきものですよね。住民の意思というものを全く無視して、誰かが頭の上から決定を下ろしてくるというのでは、とてもかなわんし、そういうことは受け入れられないですね。それが自治の意識であり、田中正造が追求した問題であります。それとは裏腹に村民の人権は無視されました。足尾の鉱毒事件を処理するために、一つの村を潰して、それを大きな遊水池にしてしまうという無茶苦茶なことを決定した場合に、なおそこに住み続けたい、先祖代々の土地で田畑を耕して、なおそこで生きたいという人たちの人権は一体どうなるのかという問題が出てまいります。それが田中正造が生涯かけて追求した問題であったと思います。しかし、皆さんご存知の通り、田中正造の夢はついに実現しないまま終わってしまいました。そして足尾鉱毒事件は「解決」したことにされてしまったわけです。

整備された法体系と現実のギャップ

このように夏目漱石が明治四十年代に、これこそが日本の近代の問題だといったこと、あるいは田中正造が足尾鉱毒事件を通して、日本が欧米先進国に肩を並べられる近代国家となるために彼が掲げた課題というのは、今日の水俣の問題を通してみても依然として未解決であり未完成であると言わざるを得ないと思います。

時間もありませんので細かいことは申し上げませんが、例えば、私の専門である法律学でいいますと、六法全書をみる限りでは実に立派な、環境公害関係でもおそらく世界でも有数の立派な法体系ができております。しかし、実際にその法律を使って行政がやっていること、実際にその法律を適用して裁判所がやっていることとの間には、非常にギャップがあります。そういうギャップを水俣の事件を通して我々は教えられてきたわけであります。

それから日本の行政や企業の体質をみると、果たしてこれが近代的な国家の体質と言えるのかと思われるような古い体質を我々は繰り返し見せつけられてきました。それから先ほど原田先生が言われた日本の近代医学から現代医学を含めて、日本における学問の底の浅さです。日本の近代的な学問というのはたかだか百数十年しかたっていないけれども、最初は全部輸入の学問であったわけですよね。それを一所懸命吸収し、それを序々に自前のものとして現在に至っているわけですけれども、水俣病を通して見ますと、こういう学問というのは本当にまだまだ底が浅いと感じます。先ほど原田さんが言われたように、近代科学なら当然やるべきごく基本的なことが何にもされていない。水俣病医学は四十数年、莫大な時間と労力とお金をかけて水俣病に取り組んできたわけでありますけれども、その結果一体何ほどのものが解明されたのか。何ほどのことが確たる成果として残っているのかという疑問があるわけであります。そこにはやはり明治以降の日本の近代化の問題が関わっていると私は思います。

最後にヨコ軸の問題、グローバルな問題を少しお話しして、私の話を終わりにしたいと思います。間もなく二十世紀は終ろうとしておりますが、人類の歴史の中でこの百年というのは非常に特徴のある百年であったと思います。おそらくこの百年に人類が消費したエネルギー、産業活動で破壊した自然環境というのは、何万年もかけて人間が自然を改造しながら食物を得たりいろいろなものをつくってきたのに匹敵するほどの急激で巨大な環境破壊をしてきているわけですね。そういう意味ではこの百年というのは長い人類の歴史の中で、非常に異常な百年だったと思います。何が一番特徴かというと、この百年の間に科学技術が驚異的な発展をした。発達した科学技術が工業と結びついて、巨大な工業生産力というのものを作り上げてきたわけであります。その結果、確かに豊富で便利な商品が次から次と供給されてまいりました。私は昭和一ケタの最後の世代でありまして、戦前の生活も知っているし、戦中戦後の本当に乏しい生活も知っております。戦後だけを考えてもこの五十年の間にどれほど日本人の生活が激変してきたかということを個人の体験として知っております。今我々がエンジョイしている非常に豊かな物質生活というのは、たかだか一九六五年以降、大衆化していくのは一九七〇年以降であります。そもそも交通事故の統計をみますと、一九六五年以前はほとんどなく、バスやトラックの事故、営業車だけです。ところが一九六五年を境にして普通の人たちの事故が急激に増えてくるわけです。要するにモータリゼーションと並行しているわけですね。それは裁判の統計をみましても、交通事故訴訟は一九六五年以前はほとんどありませんでした。六五年以降それが増えてまいります。このこと自体、我々の物質的な生活水準というのは一九六五年から七五年くらいにかけてかなり劇的に変わってきたということを象徴的に示していると思います。

水俣病は豊かな社会の持つ、もう一つの顔

そのようにして、現在、我々は豊かな生活をそれなりにエンジョイしているわけでありますけども、忘れてならないのは、非常に大切なことを犠牲にして初めて実現しているということです。確かに戦後の五十年というのはある面から見れば非常に成功した五十年ではあります。戦争に負け廃壊から出発して、これだけ巨大な工業生産力をつくりあげて、ＧＮＰにおいてもアメリカに次ぐような経済大国に達したということは、ある意味では大変な成功の物語であります。ただ、この成功物語にはもう一つの面があるということを忘れてはならないわけで、そのことを繰り返し繰り返し私たちに問いかけているのが水俣の事件であると思います。水俣病というのは我々

が今エンジョイしているこの豊かな社会の持つもう一つの顔なんですよ。その両方を見て初めて戦後の五十年、あるいは現代の豊かな日本社会が何であるかということを我々は考えることができるわけであります。もう時間がありませんから後ははしょりますが、おそらく日本が明治以降歩んできた道、あるいは戦後五十年歩んできた道をそのまま二十一世紀に延長していったとしたら、しかも途上国がみんな日本を見習い日本に追いつけと競争する道を歩んでいったとしたら、おそらく人類の未来はないでしょう。

我々は根本的にこれまでの生活のあり方、あるいは社会全体のあり方を考え直さなくてはいけない。そういうことを私は水俣を通じて学ばなければならないのではないかというふうに思っているわけです。

司会　どうもありがとうございました。いろいろご質問もあると思いますが、もう一人羽江先生からの発言を受けて、その後、討議に入りたいと思います。

水俣病患者の人権――羽江忠彦

ここに立つことを最初ずいぶん断ったのですけれども、私のように水俣病問題の外側にいる人間が、原田先生や富樫先生と同席することがこれからの水俣病問題、あるいは水俣地域の問題を考えていく、さらに富樫先生のご発言にあった世界のあり方を示すことになるだろうと思い、出た次第です。

学生運動まっただ中の学生時代

水俣病が公式に発見されたと言われている一九五六年、私は大学浪人一年目でありました。翌年大学に入るわけですけれども、たまたま入ったところが熊大だった。ですから水俣病の起こっていること、あるいはそれに関わる報道は、私の頭の中に入っていました。あるいは水俣病の患者さんのことだけではなく、入る直前に起こりました元ハンセン病患者の未感染のお子さんたちが黒髪小に入るということで揉めに揉めた事件があったことも、入るに当たっては頭の中に入っていました。さらに、たまたま入った時期が悪かったのかという、なんか歌のせりふみたいですけれども、私の学生時代は花の全学連の時代で、本当に幸せな学生運動が体験できた時でした。振り返ってみると歌と踊りの学生運動からきちんと社会的な発言をする学生運動への転換を成し遂げて、原水爆禁止運動、学校の先生方の勤務評定導入に対する反対闘争、六〇年安保、それに先立つ警察官職務執行法改悪というような政治的社会的なテーマが連続した時期でした。そういうものに学生自治会を中心として関心のある学生たちは息つく暇もないほどに追いまくられていたといってもいいと思います。ですから今あげました六〇年安保あるいは三井三池の闘争などと比べると、当時、水俣病互助会の患者さんたちの闘争というのは周辺部にあったように思います。

そういう私でしたから気にはなっているけれども特別に体を運ぶというようなことはありませんでした。水俣病を告発する会や相思社（患者の支援組織）の皆さんたちの運動もあり、花田さんの言葉で言うと署名をしたりカンパをしたりするというようなことはやってきましたけれども、それ以上ではなかったと言えばその通りです。

部落問題研究会創設

その後、学部から大学院、研究者になる道をやむを得ずたどるわけです。そして熊本学園大学で社会学と部落解放論を担当するに至るわけです。部落問題に関しましては、学生の時に熊大で最初に部落問題研究会をつくったメンバーの一人です。そういう中で部落問題にしましても、水俣病の患者さんの運動にせよ、研究者として、どう関わるかという発想を持てなかった。今でも持ちきれていません。そういう意味でもこの水俣学では外側にいるような気がして仕方がありません。敢えて言えば、人間として生きることをきちんと見つめている人たちと関わっていたいという関わり方でした。九四年八月の東京展、水俣セミナーで富樫先生がこんなふうにおっしゃいました。「二五年も水俣病事件に関わってきたので、私は水俣病事件のプロと思われている節があるが、私個人は全くそういう自覚はない。長く関われば関わるほどこの事件の巨大さと底深さを感じさせられている。従って水俣病事件についての明解な話をするという自信はなく、あくまでも一つの問題提起として受け止めていただければありがたいと思う。」これは富樫先生の言葉ですけれども、原田先生も同じような言い方をされます。これはお二人が謙遜しておっしゃるせりふだとは思いません。水俣病事件を、単にメチル水銀による汚染の広がりの大きさであるとか、あるいは犠牲者の多さというような意味で巨大な事件であるというだけでなく、あの総合調査団の皆さんがお書きになり、社会科学系の部分だけ『水俣の啓示』（色川大吉『新編・水俣の啓示』筑摩書房、一九九五年刊）という形で再刊されたものを見ておりますと、人間の近代、あるいは現代史を問う、あるいは哲学というような形で問われている巨大な事件だと考えます。そのことに研究者として関わるか、あるいは私のように一人の市民として関わるかの違いではないかというふうに思うわけです。関わった皆さん方は未来を見通すという点で、問題意識が共通であるように思います。

地域における共同トラウマとしての水俣病

熊大の丸山定巳さんがここに立った方がいいとは思いますけれども、たまたま社会学の研究をしている人間として振り返ってみますと、全国の社会学研究者で、水俣病問題を文字にしてレポートしたのは、ここに持っていますが七〇年の『社会学評論』二一巻一号に掲載された、飯島伸子さんの論文が最初です。これも実は『産業公害と住民運動』というのがメインタイトルでして、サブテーマで水俣病問題を中心にという形になっているわけです。多くの人の目に触れているのは、色川大吉さんを団長とする「総合学術調査団」の報告書ということになろうかと思います。その後、「水俣病事件研究会」での熊大、丸山さんの研究、それから、現在久留米大学におられる鈴木廣先生の研究があります。最近の研究は今言いました鈴木廣先生たちのグループの『都市環境パラダイムの構築と市民参加』という九八年の報告書が一番まとまっていると思います。鈴木先生たちは一九七七年に一度水俣に入っております。

鈴木先生たちの手法というのは、今度の報告と同じように、基本的な大きな部分は水俣市民を対象とした意識調査の結果を踏まえて分析するという形をとっております。これは、学術調査団の研究とは違いますね。こういう量的な意識調査の手法はあえてとらないデザインをし、そして「聞き取り」ということを通して調査を仕上げていく、研究を仕上げていくという点で非常に対照的です。この総合調査団の研究の手法というのが、当時としては画期的であったと同時に、一地区を中心とした研究のあり方としては注目されてよいものだと思うわけです。鈴木広先生に今度お会いしたら、なぜ総合調査団とは違った社会学的な手法をとったのかということを話題にしてみたいと思っております。

鈴木先生たちの報告では七七年と九六年の二つの意識調査を比較しており、その比較を通して指摘されていることが五点ほどあります。その五点を簡単に紹介いたしますと、水俣病の患者家族の孤立状態が継続していること。それが第一点です。二点目は患者救済をめぐる市民が分断、分裂されている現実。三点目は、全体として、市民意識は患者救済から地域づくりへとシフトしている。問題への関心が移行しているということです。四番目に指摘していることは、水俣病事件は水俣市民の共同トラウマだということです。水俣病事件は共同トラウマとして存在しているというとらえ方をなさっています。五点目に、そういうことによって不鮮明な将来の見通しを市民がもつことにつながり、現在言われている環境都市水俣という地域づくりも、当面これしかないという選択の色彩を帯びているという鈴木先生たちの指摘です。

実は四十年にわたる水俣病事件をめぐる水俣市民の公害あるいは環境破壊に対する知的水準は、どこの地域よりも高い。それは経験の上に立ち、当面これしかないという選択だということを付け加えておかなければならないと思います。この報告は、社会学で最近出された中では、まとまっていると思います。ところでそれを踏まえた上で水俣病と近代化による被害の実態を明らかにするという大枠をもった訪問調査に参加した社会科学者たちあるいは社会学者たちは、その意味では最近の鈴木先生たちの研究を見ましても共通していると思います。ところで、そういう研究者たちの動きとは別の動きを見ておかなければいけないと、私は思うわけです。

公害教育から同和教育の実践へ

というのは水俣では、かなり早い時期から公害教育という形で小中学校、高等学校の先生たちが水俣病事件にかかわっておりました。当初は公害教育という形で取り組んでいましたが、それを踏まえながらも、公害教育にとどまってはいられないとして、当時七〇年代に大きなうねりになっていく同和教育、日本の人権教育という文脈の中で、水俣の学習に取り組まなければならないのではないかという取り組みです。そういう気持ちを持たれた、例えば石牟礼道子さんの旦那さんであるとか、あるいは今も元気に活躍なさっている広瀬武先生、この方は元市会議員の日吉フミコ先生の娘婿に当たる方ですけど、これらの先生たちの「水俣・芦北公害研究サークル」を結成し、ずっと教育実践活動を続けてきております。この人たちの実践に伴ったかなり多くの研究あるいは、水俣の地域分析を含む様々な研究があります。そういう中で、最近私たちが広瀬先生としばらくやりとりした事件があります。

「水俣市人権を守る条例」、否決

一九九八年、水俣市議会で、吉井市長が水俣病問題を教訓としながら、障害、年齢、性別などによるあらゆる差別をなくし、人権を守るための市民の責務および施策等について必要な事項を定める、「水俣市人権を守る条例」を議会に提案しました。これが水俣市議会で九八年三月開会の定例の議会で通るかと思ったら否決されたのです。人権という視点がかなり早い時期からありながら、そして水俣病問題がある一定の決着をみるに至り「もやい直し」という形の作業が始まっている中において、なぜ人権条例が否決されるのでしょうか。ところが、それに対して水俣市民は大きな関心を寄せなかった。そのことで広瀬先生たちは非常に立腹もし、落胆もされていました。私は何度も電話や直接会って話をしました。人権という概念あるいは視点が、人権の問題にふれてはいるものの、問題の解決に向かわない。それどころか問題の解決を無視してしまう。人権という視点から再び水俣のことを、患者さんをめぐることをつぶさに検証してみるという作業の弱さ、あるいはそうしたものの成果が、実は市民の財産になり切れていない現実がまだある。その辺のまとめ方、あるいは視点をもう一度きちんと全面に掲げた研究があっていいのではないかと私も思うわけです。

このことに関して個人的な経験をもう一つ話させていただきますと、実は一番外側にいたはずの私が、熊本に来まして最初に水俣に足を運ばざるを得なかったのは、お亡くなりになりましたが運動を引っぱってこられた川本さんがきっかけです。川本さんのところにあるたくさんの資料が相思社の歴史考証館に患者に対する嫌がらせというタイトルで何点か展示されております。その一つに、病む人、あるいは女性、市川房枝さんの名前を上げながら女性差別とか、あるいは被差別部落の人たち、部落という言葉を使いながら、「病気でない奴が病気を名乗ってやってる。そういう運動なんかはやめろ」という内容の川本さんに出された葉書があります。今でも相思社の考証館に行くと、それは確認できます。ちょうど九〇年前後というのは、相思社の皆さんたちや全国の水俣病を支援した人を中心にして資料展を各地で開いていていました。その中でその事実が私の耳に入ってきました。そして具体的に水俣に引きずり込まれたきっかけになったのは、その川本さんに対する嫌がらせの手紙に対して相思杜がつけた解説です。部落の人や在日の韓国朝鮮の人たちや女性、あるいは貧乏人、乞食という言葉も出てきておりますけども、そういう言葉を使って水俣病の患者さんやその運動をしている人に対して嫌がらせをしているような解説だったのです。福岡の同和教育に携わっていた先生と部落出身の子どもたちと一緒に展示会に来て、それにふれたときに、子どもたちは「こんな展示でいいんだろうか。自分たちは水俣病の患者さんに対する差別、あるいはその努力というものを学ぶことを通じて、自分たちも部落解放運動、部落にうまれた子どもとしての生き方なり、あり方というものを考えようとしてきたはずだけれども」と絶句しました。この子どもの気持ちを受けて、相思杜に対して「何とかなりませんか、あなたたちは水俣病の患者さんの人権というものをどういうふうにお考えになるのですか」と引率の先生から問題提起があったわけです。

水俣における内なる差別、外なる差別

それをどのように考えていくか、その解説をどう作り直すかというところで知恵を貸せということでした。知恵はありませんでしたけれども、関わったわけです。それは九一年の夏のことでしたけれども、その年から水俣市で市の生涯教育（当時社会教育）の担当者たちが川本さんや浜元二徳さん、あるいは相思杜の皆さんの知恵を借りながら、公然と市民の社会教育活動の一環として水俣病を知る講座というのを年に五回ほど開催するようになりました。それに参加させていただいて、参加された方たちから簡単な聞き取りをやったわけです。水俣病の患者さんたち、あるいは広瀬先生たちのグループの言葉で言いますと、水俣病の患者さんたちは水俣に住みながら、患者さんではない人々から、例えば「水俣病という名前がなかったなら」というような形で様々な差別を受けている。これを水俣の先生たちは内なる差別というふうに表現されています。

他方、子どもたちを例にとりますと、サッカーの試合で負けた水俣のチームの子どもたちが、県外あるいは県内で水俣外の中学生から、「そばに寄るな、あいつらが寄るとうつるぞ」と言われた。あるいは同じ船に乗り合わせたときに水俣の子どもたちは「寄るな、うつる」と避けられた。今でもなお水俣出身であると名乗れない若者がたくさんいます。そういう状況のことを公害サークルの先生たちは「外なる差別」というふうに表現されています。こういうふうに「内なる差別」あるいは、「外なる差別」という形で把握されている人権の問題、そこに焦点を当てた教育実践が積み重ねられています。

石田雄さんも差別と抑圧というような形でふれられていますけど、それを総括的に一つの研究の視点あるいは考えていくときの視点として持ちながら、水俣の教訓を引き出す作業が私には残されているような気がします。その辺をもう少し考えていけば、二人の先生方の、「おい、誰でもいいから関心があれば入れよ」という呼びか

けにも応えられるのではないかというふうに思っているということで、報告にかえさせていただきます。

水俣学の課題

司会　ありがとうございました。ここで私の方からパネラーの方々に共通の質問を一つさせていただこうと思います。

三人の先生は、全て「私にとっての水俣病の関わりとは何か」というところから話を始められました。おそらく水俣病事件というのはそういう形でしか語れないのかなとも思います。原田先生、富樫先生の場合にははっきりしています。これは羽江先生も今引用されましたように、この四〇年間で分かったことは、水俣病のことがよく分かっていなかったということであった、と簡単にパラフレイズするとそうなるかと思います。例えば、羽江先生のお話しにありました、水俣の教訓を差別の観点からどういうふうに引き出すかということですが、実は水俣の差別の問題というのは石牟礼道子さんの『苦海浄土』以来、語られ、書き続けられているわけです。にもかかわらず、今日なお問題にしなければならない。

そこで素直に思いますのは、これまで三〇年、四〇年かかってある意味ではできなかったことを、名前はともかく「水俣学」ということでやっていこうという志はあるとしても、果たしてできる保証はあるのですかということです。あと一〇年後二〇年後にやっぱり分かってないと確認することになるのではないかなと。挑発的ですが、こういう不安を感じます。そこで、それぞれの先生方に一つずつ具体的におたずねしたいと思います。まず、原田先生からは学際的な協力が必要であろうと提起されました。それから川本輝夫さんの例をあげながら、素人と専門家の関わり方、あるいは実際にはそれは逆転していて、素人と言われる人の方がはるかによく知っている。こういうあたりから何か構築できないかということですが、ただ私、聞いておりましてよく分からないのは、そのときに水俣学というものが対象とするものは何なのか。今日の先生の話ではさしあたり医学に限定なさっていたと思いますけれども、もう少し広がりのあることがあるのではないかという感じがしますので、その点をおたずねしたいと思います。

富樫先生に関しましては水俣病事件、富樫先生の中のクロノロジーを縦軸と横軸に十分に分解されて、言わば文明論とでもいいますか、大きな問題にたどり着かれたということですが、水俣病事件と今日、富樫先生が話されたこととの間には、ちょっと飛躍があるのではないか、時間の制約のためと思いますが、何か媒介項がないと飛びすぎているような気がするのです。逆に言いますと文明論から、あるいは今の近代批判、近代化が不十分であったということを言うためには、別に水俣病事件でなくてもいいのではなかったか。逆に言うとその間の媒介項というのはどのように考えるのかを、おたずねしたいと思います。

それから最後の羽江先生のお話ですが、差別の構造というのは、水俣においてもあるいは被差別部落においてもあるいは朝鮮人においても存在していると思います。被差別部落の人々が差別から解放されているかといったら、「差別されているから差別から解放されている」とはとても言えないということがあるものと思います。そうした構造がやはり水俣でも確認されているという気がしないでもないです。その事実を確認するということは貴重ですが、そこから出口の手がかりがないものか。水俣の教訓というふうにいうのは、ある意味ではたやすいと思いますけれども、もう少し一般論ではなくて手がかりのある話をしていただければと思いました。

医学の枠の中に閉じ込めてしまった問題

原田　私は医学が専門ですので医学の立場から申し上げたのですけれども、水俣病を四十年みてきて一番問題だったのは、これだけの大きな社会的・政治的な問題を医学という枠の中に閉じ込めてしまったことだったと思います。非常に抽象的な言い方だと思うのですけれども、もっと言うなら症候群の中に閉じ込めてしまったことがやはり最大の問題だったと思います。だから私は、水俣学というものがあるとすれば、それはいろいろな立場の人たちが自分の持ち場からみてお互いに影響を与え合う。例えば、医学からみた水俣病、あるいはマスコミから、法律からといろいろな切り口があると思うのです。お互いにみていくことでお互いの風通しをよくして、そしてお互いに自分の専門分野でさらに新しく展開していく。そういう場として私はイメージしています。その結果、何が水俣の解決になるかは分からないですね。おそらく十年経っても水俣の現状はほとんど変わらないかもしれない。しかしそういう作業がもし丹念にやられるとするならば、それぞれの分野で、例えば私は医学ですけども、水俣の問題は解決できないかもしれないけれども、水俣を通じて学ぶことが多少なりと、私の専門の分野に活かされてくるのではないか、たとえそれが少しずつだとしても、次々と若い人たちに受け継がれていけば、それぞれの分野で何かが実るのではないかというふうに思うのです。学際的研究をしたからといって、十年後には水俣病問題が解決するなんて、そんなふうには思ってはいません。ただ今言ったような作業を続けることによって、それぞれの生き様とか、それぞれの学問、あるいは専門的な知識に何かプラスになってくれたらというふうに思っています。

水俣病の示唆するもの

富樫　先ほどの花田さんのご指摘はもっともでありまして、問題提起としてもあまりにも大雑把すぎるのではないかというご指摘ではなかったかと思います。ただ私はある意味では意図的にやっているのです。今までは水俣病の問題というと患者の認定・補償の問題、それが終われば一件落着と、あまりにも思い込みすぎたのではないか。東京から見ると未だに水俣病というのは九州の一地方のローカルな事件というとらえ方をされてしまうところがあるわけです。それに対して、私は敢えて異議を申し立てたい。そんなレベルの問題じゃないと言いたいために申し上げたわけです。

それから、この間亡くなった川本輝夫さんが「今、水俣で必要なのは哲学だ」というふうに、どうも最近言っていたようなのですが、そのことを二・三日前の東京新聞に、編集委員が書いていて、昨日届いたので読ませてもらいました。私自身は三十年つきあってきましけど、川本さんからついぞそういうことは聞いたことはないのですけど、どうも亡くなる少し前くらいに、今水俣に必要なのは哲学だいうことを川本さんがぽろっともらしたというのです。それを読んで私は非常に意外な感じを受けたのです。というのは川本さんくらい、その時々の問題にこだわって、三十年闘い続けた人はいませんよね。人の患者の認定を勝ち取るために、どれほどあの人が頑張ってきたかということをよく知っていますからね。いつも話が細かいし具体的ですよ、川本さんという人は。そういう人があれだけの闘争をやってきたあげく、今水俣に必要なのは哲学だと思ったというのは、ある意味では示唆的だと思っています。だから大雑把でも、とにかく今パースペクティブをもっともっと広げていくという努力が必要だと思います。

一方では、水俣の問題を早く終わらせたいという人たちがいて、そのためにできるだけ水俣病を地方的な小さな事件に封じ込めたがっているわけです。それに対して、あえて私はアンチテーゼを出すべきだと思っています。しかしそれと同時に、調査をしたり論文を書きます。論文を書くときは、こういう大雑把なことは言いませんよね。それは徹底して資料に基づいて実証的に分析していきます。そうしないと説得力はありません。今日はものすごく大風呂敷を広げましたけど、一人の研究者としては、実証的な緻密な分析を通して大きな問題につなげていくということに実際はなるわけです。両面が必要ですよ。大雑把なことだけ言ってもだめ。かといって非常に具体的な局面や問題だけでもだめですね。両方必要ではないかというのが私の考えです。

人権問題として個別に取り上げる作業を

羽江　研究者が、あるいは研究者たちではなくて支援者あるいは患者さん本人が四十年もかかってやってきたこと、そこからどうも水俣病事件の全体像がはっきりしてこないということに、これから取り組めるのかと問われたわけですけれども。一つはこの四十年間の水俣病事件史をみてみると、お二人の先生方がおっしゃったように見る本人・主体が変わることによって、水俣病、あるいは水俣病事件が像を変える。そういうものだろうと、私も思うわけです。付き合えば付き合うほど、だんだんこちらが深みにはまるという感じですね。足尾鉱毒事件を例にしても、今日でもなお研究者の研究がある。栃木の一地域の人たちは地方史研究という形で研究を続けている。そこに水俣学の根拠を求めるならば、水俣学というのも、次第に像を形成していく可能性はあると思います。その条件としては、みんなができるだけ広い形で、研究者だけではなくて素人を含めて参加するような、そういう研究のあり方が求められているだろうと思います。それから具体的に差別と被差別という関係が認められる水俣に解放の手がかりがあるのかというと、まあ具体的に事件を通じて云々ということではいま語れません。

けれども、仕方がなしにこれしかないという形で選択されている「もやい直し」に象徴される、あの地域づくりがあります。水俣再生の地域づくりというものの、イメージの貧困さが現在認められますが、差別・被差別の関係をこえる試みだと思います。それから原田先生がちょっと指摘されましたけど、川本さんの言葉を使いながら福祉ということが最終的になるだろうということを言われた。私たちの人権認識の確かさと具体性を考えると、これからの重要なテーマであり、それを少し追ってみないと解放の手がかりはないだろうと、思います。

ただ言えることは、川本さんを部落民と同じようなことをする奴だという言い方で罵倒した嫌がらせの手紙は、実は被差別部落民が水平社以来やってきた糾弾闘争は「怖い」というイメージと重ねているわけですね。無理難題を押しつけて「うん」と言わせるのを川本さんとだぶらせる。あるいは理屈に合わないことを言うのは、私みたいな年代の人間というのは「朝鮮の人たち」が言うことだと、あるいは「中国の人たち」が言うことだという偏見が、国民学校の教育を受けている人間にはインプットされているわけで、非常に有効な嫌がらせの言葉になるわけです。そういう意味では水俣病の患者さんに対する差別といったときに、あの嫌がらせの手紙に象徴されるように全ての被差別者に対する差別の手法と思想というものがあそこにぎゅっと集まってしまった思いがします。その辺で、もう一回石田雄さんが政治的な分析をなさったわけですけど、石田さんの言葉で言うと、巾の行政の頂点から下に行けば行くほど非政治的になり、しかもそこで政治的なイデオロギー性は貫徹する。水俣病を忘れるためのイデオロギーが貫徹し、横の広がりの中で、同調性が作り出される。その指摘をもう一回、分断分裂されている水俣の人々の中にある人権問題として個別に取り上げる作業をしていくときに、解放の見通しはあると私は思います。

質疑応答・意見交換

司会 ありがとうございました。ここからはもう少しフリーに議論をしていければと思います。それではどうぞご自由にお手を挙げて質問なりしていただければと思います。よろしくお願いします。

THINK GLOBAL, ACT LOCAL の視点を

〈会場〉 お話をうかがっていて水俣学というものがまだ見えてこないというのが正直な感想です。水俣病についての話をしておられるのか、水俣学というもう少し理念をもった体系的なものに昇華させてお話しされているのかよく分からないというのが正直な感想です。で特に思ったのが、花田先生がおっしゃった、富樫先生の文明論的な話になりましたけど、たぶん富樫先生みたいなグローバルな視点が水俣学を構築するために絶対必要ではないかなと思います。そういう学問的なものにするのであれば、よく環境問題で言われるようにグローバルに考えてローカルに行動する、THINK GLOBAL, ACT LOCAL が必要なのではないかと思います。水俣病事件を負の遺産として活かすということは、別の国で別の人たちが、いろいろなドラマとして起きる次の水俣病なりの被害を防いでいくということではないでしょうか。だからもうちょっと学問的な体系を探っていった方が非常に有効ではないかな。そこでグローバルな視点は絶対必要で、その上でローカルな行動も広がるのかなと正直に思いました。

原田 なんて答えていいのか分からないですけど、そんなにはまだ見えてないのです。ただ今までの水俣病の

経験からすると従来のやり方ではいけないと思っているわけです。あなたが言う通りに、もっとグローバルなものを求めようとすることには異論はないのですが、ただ、具体的に何をどうするかというのはそんなにまだ見えているわけではない。例えば、今から新しくする人は新しく問題を見つけてやっていく。あるいは今まである程度やってきた人は自分のやってきたことを振り返るという中から、何が欠けていたかを考察して新しく方法を構築していく、そういう場としての学ですね。まずだいたい「学」という言葉がいいかどうかということが問題ですよ。ただ、なんかそういう実践をしたり考えたり、それは他のことをやっていてもいいわけです。例えば足尾なら足尾のことでもいいし、ほかのことでもいい。その人たちがお互いに何かを持ち寄って、そして新しい、きざですけど新しい何かをつくろうとする場としてのもの、「学」というより、まあ交流の場でもいいですけどね、それこそ学問的な交流をし、お互いを批判し、さっき私がいくつかの例を上げたように、専門家という壁をお互いに突き破って新しい何かができないかということなのです。例えば教科書なんかには環境学とか何とか学とか最初に定義があるけど、水俣学にはそんなものはありません。むしろそういうものをとっ払って、今から、何か新しい知的作業のあり方を作ろうと考えているということでしかないです。これが答えになったかどうか分からないですけど。

富樫　ちょっとざっくばらんな話をさせていただきますと、今度ここで、水俣病のシンポジウムをやるので、原田先生からぜひひっきあってくれという話があり、いいですよということで引き受けたのですけど、その後、どういうテーマでシンポジウムするのかいっこうに連絡がないんですよ。そしたら、何日か前にビラを送ってきまして、「水俣学の構想力を求めて」と書いてあって、正直ぎょっとしてしまいました。提唱者の原田さんは一体どういうイメージで「水俣学」なるものを考えておられるのかな。そういうことを最小限度まず事前に知らせてもらわないと、私はどうしようもないと思って待っていましたが、一向にこないんですよね。そのうち事務局長の花田さんから、ちょっと事前に打ち合わせをしたいという事務的な連絡が入りまして、そのときは花田さんに電話をいたしまして、「今こういう状況で非常に困っています。ところで司会をされる花田さんはどういうふうに水俣学というものを考えておられますか。そして今日のシンポジウムはどういう展開になるんですか」と聞いたら、「私も分かりません」と言うから、そういう状況なんですよ。まあいずれ言い出しっぺの原田先生にはペーパーくらい書いてもらわないといかんなと思っていますけれどもね。ですから私自身の頭の中にも、ほとんど「水俣学」のイメージがまだ湧いてきてません。

ただ、ここで思ったことですけど、「水俣学」という言い方、ネーミングの付け方は、ある意味では極めて日本的だなという感じがしています。例えばアメリカとかあるいはフランスとかドイツで、こういうネーミングをするだろうかというと、たぶんないと思いますね。だから、そういう意味では非常に日本的なイメージという感じがしています、おそらく欧米の人間からみたら、「水俣学」というネーミングというのは違和感があると思いますよ。ここにも欧米の方々が参加してますが、たぶん欧米の人たちはもっとかっちりとした学問の体系をイメージしておりますので、その中にふわっとした「水俣学」というものが出てくると、どこにこれを位置付けていいか分からないだろうと思いますね。そういうふうにまあ非常に柔らかいとらえ方で、これまでの学問とは結びつきにくいですね。むしろその辺にねらいを定めているのかなという気がしないでもない。つまり、これまでのかなり固定的な学問の体系なり、専門分野の細分化という現状に対して、ゲリラ的に風穴を開けるという試みですね。

「水俣学」という、なかなか定義しにくい、ふわっとしたものを投げることによって、今までの学問、あるいは水俣病事件で言えば、認定、補償、裁判などの形でバラバラに処理されてきたことに対して一つのアンチテーゼを出すという、そんなイメージではないかというのが現時点での私の受け取り方です。これでは全然お答えにはなっていないと思いますけど。

水俣学に期待して

〈会場〉 富樫先生と原田先生にご質問いたします。私は今日、水俣学が今度学園大にできるということで期待して、はるばる田舎から参りました。

富樫先生の最終講義がございまして、私も行こうかなと思っておりましたら、他の用件で参りませんでしたが、新聞記事に先生の最終講義の中で専門分野だけを守っていては水俣病問題には取り組めなかったとありました。ところで「水俣病を告発する会」の最初の代表者は本田啓吉先生でございました。彼がいつも言っておりましたのは、「俺は文学を勉強しているのが問題だ。医者ならばいいけれども」ということでした。もう一回申しますと、「俺は文学だもんな、医者ならばもっと活発な活動ができるけれども」といつも言っておりました。ところで先ほど、川本輝夫さんが哲学が必要だということをおっしゃったことをご披露なさいましけれど、水俣学の今後に必要なものは医学、法学、社会学、それから哲学、その他の学問で、これ以外にどういうような学問に取り組んだならば、立派な水俣学ができるか、非常に雑な質問でございますけれども、お答えいただいたら非常にありがたい。

富樫 この間熊大でやりました最終講義は、最後の結びのところで「越境」ということを申し上げたのです。私は三〇年水俣病の研究をやってきましたけど、それは振り返ってみるとある意味では越境者の歩みであった。

越境者にならざるを得なかったという話をしたわけであります。これはどういう意味かと申しますと、水俣病問題というか水俣病事件というのは、非常に巨大な事件であって、多面的な要素を持っているわけですね。ところが今の学問というのは非常に細分化されている。細分化しなければ、専門研究はやっていけないし、学界で認められないという状況にあるわけですね。それは日本だけではなくて世界的にもそうです。そういう学問のあり方と水俣病事件というのは全然マッチしないのです。

私は長い間大学では民事訴訟法の教師として飯を食わしてもらったわけだけど、そういう自分の本来の専門分野をしっかり守って、水俣病にどれだけ取り組めるかというと、接点は本当にあるかないかという程度ですよ、私の場合は。原田さんの場合は医学だからもっと接点は広いと思いますけどね。ところが、水俣のような問題は、細分化された専門分野を遥かに越えて、グローバルですよ。それに対して現代の学問状況ではトータルには向かい合えない状況にあるわけです。

この間も最後のところで、「私の三十年の経験は、ある意味では学問はこれでいいんですかという意味も込められているんですよ」ということを言いました。それでは、水俣病は一〇くらいの側面をもっていて、一〇人のそれぞれの専門分野をもった人間が集まってやれば解明できるかというと、そういうものでもないんですよ。そこは非常に難しいです。医学だってものすごく広いですよね。臨床もあり病理もあり疫学もありですから。しかもその中でさらに分かれてるわけでしょう。そういう医学の問題にも首を突っ込んで、医学者とも討論しながらでなければ、おそらく法律の専門家として水俣病に取り組むということは不可能でしたね。同じことは、例えば二、三人の技術者とも討論し、水銀分析を専門とする人たちとも討論しなければならないというのが、この三〇年の経過です。そうすると否応なしに本業は疎かになるわけですね。学会レベルの、民事訴訟法学の業績というのは、本当に緻密な論文なわけですよ。ところが飯の種だけしか書かない。それ以外は、水俣病問題に取り組む。こういうことで三〇年やってきたわけです。そのことをあえて、学問上の越境であったと申し上げたわけです。

おそらく水俣の問題だけではなくて、今後出てくる問題は、多かれ少なかれそういう側面が増えてくると思います。たとえば現代医学は一人の人間をたくさんの部品の寄せ集めと考え、部品ごとに専門化して、研究し治療をしていく。そのような取り組み方でいいのかということを私は考えているわけです。かといって、それぞれの専門をちょこちょこちょこっとかじって、はい、私は水俣病の研究をトータルにやっていますと言えるかというと、これがまた言えないのです。そこはそれなりに、やはり専門的でなければいけないわけですよ。その辺のジレンマは非常にありますね。

原田　責任が重くなってきました。なんか言い出しっぺみたいにされちゃったのですけど。言葉だけが一人歩きすると困ると思います。今富樫先生が言われたこと、あるいは私が喋ったことでお分かりだと思いますけど、すでに今までやってきているわけです。また、その既存の学問ではどうしようもなく、その壁を実際に破らなければできなかったわけです。だから今までやってきたことなので、何かここで「水俣学」という新しいものができて何かが起こっていくという、言葉だけが一人歩きすると困るなと思っています。これは従来やってきたことなのです。それをもう少しきちんと確認して、そういったものを核にして、それにみんなでどんどん参加してくださいという意味なので、水俣学の専門家がいるわけでも何でもありませんし、決まった定義があるわけでもない。まあ、既存の学問の領域を超えて、手探りでやっていこうとしているということを付け加えさせていただきました。

差別の全体像を明らかに

〈会場〉 そこで先ほど羽江さんがおっしゃったことですが、水俣の市民にとってこれは一つのトラウマである、心の傷であったという表現の仕方、私はそれは非常にヒントになる言い方だと思うのです。今後水俣学という格好で見ていく場合、その全体構造をつかむ場合に、患者さんたちについては相当明らかにされていますけれど、私たちも含めてそれを無視した人間とか、あるいは差別した側の人間、あるいは膨大な周囲の人たち、そういうものがあったからこそある意味では悲劇だったわけですね。そういうところを今後大きな未解決な分野として考えていく必要があると思うのですけど、いかがでしょうか。

羽江 これからのということになれば、それでいいだろうと思います。特に人権という視点で、まだまだ水俣病は終わっていないという認識に立つと、そこの差別する側とされる側の相克というものがあるし、それが水俣市全体あるいは芦北地域を含めて対立し、亀裂が入っているわけですね。また、その亀裂のレベルは多層をなしています。そういうことを踏まえた上でどのように水俣を再組織化していくか。その点を水俣学に引き寄せてみると、原田先生はたまたま患者さんの側に立って、そして努力をされたのですね。自分の専門知識を役立てられた。しかし原田先生のような医学者ばかりではなくて、環境庁や厚生省の手先として、いっぱい自分の専門技術や知識を役立てて名誉を得た方もいるわけですよ。その人たちの知的な遺産というものも取り込みながら、水俣学というものを構想し、なおかつ全体像を明らかにしていくということは、それぞれの分野で出来るかなというふうに思います。それほどトラウマという言葉が持っている意味はとても厳しい。未来を見通した場合にかなり難しい問題であり、癒されない傷ととらえられたら困るわけです。そうした場合に癒されない傷を持った人たちが手を結べるのかという問題が出てくるだろう。その辺のところで水俣病は終わった。水に流そう。という形を何度目かの水俣病は終わったという声の中に私は感じます。そういう意味でまだ終わってないよと言いたいのです。

富樫　今、おっしゃったことは、非常に重要な視点ではないかと思います。これは今までの水俣病事件史のとらえ方とも大いに関係してくると思いますけど、とにかく六八年から患者の闘争というのが全国で展開していったわけですね。闘争の論理というのは常に敵味方の論理です。中間はないわけです。結局、敵は徹底的に叩けと、味方は徹底的に守れということになっていくわけだし、敵のやってきたことは全て悪であり、味方のやってきたことは善であるという勧善懲悪の論理になっていくわけですね。そういうのは闘争が継続しているときには、それなりの説得力を持ち得たと思います。ところが一九九五年の政治解決でもって認定補償の問題に大きな区切りがつきました。まだ関西訴訟は残っておりますけど、大勢はもう決したという感じですよ。そういう状況の中で、改めて過去のしがらみというか、私は闘争史観といってるんですけど、闘争史観に縛られたものの見方というものからある程度解放されて、今まで全く視野の中に入ってなかったようなグループですね、水俣の市民でいえば中間層というか平均的な市民のところをきちんと分析してみるということはとても重要なことではないかなと思いますね。

司会　まだ水俣学について議論が続いておりますが、そのあたりについて質問なり発言なりございましたら、宣しくお願いいします。

近代科学の検証と再構築のきっかけに

〈会場〉　すみません、研究者の立場から質問いたします。

水俣学ということで色々と議論が展開しているようですけど、原田先生のお話、富樫先生のお話ですが、私、社会学を専攻しているもので羽江先生の話はちょっと別立てにさせていただきますが、お二方の医学、法律学の立場からのお話、色々共通して水俣学を構想するにふさわしい、それを支えるだけの問題提起がなされていると思いました。要約的に言うとおそらく近代科学の方法論というのをどのような形で相対化して、そしてそれを組み直していくのか、という、そういった問題提起の重要性ということをこの水俣病事件というのは強く物語っているということを言ってくださったというふうに理解しております。

例えば、原田先生の場合ですと医学の立場からですね、水俣病の病像というのですか、よく言われる有機水銀中毒が原因となって生まれる症状、これを水俣病の病像としてとらえるというとらえ方ですが、おそらくこういう近代医学に特有の因果論に立ったとらえ方では、水俣病の病像というのはとらえきれないのだということを定義なさっていると理解しております。それから富樫先生の場合も、裁判の過程でチッソの過失責任を立証できるかどうか、これが非常に近代の法学的な観点で水俣病事件を集約的にとらえていると思うのです。

ところで、そうではない、単なる公害事件としてもとらえきれない、非常に構造的な広がりを持っているのが水俣病事件だと。こういったところから、近代科学が戦後分化を遂げて多角化している方法論では、見えない事態を何とか捉えようとしている努力がここにあるのだというのですね。ですから広く浅くでももちろんないし、狭く深くでもない。そういう意味では違ったパラダイムをここで構成していくことが必要だろう。その出発点が水俣のこの事件であるという定義をなさっていると思うのですね。別の所で、水俣をあらわすのに、特に地球環境の危機ということが懸念される中で、いきおい、漢字の水俣ではなくて、広島長崎と同じようにカタカナで、「ミナマタ」と書かれそうになって、私はこれはどうもおかしいと考えたのです。やはり漢字で「水俣」と書いて、水俣という地域そして地域の歴史が作り出した事件として、その構造性を解明していくことが必要であって、それがそれほど新しい学問の体系を樹立していく重要な出発点の一つになっているというとらえ方を定義なさっているというふうに理解しております。

議論ができないのは、とにかくやってみないことには、どうしようもなかろうという気がしますけれども、この辺についてのお二人の先生の考えを少し聞けたらと思います。

原田 いや、もう、ありがとうございます。よくまとめていただいたという感想です。

私がわりとよく使うのですけれども、水俣病は鏡みたいなものだと思っています。これに映してみるとですね、いろいろなものが見えているわけです。しかしそれは普通の鏡とは違って、見方によっては歪んでも丸くもどうでも見える、水俣病はそんな事件だと思っています。だからとにかくいろいろな分野、別にそれは研究というふうに限らなくていいので、一人ひとりの生き様みたいなのをそこに映したときに見えてくる、自分が見えてくる。そういうテーマだと思うのです。だから、「学」といっても研究者だけがやるっていうイメージでもないですよ。市民に開放して、というか素人も参加して、みんなで寄ってわいわいやろうやという感じが、私としては強いわけです。それは先刻の川本さんの話で分かるように、専門家と素人とは何かということです。だからあんまり言葉だけで「学学学」といくと、本当にガクガクっといくんじゃないかと思います（笑）。

富樫 私自身はもうちょっと「水俣学」をまじめに考えています。今たくさんある学問分野や専門分野の一つとして水俣学を構築するのは、全然意味がないと思っていますよ。そうではなくて既存の学問の体系なり、あるいはスタイルというものに、一つのアンチテーゼとしてならば、水俣学という、問題提起にそれなりの意味があるのではないかなと思います。そうするためには一方では水俣病に関連するいろいろな多角的な研究を進めながら、他方でそれを大きな視点で総合化していくという、両方の作業が必要じゃないかというふうに思いますね。多くの課題はこれから取り組まなければいけないものだと思います。

貧しいながらも過去四〇年くらい、ある程度の研究の蓄積はありますので、それをもう一度検証し直すという作業も重要なのではないか。水俣病研究会の方は、この間発行しました『水俣病研究』という年報の第二号の研究会をもう始めています。第二号では水俣病医学の問題を特集しようと思っています。そういう場合にも、過去の検証はどうしても必要ですね。四〇年間、かなり細分化されたいろいろな医学の分野の人たちがやってこられたことが一体何であったのか。

有機水銀説一つ取り上げてみても、一九五九年七月に発表された当時、水俣を取り囲む当時の日本の政治社会状況に対してどのようなインパクトを与えたのか。そこにはもちろん官僚も出てくるし、チッソも出てくるし、漁民や患者も出てくるわけですが、そういう人たちがどういう事実上の受け止め方をして、どういうリアクションを引き起こしてきたのかというようなことをもう一度きちんと整理して検証してみる必要があると思うのです。今まではそういうことをやっている暇がなかった。認定・補償を求める患者達が沢山出てきまして、特に原田先生なんか他に代えがたい貴重な医学者ですからあっちにもこっちにも引っぱり出されるという状態で走りつづけてきたと思うのです。それはある意味では研究者にとってはマイナスでもあって、じっくりものを考えるということがなかなか許されなかった状況だと思うんですね。最近ようやく落ち着いてものを考えられる状況になってきたように思うんです。例えば過去四〇年の熊大の研究班を中心とした水俣病医学の歩みは、相当にドロドロしているものですから、教科書に書いてあるような内容ではとても収まらない、そういう複雑な経過をたどっています。そういうことはきちんと明らかにしておく必要がある。なぜある時点でとんでもない方向に行っちゃったのかということもきちんとおさえておく必要があると思います。
　そういうことを考えていくと、結局、単なる臨床や病理の問題にはとどまり得なくなってしまいますよね。水俣病のどんな論点でもいい、一点突破式にたどっていくとですね、結局、日本の近代という鉱脈に否応なしにぶつかるというのが私のイメージです。そういうものを横につなげていったものが、ある意味では「水俣学」ではないか、そしてこれが、いろいろな意味で、二十一世紀に対しても重要なメッセージを含んでいるのではないかという予感がしています。

羽江　学としてのお話が続いているのですけれども、聞いておりますと、実は今私が飯を食わしてもらっている社会学というのは、近代二百年の歴史とともに歩んできた若い学問です。創始者がコントだとかロバート・オーエンだとかサン・シモンだとかご存じの名前をあげれば、一挙にでてきますが、その辺から社会学が始まってすでに二百年経っているが、まだまだ他の学問に比べると、若い学問であるというふうに言われています。それが一つ。それからもう一つは、サン・シモンなりオーエンなり、あるいはコントが目指した、そして書き残したものは、社会学史をやっている人たちから総合社会学と名付けられているものです。総合社会学というのは実はいい言葉で表現すると、いろいろな花を生けた花瓶のようなもので、悪い言葉で罵倒すると、何でもかんでもが捨てられているゴミ溜のような学問だと。こういう批判を初期の社会学に対して投げつけて、一つの個別科学としての社会学を構想するという歩みが進んでいるわけです。その結果として、それぞれ細分化されて、小さなところで蛸壺のような状態の研究しかしないと研究者にもなれないし、研究者としての評価も受けない。こういう状態がいま社会学でも作られております。
　しかし、それに対して私は批判的なんです。社会学の始まり、例えばコントなんかをみましても、トータルに社会全体をつかまえようじゃないかと努力しているのです。ですから水俣は水俣としてトータルに把握したときにどうとらえられるのか、映ってくるのかと努力することに魅力を感じるのです。コント達にはフランス市民革命後の進歩と反動、そしてそれを突き抜けて社会主義を含む新しい社会変化の方向をトータルにつかまえようじゃないかという意図がはっきりしている。「進歩と反動」の時期を「和解」以前とするならば、「もやい直し」と言われる現在は社会学を生み出した時期と重なるのではと思います。それが成功しているかはまた別ですけれども。そういう、全体としてトータルに把握するという視点に立ったときに、私は水俣学と表現してもいいんじゃないかと積極的に思っております。

なお、個別の研究者あるいは日常生活を営んでいる市民と言われている人たちも、実はそれぞれの持ち場、そこで生きていかなくてはならないという場が与えられ、その場を無視しては、どうにもこうにもならない。そういう葛藤の中で全体を見回している。そういうものが水俣学を考えるときに反映するだろうなと思っております。ですから、水俣学を積極的に私は考えた場合、水俣学の歩むであろう道を、社会学が歩んできた歩みと重ねつつその見通しを考えております。

それからもう一つ、水俣学の構想で、私がはっきりさせたい点は、例えば最初の発言に、環境社会学あるいは環境学で、THINK GLOBAL, ACT LOCAL と言われたわけですが、水俣学もまた現実から距離を置いたまま、実践とは無関係だと考えてはいけないということです。つまり個別細分化された具体的な問題を考えて、そこにある一定の解決あるいは解答を見出す。その場合においてもその個別的、具体的なものが、実は抽象的・一般的な次元の像を構成するかけがえのないものだと思うわけです。それは環境論や水俣学ということだけではなく、実は私たちが個別の問題を考えるときに、いつも全体を睨みながらというふうに教えられたことだということをちょっと付け加えたいと思います。

そういう意味で水俣の具体的な人々の生活と、あるいは患者さんと関わりながら個別に、原田先生のように、この患者さんにどうしたら治療できるのか、あるいは富樫先生のようにこういう訴訟に対してどういう法的な手段が講じられるかという場合も、やっぱり現在の日本の法制度なり、あるいは世界の法制度を睨みながら知恵がでてくるし、それを後ろからどんっと押してくれる力が、川本輝夫さんであったり浜元二徳さんであったりしたんじゃないかというふうに私は思っております。

原田　私が一つ言いたいのはですね、水俣学でも何でもいいのですが、やはり研究するということはある明確な目的があると思うのですよ。それは水俣の被害者のためにならないような研究はしない方がいいと私は思うわけです。学問にいろいろな立場があるというのはよく分かります。だけど医学というのは非常に単純です。なんのために医学を研究するか、それは患者のためにする。他に何のためというのはないわけです。だから水俣学というのは何のためにするかというと、それこそ被害者のためになるような学問でなければいけないというのは明確ではないかと思うのです。偏ってますかね。医学は中立だとか、科学は中立だとよく言われます。力関係が平等なときは中立があるかもしれないけれども、全然力関係が違うときにですね、中立ということはないわけです。もし水俣学というのがあって、それを研究する以上は、被害者の側に立つ、弱者の側に立つという明確な目的が必要と思います。しかし、本当に被害者のためになるのかどうか、それははっきりは分かりませんよね。なると思ってやったことがならなかったり、ならんと思ってやったことがなることもあり得るけれども、だけど最終的には被害者というか弱者のためと、目的はちゃんとしておかないとおかしくなるんじゃないでしょうか。

「負の遺産」を伝える公害教育を

〈会場〉 私はちょうど研究者と現場の中途半端な立場ですけど、熊本学園大学の非常勤講師をしております、田中です。

先ほどお話にでましたように、二極対立の図でみていくと非常に狭くなってしまうというのは事実だと思います。私はちょうど一九六〇年の三池争議それから新日鉄の争議両方に関わりをもちましたものですから、よく現場でみております。確かに期末の闘争の局面に入りますとですね、非常に大雑把な言い方をしますと、二極対立ではなくて一対一対八、つまり一割は徹底的に組合員と、一割は会社の事務局と八割が後、重りのついたほうに準ずる。そういうわけで八割の争奪戦になるわけです。その八割の中に意外にいろいろな真実が含まれている。生活がかかっていたり、人権がかかっていたりするわけです。そういうものを細かく分析すると、やはり一つ見えてくるものがあるわけですね。それは理解できるのですが、最後に原田先生がおっしゃったように、それでいてなお貫かなければならない立場はあるのではないか。それが最後に残るのではないかという気がするわけです。

それは何なのかというのを考えたときに、一つの価値観を前提にせざるを得ない。そこで今度は羽江先生のお立場に質問が及ぶわけですけど、実は今、熊本県の教育委員会がどのような環境教育の副読本を出しているかご存じでしょうか、皆さん。実は、かつて水俣湾を埋め立てました県の公害部長が、その後、県の教育長になりまして、そのとき副読本が出ております。そしてその県の教育長はその後、県の技術課長になりまして退職しております。その後の公害部長は今の副知事であります。そういう時に出来た県の公害教育の副読本の水俣病のところには何と書いてあるかと見ますと、そこに患者のことは何にも出て参りません。一つも出てないのです。ただプランクトンから食物連鎖で水銀が人体に入っていくことだけしか書いておりません。それで水俣病を語ったことになるだろうかということが一つ。それからそのコメントのところに、いたずらに企業のことだけでなくて、中学生一人ひとりのことについても、責任についても考えよう。別に中学生が水俣病起こしたわけではないのにそう書いてあります。それから四日市の教育委員会の指導書類を見るともっと悪いそうです。四日市の教育委員会の指導書類を見ますと、悪い空気は吸わないことと書いてあるのです。それからできるだけ空気のきれいなところに行くべきだと書いてあります。

そういうふうな教育を見ていくと、結局、最終的には患者を追いつめるような、あらゆる発言になっていくのではないか。いわゆるニセ患者発言という形になっていくのではないか。だからそこをきちんと正すためには、どうしてもある意味では、何らかの一つの解釈を鮮明にするという立場、あるいは川本輝夫さんが必要だと言われた哲学が必要になってくるのではないかと思います。そうしますと、例えばブラジルの環境会議で具体的に確認されましたように、世代間の平等という概念を引用しますならば、おそらくこの二十世紀最大の負の遺産というのは、二つの世界大戦と水俣病に代表される環境公害問題だろうと思うのです。そうすると、その世代間の平等といえば、当然負の遺産を引き継がなければならない。この二十世紀のおかしな負の遺産を引き継ぐためには、その教育というシステムを十分に議論しなくてはならないという気がするわけです。こういう会合だけではとてもその問題をいわゆる民衆規模に広げて、それを有効に活用することはできないと思うのです。

教育委員会では「公害教育」という言葉を大変嫌いまして、「環境教育」としか言いませんね。そういう状態の中では、おそらくこのような差別の状態が、拡大、再生産されているだろう。現に私は熊大でも教鞭をとっておりますが、そこの学生たちにアンケートをとってみますと、おそらく水俣出身の学生で、水俣病研究サークルの教育を受けてきた者もいるのではないかと思いますけれども、水俣については初めて聞いただとか、今までそんな深刻な話は聞いたことがないと答えるのですね。だから、そこをもう少しきちんと整理していく、そしてそういう環境・公害の教育とか、あるいはそういうものをまとめる現代史学だとか、そういうものを当然水俣学の中に位置づけていく必要があるのではないかという気がするわけです。そうすると、水俣学はどうであるかというよりも、それぞれの研究者なり市民みんなが、なすべきことをなす、その足跡が水俣学になっていくのではないかという気がします。

司会　ありがとうございました。まあ水俣学もいいけれども、課題は具体的に山積しているぞということで、それをどうするのだという発言であったかと思いますけれども、ここで、最後に順番を変えまして、羽江先生、富樫先生、原田先生という順番で、時間がありませんのでほんの少しずつまとめていただければと思います。

羽江　いま、私が水俣というと、まずイメージが頭の中に浮かんでくるのは、お父さんが亡くなられた、つい最近川本さんよりちょっと前にお父さんが亡くなられた坂本しのぶさんの顔です。しのぶさんは、次にお母さんが亡くなられる。そうするとしのぶさんどうなるのだろう、どうするのだろうと思うし、写真家としてある意味では本当に実力をもっている半永一光くんの顔がぱっと浮かんでくる。そういう意味では私は水俣学であろうとなかろうと、ここに今日参加されてる方々に特に水俣のそういう患者さん、胎児性の患者さんと友達になってあげてほしい、なってくださいというお願いをまとめとしたいと思います。

今の言い方でしのぶさんや半永さんや患者の人たちが水俣病にかかって気の毒だ、同情すべき対象だと言ったかのように聞こえたら、それは誤解ですと申し上げます。それは私が一方でずっとかかわってきている部落問題をめぐってですけれども、私は被差別部落の人たちが長年にわたって差別し続けられてきたかわいそうな人たちだとは思っておりません。そして彼らの歴史を、差別された歴史だとも考えておりません。彼らの歴史は差別と闘い、差別を克服してきた歴史だと思っております。その意味では水俣病の患者さん、あるいはしのぶさんにしたって半永さんにしたって、私は水俣病に冒されたかわいそうな人だとはちっとも思っておりませんし、これまでの水俣病の患者さん達の歩みは、きちんと問題を提起し人権を確立するために困難な闘争をやり続け今に至った、つまり権力さえも環境という言葉で受け止めなければならなくなった、患者さんの立場からいえば、悔しくてたまらないけれども、国としてはあのような和解をせざるを得なかったという意味でも、私は単なる気の毒な被害者というイメージは持っておりません。我々が人間としてのあり方を妨げられた時、どのように立ち向かっていかなければいけないか生き抜かなければならないかということを私たちに教えている仲間の一人だと彼らを思っております。いろいろな人間が原田先生の呼びかけで色々と集まって、初期の富樫先生たちが始め、さまざまの分野の人たちが一緒になってああでもないこうでもないといったあの水俣病研究会、ああいうものがもう少し大きく広がりをもった形で実現すれば、一つの総合学としての水俣学の可能性があるのではないかと思います。

富樫　今日は、「水俣学」というそれなりにかなり刺激的なテーマについて初めてシンポジウムに参加させていただいて、とても有意義だったと思います。先ほど、会場の皆さんから出ているご意見ご指摘は私自身も刺激になりましたし、今後いろいろ参考にさせていただきたいと思います。しかし、どうも今日のシンポジウムは最初から最後まで「水俣学」とは一体何だろうということで終始してしまったのではないかという印象をもちました。そしてそれに対する一番具体的な手がかりは、要するにこの三十数年原田さんなり私なりがやってきたことを振り返ればそれが「水俣学」というものではなかったかというのが、たぶん一番具体的なヒントではないかと思います。それをもっときちんとした形でまとめてほしい、整理してほしいと言われると、今はその用意がないわけです。だから原田先生なり我々がやってきたことをどう対象化するかということが、あるいは水俣学としてのさしあたりの答えになるかもしれないなと、そういう印象をもちました。

それと、これは三十年いろいろな形で水俣病問題に関わってきた一人の人間としての感想でありますけれども、水俣の問題に取り組むことによってずいぶんと鍛えられてきたと思うのです。おそらく水俣病問題に出会わなければ現在の私はなかったと思いますし、こんなにタフになれたかなという気もしています。これは本当に気の長い問題ですので、別に水俣学についても一年で答えを出す必要はないと私は思います。そんな問題ではない、水俣病の問題は。原田先生がそうであるように、一生をかけてこつこつと強靭な精神をもって取り組むべきテーマだと私は思います。そういう意味では皆さんも、あまり性急な答えを我々に求めないでほしいと思います。

原田　何とまとめていいのか分からないのですけれども、たまたま川本輝夫さんが亡くなったということも非常に私は因縁めいた気がするのです。水俣学を私に教えてくれた、既存の学問の枠組みをこんなものじゃないかと言ってくれたのが川本さんだったろうと私は思います。水俣学という言葉がもしあるとするならば、従来の権威とか、専門家とか、専門領域とか、概念、そういうものから解放する学問だというふうに言ってもいいのではないかと思っております。それから、川本さんが最後は福祉だと言ってました。だからそこにつなげていくように、目的はやはり誰のために何のためにするのかということが、片方では旗幟鮮明にしながらやっていきたい。あと何年やれるか分からないけれども、次の私のテーマは若い人と一緒にやることだと思っています。今日は若い人もみえているので今後期待したいと思っています。

司会　どうもありがとうございました。始まったばかりで結論はないのですが、続けていきたいと思います。それでは今日は長時間にわたってありがとうございました。

（一九九九年二月二十七日、於・熊本学園大学図書館ＡＶホール）

編者あとがき

本書は、本書の編者の一人である原田正純を中心として形成された「水俣学プロジェクト」にもとづく最初の研究成果である。

この「水俣学プロジェクト」は一九九九年より始動しているが、大きくわけて三つの活動から成り立っている。一つは、研究プロジェクトである。二〇〇〇年より「和解後の水俣地域市民社会の再生に関する総合的研究」として研究チームが立ち上げられ、トヨタ財団からの研究助成をうけた。これには、熊本学園大学を中心に九人の研究者が参加した。多くのメンバーはそれぞれ自分の専門領域を持った研究者で、水俣研究ではレイト・カマーであった。水俣での合宿や研究会、さらに新潟水俣病や富山イタイイタイ病の現地視察を行ない、経験を共有する形で学の形成を果たしてきた。ついで、二〇〇二年には「負の遺産としての公害、水俣病事件と水俣地域市民社会の再生に関する総合的研究——水俣学の構築・発展に向けて」として新たに研究チームを再編し、十三名で研究を進めている。このプロジェクトチームにおいては、あらたに障害学や老年社会学のメンバーが加わり、「学際的」な取り組みを行なっているところである。

二つ目は水俣学講座の開設である。これは熊本学園大学社会福祉学部福祉環境学科の専門課程の授業として設置され、二年あまりの準備期間を経て、編者の一人である原田正純を担当責任者として二〇〇二年に開講した。この授業は単に水俣病事件を知識として知るというものでもなく、医学的な解説でもない。水俣病事件を医学、生物学、生態学、工学など自然科学の分野ばかりでなく、社会科学的な分野も含め多面的、総合的に学ぼうとするものである。そして、そこから普遍的な環境、福祉、生活、教育、学習、行政などのあり方を探ろうとするものである。これには先の研究プロジェクトに参加している学内の教員による講義のほか、水俣病患者家族による講義も組み込まれている。水俣病五〇年の歴史に深くかかわってきた人々を招聘するとともに、水俣病患者家族による講義も組み込まれている。第一期水俣学講義録は、本書と時を同じくして『水俣学講義』（原田正純編）として日本評論社より刊行される。合わせてお読みいただければ幸いである。なお、この福祉環境学科では一年次に必修授業として福祉環境に関するフィールドワークを実施しており、その一環として水俣での一泊二日の合宿を行なっている。その延長上に三年次の水俣学の授業が位置づけられている。さらに大学院修士課程から博士課程に至るまで、「環境福祉学」という専攻名で水俣学の研究に従事できるように配置されている。

三つ目は、水俣病事件に関する資料の収集・整理・公開事業である。これは、熊本学園大学社会福祉研究所の調査研究プロジェクトの一環として進められている。そもそもは、水俣病弁護団の一員であった福田政雄弁護士から寄贈された資料、熊本商科大学（熊本学園大学の前身）教授であった土肥秀一教授資料の整理から始まったものであるが、研究プロジェクトの進展とともに収集した数多くの資料が付け加えられている。また、チッソ労働組合の資料調査も始められた。これらは、熊本学園大学内に設置された水俣病資料室に収蔵され、現在、目録化を鋭意進めているところである。また、熊本学園大学では、大学図書館、社会福祉研究所、産業経営研究所等に多くの著作や資料が分散して所蔵されており、その目録化も進めているところである。これらを通して、水俣学研究を目指す方々が広く活用できる資料センターの実現を考えている。

いずれも、水俣学自身同様、まだ始まったばかりである。私たちが「水俣学」において何を構想し何を目指しているのかについて触れておくことにしよう。

「世界ではじめて起きた公害事件」としての水俣病事件は、医学分野における一定の成果蓄積を別にすれば、学術的研究レベルでの研究成果は少ない。モノグラフィックな研究は少なからず散見されるが、総体としてみるならば、社会科学分野ではようやく始まったばかりといっても過言ではない。この事件は、単に人体被害、自然や生態系などの環境破壊だけではなく、漁業の崩壊、地域の産業・経済の荒廃、地域コミュニティの疲弊、伝統的文化や家族関係の崩壊などさまざまな影響をもたらした。私たちはこの巨大な被害を「負の遺産」と呼ぶが、今なお未解明な部分が数多くのこされている。

これへのアプローチは、旧来の学問分野の個別研究では不十分なのではないか、というのが私たちの水俣学の出発点である。社会科学（社会学、経済学、法学、社会福祉学など）と自然科学（医学や生物学など）を融合した学際的な研究が必要である。当面はそれぞれの専門的研究分野から旅立つにしても、さまざまな研究分野の寄せ木細工としての水俣病事件研究ではなく、共同研究チームによるたえざる相互批判と討論、そして共同調査による経験の共有を通して、新たな学を構築しようというのである。

そこで、学問研究方法としても、単に専門家によるアカデミズムに閉じこもった研究ではなく、地域の患者・被害者や関係者の協働による研究の発展が目指されるものである。また、その成果は研究のための研究におちいることなく、地域にさまざまな形で還元されることを目指す。こうした分野・対象・方法の融合の上に立つ学問分野として「水俣学」を構築する。

この水俣学の課題はつぎのようなものである。

第一に水俣病事件の経験を総合的に検証することである。水俣病発生の公式確認から五十年近くを経た今、なお、未解明な部分は少なくないし、掘り起こすべき事実も数多く残されている。

第二に、水俣の現状を、日本の各地の公害被害地域との比較の上で検証し、地域再生のあり方を提示することである。六〇年代後半から七〇年代にかけてさまざまな公害事件が起き、被害をめぐる社会的闘争が展開された。被害地域の多くで、公害被害後の地域再生が取り組まれている。それらを検証し、課題と教訓を明らかにしていくことは急務の課題である。

第三に、世界各地の公害被害・環境破壊の現状を調査することである。その上にたって、現地に必要な情報そして水俣の経験を国内外に広く発信していくこと、すなわち、地域から世界に発信する「国際的研究」、しかも、水俣からしかできない発信をすることが重要だと考えている。世界各地、とくに開発途上国において、いわゆる公害問題は終っていない。開発途上国などにおいて水俣病の経験を活かした現地調査に協力することが肝要であろうし、また、国際的な環境教育に協力するとともに、人材育成にも貢献していきたい。たしかに、医学に関しては若干の発信できる研究があるが、その他の分野においては行政側の一方的な資料しかないのが現状ではないだろうか。

第四に研究の成果を教育や地域発展に大胆に活かす試みをなすこととして考えている。大学の社会的貢献とは、研究を通した若手研究者などの人材育成、研究成果の公表と活用、そしてそれらが地域に還元されてはじめて意味を持つ言葉になると確信している。

私たちが提唱する水俣学はあくまでも開かれた学でなければならないと考えている。学問領域を越え、国境を越え、職業や立場を超えて、共同の営為によって進められるものであり、多くの人々の参加を呼びかけたい。

水俣学プロジェクトは多くの人々に負っている。何よりも水俣病被害者の方々である。水俣現地の患者さん達に何かしらでも貢献できればというのが私たちの願いである。私たちの研究の本書に収められた研究論文のほとんどは毎年一月に開催される水俣病事件研究会で報告され、討論していただいた。この研究会に集う研究者や患者さん、現地のさまざまな関係者の御批判やコメントにお答えできるものとなっていることを願うものである。トヨタ財団は、私たちの「水俣学プロジェクト」が自由に研究・調査できるよう支援して下さっている。感謝申しあげたい。また、私たちの心意気を受けとめ、応援しましょうといってくれた藤原書店には、常識を超える短期間のうちに本造りをしていただき、御迷惑をおかけしたところである。そして、何よりも水俣学プロジェクトを応援していただいている熊本学園大学には感謝したい。大学としてバックアップしていただいているとともに、多くの職員の方々からの目に見えない支援があってはじめて可能になっている。本書もまた熊本学園大学出版会の出版助成を受けていることを記しあらためてお礼申し上げげる。

二〇〇四年二月十八日

原田正純
花田昌宣

執筆者紹介（五十音順）

大野哲夫（おおの・てつお）

1948年宮崎県生まれ。1980年中央大学大学院文学研究科社会学専攻博士課程単位取得満期退学。熊本学園大学商学部教授。専攻、社会心理学。共著に、『生活構造の社会学』（中央大学出版部、1979年）、『現代社会の社会学的諸相』（文化書房博文社、1983年）、『情報化の中の私』（福村出版、1996年）など。

小野達也（おの・たつや）

1958年千葉県生まれ。1999年龍谷大学大学院社会学研究科博士後期課程（社会福祉学専攻）単位取得依願退学。大阪府立大学人間社会学部助教授。専攻、地域福祉論、間接援助技術論。主著に、『地域福祉論』（共著、川島書店、2000年）、『NPO・福祉マネジメントの理論と実践』（共著、日総研出版、2000年）、『社会福祉援助技術論（下）』（共著、ミネルヴァ書房、2002年）など。

小林直毅（こばやし・なおき）

1955年兵庫県生まれ。1985年法政大学大学院社会科学研究科博士後期課程満期退学。県立長崎シーボルト大学国際情報学部教授。専攻、メディア文化研究。主著に、『テレビジョン・ポリフォニー』（共著、世界思想社、1999年）、『コミュニケーションの政治学』（共著、慶應義塾大学出版会、2003年）、『テレビはどう見られてきたのか』（共編著、せりか書房、2003年）、『メディアテクストの冒険』（世界思想社、2003年）など。

酒巻政章（さかまき・まさあき）

1950年東京都生まれ。1980年神戸大学大学院経営学研究科博士後期課程単位取得退学。熊本学園大学商学部教授。専攻、会計学。主著に『現代会計の国際的展望と動向』（共著、九州大学出版会、2000年）、『貸借対照表能力論』（共著、税務経理協会、1993年）、『現代会計の視界』（共著、中央経済社、1992年）など。

霜田求（しもだ・もとむ）

1960年兵庫県生まれ。1990年大阪大学大学院文学研究科博士後期課程単位取得退学。大阪大学大学院医学系研究科助教授。専攻、倫理学。主著に『人間論の21世紀的課題――応用倫理学の試練』（共著、ナカニシヤ出版、1997年）、『応用倫理学の転換――二正面作戦のためのガイドライン』（共著、同、2000年）、『コミュニケーション理論の射程』（共編著、同、2000年）など。

土井文博（どい・ふみひろ）

1966年長崎県生まれ。1997年九州大学大学院文学研究科博士課程単位取得退学。熊本学園大学商学部専任講師。専攻、社会学。主要論文に、「道徳共同体論による社会分析のあり方」（『社会学評論179号』所収、1994年）。翻訳に『社会学調査研究全書２　Ａ．Ｌ．ボウリー――計量社会学の誕生』（共訳、文化書房博文社、2001年）。

富樫貞夫（とがし・さだお）

1934年山形県生まれ。1959年東北大学法学部卒業。熊本大学法学部教授を経て、現在、熊本学園大学社会福祉学部教授。専攻、民事訴訟法・環境法。主著に、『水俣病事件と法』（石風社、1995年）など。

萩原修子（はぎはら・しゅうこ）

1967年福岡県生まれ。1995年九州大学大学院文学研究科博士課程単位取得退学。熊本学園大学商学部助教授。専攻、宗教学、文化人類学。主著に、『新宗教時代4』（共著、1995年、大蔵出版）、『東南アジアのキリスト教』（共著、めこん、2002年）など。

羽江忠彦（はねえ・ただひこ）

1937年兵庫県生まれ。1968年九州大学大学院教育学研究科博士課程単位取得退学。熊本学園大学商学部教授。専攻、社会学、部落解放論。主著に『現代社会の人間的状況』（共著、アカデミア出版会、1975年）、『保健・医療社会の潮流』（共著、垣内出版、1988年）、『六曜迷信と部落差別』（共著、福岡部落史研究会、1994年）『七生まで忘れんばい』（水俣病センター相思社、1996年）など。

編者紹介

原田正純（はらだ・まさずみ）

1934年鹿児島県生まれ。1959年熊本大学医学部卒業。熊本学園大学社会福祉学部教授。専攻、医学、水俣学。主著に、『水俣病』（岩波新書、1972年）、『水俣の赤い海』（フレーベル館、1986年）『水俣が映す世界』（日本評論社、1987年）、『水俣・もう一つのカルテ』（新曜社、1989年）、『金と水銀――私の水俣学ノート』（講談社、2002年）、『いのちの旅――「水俣学」への軌跡』（東京新聞出版局、2002年）、『環境と人体――公害論』（世界書院、2002年）など。

花田昌宣（はなだ・まさのり）

1952年大阪府生まれ。1986年京都大学大学院経済学研究科博士後期課程単位取得退学、1987年パリ第7大学経済学研究科高等研究学位取得。熊本学園大学社会福祉学部教授。専攻、社会政策。主著に、*One Best Way?*（共著、Oxford University Press、1998年）、『戦後日本資本主義』（共著、藤原書店、1999年）、*Japanese Capitalism in Crisis*（共著、Routledge、2000年）など。主な翻訳にコリア『逆転の思考』（共訳、藤原書店、1992年）、アンドレ・レノレ『出る杭は打たれる』（新版、岩波書店、2002年）など。

水俣学研究序説

2004年3月30日　初版第1刷発行©
2006年4月30日　初版第2刷発行

編　者　原田正純
　　　　花田昌宣

発行者　藤原良雄

発行所　株式会社 藤原書店
〒162-0041　東京都新宿区早稲田鶴巻町523
TEL　03（5272）0301
FAX　03（5272）0450
info@fujiwara-shoten.co.jp
振替　00160-4-17013
印刷・製本　中央精版

Printed in Japan
ISBN4-89434-378-9

石牟礼道子全集
不知火

全17巻・別巻一

推　薦　五木寛之／大岡信／河合隼雄／金石範／志村ふくみ／白川静／瀬戸内寂聴／多田富雄／筑紫哲也／鶴見和子（五十音順・敬称略）

Ａ５上製貼函入布クロス装　各巻口絵２頁
装丁・志村ふくみ　各巻に解説・月報を付す
2004年４月刊行開始（隔月配本）

内容見本呈

第１巻　**初期作品集**　＊（第２回配本）
第２巻　**苦海浄土**　第１部「苦海浄土」　第２部「葦舟」　＊（第１回配本）
第３巻　**苦海浄土**　第３部「天の魚」　苦海浄土関連対談・インタビュー　＊（第１回配本）
第４巻　**椿の海の記　ほか**　エッセイ 1969–1970　＊（第４回配本）
第５巻　**西南役伝説　ほか**　エッセイ 1971–1972　＊（第３回配本）
第６巻　**常世の樹　ほか**　エッセイ 1973–1974
第７巻　**あやとりの記　ほか**　エッセイ 1975　＊（第６回配本）
第８巻　**おえん遊行　ほか**　エッセイ 1976–1978　＊（第５回配本）
第９巻　**十六夜橋　ほか**　エッセイ 1979–1980　（第10回配本）
第10巻　**食べごしらえおままごと　ほか**　エッセイ 1981–1987　＊（第９回配本）
第11巻　**水はみどろの宮　ほか**　エッセイ 1988–1993　＊（第８回配本）
第12巻　**天　湖　ほか**　エッセイ 1994　＊（第７回配本）
第13巻　**アニマの鳥　ほか**
第14巻　**短篇小説・批評**　エッセイ 1995
第15巻　**全詩歌句集**　エッセイ 1996–1998
第16巻　**新作能と古謡**　エッセイ 1999–2004
第17巻　**詩人・高群逸枝**
別　巻　**自　伝**　（附）著作リスト、著者年譜